PSICOPATÍA: ¿TRASTORNO? O CRIMINALIZACIÓN Y ETIQUETAMIENTO

Mtro. Pablo Gonzalo Ortiz Beltrán

Ciudad de México, 2023

PSICOPATÍA: ¿TRASTORNO? O CRIMINALIZACIÓN Y ETIQUETAMIENTO

Mtro. Pablo Gonzalo Ortiz Beltrán

Titulo original de la obra:
Psicopatía: ¿Trastorno? O Criminalización y Etiquetamiento
Pablo Gonzalo Ortiz Beltrán

San Pedro Mártir C.P. 14640 Tlalpan, CDMX
ISBN PAPEL: 978-607-29-4794-8
ISBN DIGITAL: 978-607-29-5170-9
ISBN TAPA BLANDA B/N KDP: 9798338063828
ISBN TAPA DURA KDP: 9798337761565

Primera edición 2023
CDMX julio 31 de 2023

Impreso y hecho en México.

Contenido

ABREVIATURAS UTILIZADAS

APA.- American Psychiatric Association (Asociación Americana de Psiquiatría).

APUD.- Se abrevia ap. Y significa: “en la obra de”, “inspirado por”, “citado por”.

CDC.- Centers for Disease Control and Prevention (Centros de Control y Prevención de Enfermedades).

CEPER.- Cuestionario Exploratorio de la Personalidad.

CEFERESO.- Centro Federal de Readaptación Social.

CERESO.- Centro de Readaptación Social.

CIE.- Clasificación estadística internacional de enfermedades y problemas relacionados con la salud.

CIE-10.- Versión decima de la Clasificación estadística internacional de enfermedades y problemas relacionados con la salud.

CIE-11.- Versión decimoprimera de la Clasificación estadística internacional de enfermedades y problemas relacionados con la salud.

CM.- descripción de “Modificación Clínica”.

Dp.- Escala de “Desviación Psicopática” del MMPI (Inventario Multifásico de la Personalidad Minnesota).

DSM.- Diagnostic and Statistical Manual of Mental Disorders (Manual Diagnóstico y Estadístico de los Trastornos Mentales).

DSM-IV-R.- Versión cuarta Revisada del Manual Diagnóstico y Estadístico de los Trastornos Mentales.

DSM-V (5).- Versión quinta del Manual Diagnóstico y Estadístico de los Trastornos Mentales.

DX.- Diagnóstico.

H.- Hombre.

INT.- Internos.

M.- Mujer.

Ma.- Escala de “Manía” del MMPI (Inventario Multifásico de la Personalidad Minnesota)

MCMI.- Inventario Clínico Multiaxial de Millon.

MMPI.- Inventario Multifásico de la Personalidad Minnesota.

OMS.- Organización Mundial de la Salud.

PCL-R.- Psychopathy Checklist-Revised (Lista de Verificación de Psicopatía-Revisada).

PCL-SV.- Psychopathy Checklist-screening versión (Lista de Verificación de Psicopatía-Versión de cribado o abreviada).

Pd.- Siglas en inglés de la Escala de “Desviación Psicopática” del MMPI.

PSTA.- Psicopatía.

TAP.- Trastorno Antisocial de la Personalidad.

TDP.- Trastorno Disocial de la Personalidad.

PRÓLOGO

Actualmente, nadie duda de la interdependencia entre los países a nivel global; estamos conectados casi con cualquier parte del mundo en tiempo real. Las grandes urbes cuentan con videocámaras de vigilancia para garantizar la seguridad de sus habitantes y éstos, por lo regular, cargan algún dispositivo o celular que facilita la transmisión de hechos en el momento en que suceden, al grado que los noticieros televisivos, se valen de estos materiales para complementar sus crónicas, de la misma forma que otros programas lo hacen con el único objetivo de exhibir conductas extremas o consideradas moralmente reprobables. En las redes sociales, no sólo se exponen las costumbres y las maneras de vivir de cada comunidad o persona, sino también todo tipo de tragedias; las imágenes de los desastres naturales, de las guerras, del tránsito de los migrantes, de las violencias citadinas o las confrontaciones en contra de los criminales, son para todos cada vez más familiares. Observamos casi a diario cómo las sociedades interrumpen su curso social, su "mundo natural de la vida", mientras los ciudadanos se preguntan quién o quiénes son los responsables de la adversidad; en México, la mayoría de los delitos quedan en la impunidad dando lugar a fenómenos sociales como los linchamientos y el surgimiento de los llamados justicieros, quienes descargan su ira en contra de algunos delincuentes que fungen de esta manera como chivos expiatorios, ante una sociedad sistemáticamente agraviada.

Cuando observamos la frialdad que tienen algunas personas para asaltar, destruir o matar a otras, inmediatamente las calificamos como seres malignos que únicamente les interesa su beneficio propio, sin importar el daño que causan a personas inocentes. Más difícil es conocer los motivos que tiene el depredador sexual que dominado por una fuerza irresistible repite su crimen o el asesino de masas que entra armado a una escuela para matar a profesores y alumnos, para después quitarse la vida. Nuestra razón queda en déficit ante la irracionalidad y el dolor que causa lo absurdo de semejantes acciones. La marca que deja ese tipo de crímenes afecta, muchas veces de manera indeleble, a la comunidad, a las instituciones y, sobre todo, a las familias. El agravio a la colectividad va acompañado de la estigmatización y demonización de esos extraños que, ante la frialdad y el vacío de espíritu que les caracteriza, creemos, carecen de humanidad. Sin embargo, esa parte oscura del ser humano, esa sombra que le acompaña como un intruso que le ordena y le aconseja, que le domina, sin duda existe, como lo muestra toda la literatura en torno a "el doble" que han recogido novelistas, cineastas, antropólogos y psicoanalistas. Es cierto que cada persona es un ser único e individual que, aparentemente actúa por la voluntad de su propio raciocinio, como afirma cierta psicología; pero también es verdad que, como dicen algunos sociólogos, sus actos están guiados en concordancia con determinados valores e intereses producidos por el contexto social, por las condiciones de clase, de raza o género. Para aquellos que apuestan dogmáticamente por la neurociencia, el comportamiento racional dependerá de la armonía anatomobiológica del cuerpo; como veremos en este estudio que nos presenta Pablo Gonzalo Ortiz Beltrán cualquier desviación medida por criterios de salud de conformidad con la norma jurídica o bajo las reglas de la civilidad, puede ser revalorada, resignificada, como un síntoma de alguna enfermedad o trastorno mental. Sin embargo, no nacemos, crecemos y morimos dentro de una burbuja. Tenemos sí, un cuerpo en el que ocurren infinidad de procesos físicos y químicos y, sin duda, muchas de sus enfermedades pueden remediarse gracias al conocimiento de su funcionamiento y la corrección de sus desequilibrios; respecto al comportamiento delictivo, hay mayores franjas de penumbra para la ciencia, y de esto precisamente trata el libro que el lector tiene entre sus manos. Las diversas disciplinas siguen discutiendo las causas que llevan a determinadas personas a violar las normas o atentar contra el vínculo social. Somos seres, ante todo, conformados por el lenguaje, la cultura y el inconsciente. En el intercambio de palabras, alimentos, objetos y cuidados se transmiten simultáneamente otros elementos imposibles de medir o pesar pero que reconocemos por la importancia que tienen para la formación del carácter; "objetos inestimables" como son el amor o el desprecio. Formamos parte del deseo o rechazo de los otros; deseamos ocupar un lugar en la psique del Otro, en la historia de cada grupo humano y de cada cultura, con sus propias tradiciones, creencias y valores. Somos causa y efecto de las estructuras sociales y horizontes de pensamiento de cada cultura. Cada persona, a través de infinidad de rituales de interacción, de su paso por los grupos e instituciones ocupa un lugar en el mundo social. En un planeta en que el consumo y los gastos inútiles son los valores principales de la sociedad, las personas arriesgan su propia vida y la de los demás para conseguirlos. El aumento de la criminalidad puede verse también como un juego con el vértigo, en el que la embriaguez mortífera llena el vacío de la existencia con esos instantes gozosos en que la ley se pone en entredicho. La pregunta ¿a quién mata el asesino? adquiere un fuerte dramatismo en el suicida, que utiliza al cuerpo como un proyectil en contra de sí mismo, para descargar su resentimiento en contra de una sociedad que no le brinda seguridad, significado a su existencia o identidad. El sujeto queda a la deriva, desvanecido en un universo de angustia, cuando la sociedad no le brinda un lugar simbólico y social.

Ante este panorama de incertidumbre e incremento de la violencia, los países se apegan a modelos de control social sustentados en manuales diagnósticos de la personalidad, que tienen fuertes tintes médico-psiquiátricos. Con ello se trata de velar cualquier análisis de la conducta delictiva sustentada en otras violencias, violencias previas incluso al nacimiento de las personas; como si el comportamiento humano nada tuviera que ver con la exclusión social, el desarraigo emocional o la orfandad familiar. En las siguientes páginas escritas por el psicólogo y criminólogo Pablo Ortiz, veremos cómo el proceso de convertirse en determinada persona (músico, médico, criminal o psicópata) es un asunto mucho más complejo para ser resuelto con un dictamen clínico.

La vida es un campo de lucha donde se enfrentan diversos poderes y capitales. Las políticas de control social y encierro instrumentadas desde el Estado se fundamentan en consonancia con ciertos intereses que los diagnósticos de personalidad contienen, ya que éstos fincan únicamente la responsabilidad en los individuos, escotomizando la realidad social y política. Foucault ya daba cuenta de este desplazamiento analítico en torno al estudio del crimen. Con el nacimiento de la antropología criminal se pasó de una perspectiva social y política, a otra de naturaleza individual. Sin duda César Lombroso fue central en este cambio de paradigma contribuyendo al desarrollo de conceptos como el de peligrosidad; este último es central en los diagnósticos que elaboran los psiquiatras y los criminólogos, al interior de los hospitales y las prisiones. Recordemos que la aplicación cabal de la sanción penal requiere contar con los motivos del delito; la confesión, por ende, es central para llevar a cabo dicha sanción. Cuando "el hombre delincuente" no se reconoce en los hechos del crimen y los motivos subyacen en las profundidades del alma, el positivismo criminológico sale a la escena, formando parte de esta lógica del saber-poder del Estado y su aparato de administración de justicia. Para Foucault este discurso del poder se encuentra en los muros y en la arquitectura panóptica, en los exámenes, las clasificaciones y la disciplina institucional, tan importante para llevar a buen fin la ortopedia del alma. De esta manera, cuando en un juicio se alega que el crimen pudo haber sido fruto de un momento de enajenación como el emblemático caso Pierre Riviére, rescatado de los archivos del siglo XIX por el mismo Foucault esto no le exime al responsable de ser encerrado (alegando cuestiones de inimputabilidad), si es considerado peligroso. De esta manera, el derecho punitivo cierra la pinza ya que, gracias a la intervención de la criminología, la psiquiatría o el trabajo social se descubrirá la mente del criminal.

La discusión en torno al papel del diagnóstico clínico sigue vigente; ante la fascinación que todavía provoca el estudio de la personalidad. Actualmente, algunos abogados impresionados por los avances de la neurología equiparan mecánicamente la condición animal con la humana; otros profesionales de la conducta humana están hechizados por la aplicación de reactivos y la medición de emociones. Algunos de ellos creen fervientemente que el futuro de la criminología está en manos de los conocedores del genoma humano, incluso hablan de la neurocriminología.

En este contexto, el estudio que nos presenta Pablo Ortiz adquiere/tiene un gran valor. En un mundo en que la violencia es definida a partir de los criterios de salud mental de la misma manera que muchos comportamientos considerados desviados, el trabajo aborda la construcción del concepto de psicopatía, los minuciosos intentos por medirla y definirla "científicamente"; la psicopatía es un concepto polisémico que revela entrecruzamientos con el universo social, generando ambigüedades que tratan de ser resueltas por diversos profesionales de las ciencias sociales y del comportamiento. Un concepto que carece de ingenuidad y sobre todo de inocencia política, porque favorece una determinada visión sobre el ser humano sustentada en el estigma y la criminalización social. Quienes creen que la llamada psicopatía es un trastorno de personalidad que forma parte únicamente de algún contenido y sustancia anatomobiológica del sujeto, o forma parte de cierto desequilibrio bioquímico o eléctrico del cerebro, dejan fuera el pensamiento complejo. La investigación no niega los avances de la neurociencia, que sin duda han permitido conocer cada vez más el funcionamiento del enigmático cerebro humano, sino que avanza de manera interdisciplinaria en un problema espinoso como es el del diagnóstico de la personalidad; obviamente el libro no trata de los diversos problemas neurológicos que indudablemente existen, sino de un uso político del diagnóstico que justifica las políticas de represión y tolerancia cero con base en el etiquetamiento y la criminalización social, al cristalizar la identidad del sujeto. Pablo Ortiz nos describe el origen y desarrollo del concepto de psicopatía, desde que Kraepelin y Pinel lo acuñaron; cada nueva precisión o noción se enfrenta con la dificultad de separar el síntoma psiquiátrico con la conducta social, lo que ha generado una serie interminable de discusiones y nuevas definiciones. La creación de nuevas categorías y la actualización de los diversos manuales de diagnóstico sobre la personalidad, intentan superar estas dificultades, como podrá constatar el lector en el presente estudio. Esta relación entre el quiebre de la normatividad y las reglas sociales con la personalidad psicopática, es un problema de gran importancia para Pablo Ortiz porque si bien es cierto que no hay una relación de causalidad directa entre el registro médico y el registro social (ya que cada uno obedece a lógicas diferentes), la correspondencia existe y el lector podrá analizarla junto con el autor de este trabajo; de ahí el arduo camino que emprende Pablo al exponer las minuciosas discusiones en torno a la psicopatía, la anormalidad, el trastorno de la personalidad y las teorías de la desviación social. En cada discusión subyace la idea de lo normal y lo patológico que impregna sin duda alguna el problema de la clasificación del comportamiento social. La explicación de lo que es normal o no depende de cada corriente de pensamiento o disciplina científica. Cada definición es una apuesta que tiene repercusiones no sólo en las maneras de ver sino en las prácticas sociales y políticas. El autor nos brinda un variado mosaico médico, sociológico y antropológico sobre el tema. Imposible en un prólogo abarcar el detallado trabajo que hace Pablo Ortiz. Hacerlo no sólo es una imprudencia sino un riesgo que no pretendo correr. Algunos de mis autores favoritos, como Erving Goffman o Howard Becker los encuentro por acá, utilizados para aclarar algunos problemas relacionados con la trayectoria y el estigma social, vistos a la luz de estos grandes sociólogos, especialistas en la interacción social y simbólica. Hay que subrayar la amplia bibliografía utilizada por el autor que permitió un análisis fino sobre la noción de psicopatía y los procesos de criminalización y estigma social, que legitiman las políticas públicas de seguridad, control social y encierro.

No quiero concluir sin antes decir que conocí a Pablo hace años en un programa de Maestría en Criminología y Política Criminal en el cual impartí alguna materia sobre comportamiento violento y otra sobre metodología cualitativa. Que nunca existió una relación tradicional de maestro-alumno y que, por el contrario, cada charla de pasillo que tuve con él, me convencía que no era un psicólogo convencional, y no porque no hiciera lo que enseñan a todos los psicólogos clínicos: la aplicación de diversos reactivos con fines diagnósticos, sino porque lo hacía rigurosamente y con un amplio sentido crítico, a sabiendas de los límites y alcances que se tienen con el empleo de cada uno de éstos y de su importante utilidad para ciertos casos judiciales. El último capítulo de este libro "Psicopatía vs etiquetamiento en una muestra carcelaria, es una prueba más del conocimiento del autor sobre estos temas, así como de su sentido crítico. Durante las clases y de manera contrastante a lo que acabo de decir Pablo era quien precisaba el contenido de algunos conceptos psicoanalíticos que yo mencionaba con cierta ligereza en clase y que, por cierto, aparecen también en este libro. Por tanto, las diatribas hacia el positivismo criminológico y la psicología clínica que se desarrollan en esta investigación, no provienen de algún entusiasta de ocasión por la teoría social, ni mucho menos por alguien que desconoce las técnicas de evaluación diagnóstica, sino por un estudioso interesado en un pensamiento integral y complejo, lo que otorga una garantía y valor de honestidad intelectual al presente trabajo.

Dr. Víctor Alejandro Payá

Profesor titular "C" Definitivo, tiempo
completo, en la UNAM-FES Acatlán
Miembro del Sistema Nacional
de Investigadores, Nivel "II"

Marzo de 2023

INTRODUCCIÓN

"El psicópata no está trastornado, es decir, reducir la psicopatía a un trastorno de personalidad asocial supone un gran y grave error de comprensión clínica y fenomenológica de la psicología humana"
(Jáuregui Balenciaga, 2008)

Existe una tendencia internacional y globalizada a vincular la psicopatía con la conducta delictiva; se ha llegado al grado de dar tal importancia a esta asociación que en ocasiones se han visto afectadas las políticas sociales; lo anterior, en la mayoría de los casos, constituye no más que un etiquetamiento basado en un criterio clínico derivado de la influencia ejercida por el positivismo.

A pesar de que la desviación social puede encontrarse en conjunción con varias formas de desviación de la personalidad, la conducta antisocial o desviada no define por sí misma un trastorno, siendo ésta solo un síntoma del mismo; al respecto, diversos autores ya han advertido; que el hecho de que alguien desafíe y vaya contra las normas establecidas, no es prueba ni razón para considerarlo como enfermo, loco, degenerado o con algún tipo de *Trastorno Mental*. Incluso; los mismos sistemas de *Clasificación Diagnóstica* mencionan que el comportamiento desviado de corte político, religioso y sexual, así como los conflictos entre el individuo y la sociedad; *y por ende con la ley y las normas, son cosas que no son Trastornos Mentales*. Por otro lado; pero en el mismo orden de ideas, cabe destacar el hecho de que las *supuestas Enfermedades Mentales* no cuentan ni con pruebas específicas de laboratorio para identificarlas, ni cumplen con los criterios médicos para ser clasificadas en sentido estricto como enfermedad.

La psicopatía se identifica por una serie de características psíquicas que apuntan más a una condición que define una manera de ser, de estar y de relacionarse que, a una desviación de la personalidad, y por tanto, no puede considerarse que todos los que se comporten de una forma socialmente desviada presentan este desorden; sobre todo, esta consideración cobra más relevancia, si se resalta; primero, que de acuerdo a Amuchategui: "la conducta es el primer elemento requerido para que el delito exista el cual es una conducta típica y antijurídica llevada a cabo por un sujeto imputable y culpable por lo que el delincuente es aquella persona física que realiza y concreta una *conducta delictiva*";

segundo, que la *conducta delictiva* se encuentra definida más que por ser asocial y/o antisocial por el hecho de que es una conducta que, aparte de infringir las normas socio jurídicas, tiende a causar daños y perjuicios a los demás y al entorno; tercero, que ya hay estudios que demuestran que las características de personalidad psicopática no están presentes en todos los delincuentes; y cuarto, que el concepto de psicopatía surge cuando la psiquiatría, en función de la tendencia generalizada de Patologizar cuando algo no se entiende y/o es Egodistónico*, intenta explicar sobre una base de sustrato Neuropsicopatológico Forense el comportamiento persistentemente delictivo; cuando este tipo de conductas, para ser explicadas y comprendidas, no engranaban en algún otro tipo de trastorno, lo que derivó primero en un proceso de clasificación-etiquetamiento de la desviación y posteriormente también en otro de tipificación** que respectivamente posibilitaron: el diagnóstico como fundamento científico de saber y la criminalización del concepto.

La existencia de dos tradiciones diagnósticas, y el hecho de que cada una de éstas se centre en gamas de discurso diferente, ha conducido a una progresión sin fin de debates sobre la naturaleza de la Psicopatía. La amplitud de estas controversias ha sido de tal grado que ya diversos autores han objetado que la psicopatía constituya un discurso unitario, decantándose a considerar que el discurso europeo y norteamericano designan dos conceptos diferentes y que la fuente de la confusión se encuentra en el hecho de equiparar psicopático con antisocial.

Por otro lado; es un hecho, que los conceptos de Anormalidad, Desviación y Estigmatización convergen en diversos puntos de encuentro que no son más que una construcción social peyorativa e intolerante con la diferencia; los cuales encuentran su punto de refuerzo a través de apuntalarse en una estructura normativa de poder que define desde un discurso del "deber ser", la etiqueta

---

* El término hace alusión al conjunto de facetas de la conducta, pensamientos y actitudes, que el ego considera inaceptables y/o incongruentes en relación con la personalidad global.

** De acuerdo a la Real Academia de la lengua española: « ***"Tipificar"*** es definir una acción u omisión concretas, a las que se asigna una pena o sanción; y, la ***"Tipificación"*** es la acción y efecto de tipificar»; esto es, se trata de describir de forma precisa los actos cometidos u omitidos que serán considerados como delito y por ende el legislador les asignará una pena o sanción; así mismo la ***"Tipicidad"*** es la adecuación jurídica de un hecho u acto cometido a la figura descrita por la ley como delito. *La tipicidad la aplica el juez, la tipificación la realiza el legislador y la calificación de un comportamiento/acto como delito lo hace el Fiscal/Ministerio Público.*

que permitirá clasificar a los individuos, para hacerlos blanco de una biopolítica sistemática que se ve aterrizada en un control de la salud; a través de la "Prevención" y en un control de la enfermedad; por medio de la "Rehabilitación", y junto con esta última las "Ideologías Re" (Rehabilitación, Reinserción, Readaptación, etc.); aspectos que legitiman y fundamentan la simultaneidad de intereses que se dan entre la Salud Mental y el Derecho, tecnologizando y especificando argumentos y saberes que posibilitan criminalizar y etiquetar a los "otros", amalgamando así, los discursos Jurídico Penal y Médico-Biológico de salud mental; evidenciando de esta manera, ambos argumentos, el sello que les imprimen los Paradigmas Positivistas de la Categorización, la Generalización y la Simplificación, restándole; precisamente con esto, importancia a la complejidad de la realidad, y, a la subjetividad que se juega en ésta y en la interpretación de los hechos; lo que conlleva a una limitación que supone construir aproximaciones convencionales, verticales, breves y reduccionistas que procesan información mas no significados; ponderando de este modo la simplicidad cuantitativa.

La criminalización es un proceso de definición y atribución que determina un estatus criminal establecido por quien tiene poder de definición, donde los fundamentos se decantan en función de la correlación que tienen ciertos conceptos discriminatorios con un sistema y/o estructura normativa, que bajo un marco de legalidad jurídica coloca a los individuos; tal como también ya advertía Foucault, como objeto de la intromisión penal, y con esto se transforma al hombre en objeto de saber para un discurso embestido de un estatuto científico establecido y legitimado a través de las ciencias clínicas y sus instrumentos, como lo son la salud y la higiene, en donde la influencia del *Positivismo* en la construcción de los procesos de *Patologización* y *Etiquetamiento-Criminalización* de las conductas antisociales; a través, de la construcción de Enfermedades Mentales y de la generación de criterios Higienistas y Sanitarios que fundamentan a los modelos Clínicos de Salud Mental; tiene su punto de apoyo y partida, en la idea que establece una conexión *físico-biológica de causalidad* en los comportamientos desviados, articulando de esta manera conceptos desde un saber que atraviesa al discurso que se da en el espacio sináptico que sincroniza los intereses que se juegan entre el Derecho y la Salud Mental.

Toda teoría, toda hipótesis y en general toda forma de conocimiento y epistemología se encuentran inevitable e irremediablemente circunscritos a un *Discurso Argumentativo* que se apoya en el mito fundacional de la cientificidad generando de manera involuntaria e inadvertida en todos aquellos creyentes y seguidores del discurso en cuestión una visión miope y simplista como efecto de la ideologización que les impronta éste; el presente trabajo aunque toca tangencialmente en su desarrollo los tres niveles epistemológicos por los que ha cursado la criminología (El primer nivel es *Individual,* aquí el *problema es el Sujeto* y se apoya en el *Positivismo*. El segundo nivel es *Estructural*, siendo el *problema la Sociedad* y su apoyo es el *Interaccionismo Simbólico*. El tercer nivel es *Sistémico* y el *problema es el Poder*, su apoyo es el *Materialismo Histórico* y es aquí donde se sitúa a la *Crítica*); se desmarca de ellos, y colocándose desde un análisis del discurso-lenguaje (para más información se puede revisar a Van Dijk, Teun Adrianus., en "*El análisis crítico del discurso*"), busca mostrar cómo éste determina el pensamiento, la interpretación, el saber y la verdad, pues todo discurso-lenguaje conlleva un bagaje y dinámica; de contexto social y político, que significa una inmersión en dinámicas *Ideológicas* y de *Relaciones de Poder* que lo sitúa en una serie de *Dimensiones* históricas, sociales, culturales, políticas, cognitivas, emocionales, etc.; perdiendo de vista que: *en el saber no necesariamente está la verdad y que la interpretación es de quien la hace*, y por tanto, no se puede apostar todo a la teoría, y, en este entendido el acento no se halla en dejar de lado una serie de absurdos ejercicios teóricos; sino más bien debe localizarse en prescindir de la incongruente pretensión de que la teoría obligatoriamente señalará univoca e inequívocamente el camino a seguir.

CAPÍTULO I: LA PSICOPATÍA

Es necesario; para conocer y entender cómo el concepto de *Psicopatía* es una etiqueta que tiende a criminalizar: 1) revisar los Sistemas de Clasificación y Diagnóstico en Psicopatología, los cuales, no solo tienen su origen en entidades diferentes, sino que, para como es el caso en la *Psicopatía* también el origen de los principios teóricos que fundamentan las características que definen al trastorno; es distinto, lo cual conlleva una serie de sesgos que conducen a errores e imprecisiones al momento de evaluarla y diagnosticarla, lo que hace ineludible esclarecer: 2) cómo se define, se evalúa, se diagnostica y 3) por qué y cómo se le asocia con la conducta delictiva.

El diagnóstico de cualquier trastorno psicopatológico como es el de psicopatía, se relaciona íntimamente con los Sistemas de Clasificación Diagnóstica; los cuales, además de manifestar una diferencia de criterios que, aunados a la confusión generada por el hecho de equiparar psicopático con antisocial, derivan en asociar coloquial y generalmente a la psicopatía con la conducta delictiva.

Para comprender la construcción discursiva de la cual se generan los argumentos que fundamentan y validan los conceptos psicopatológicos es indispensable conocer y comprender, en un primer momento, qué son y cómo se construyen los Sistemas de Clasificación Diagnóstica y cuáles son los criterios que cada sistema esgrime para identificar y calificar el síntoma, permitiendo así, establecer determinada etiqueta diagnóstica; para el caso que nos ocupa el segundo momento conlleva definir al concepto de *Psicopatía* y cómo es que ésta se evalúa y diagnostica a partir de conceptos y corrientes ideológicas distintas; el tercer momento consiste en describir, porque aunque coloquialmente a la *Psicopatía* se le asocia con la conducta delictiva no necesariamente esto es así.

1. Clasificación y diagnóstico en psicopatología

Indivisible e irremediablemente el diagnóstico en cualquier tipo de "supuesta" patología, independientemente de la naturaleza de ésta, psíquica y/o médico-biológica; se encuentra asociado a corrientes positivistas del primer nivel de la criminología, por un lado y por el otro a corrientes del segundo nivel como lo son: la reacción social, el etiquetamiento y el interaccionismo simbólico, sin olvidar que todo esto también tiene un puente que lo une con el tercer nivel de la criminología, pues como ya advertía Michel Foucault; cuando hablaba del poder microscópico, hay poderes más pequeños situados en niveles distintos y organizados reticularmente y en cadena de tal forma que se alcanzan por capilaridad los niveles más bajos partiendo de los niveles más altos, constituyendo de esta manera un poder social que Foucault acertadamente comparaba con el panóptico pues desde esta mirada que vigila (para ampliar el concepto se puede revisar vigilar y castigar); como también denuncia este autor, la sociedad ejerce, reproduce y mantiene sus sistemas de control, poder y saber a través de una vigilancia social que busca una normalización generalizada, donde el sistema de poder embiste a los individuos como jueces de la normalidad por lo que es común, en cualquier sociedad, encontrar un médico-juez, un profesor-juez, un trabajador social-juez, etc.; lo precedente conlleva *per se* que las dinámicas del poder permean por capilaridad todos y cada uno de los ámbitos sociales sirviéndose de disciplinas del saber; como, para el caso que nos ocupa lo son: la Psiquiatría y la Psicología "lo anterior implica que los mecanismos de poder se insertarían en las diferentes esferas de la sociedad [...] que ejerce poder y control por medio de otras disciplinas del saber como por ejemplo la psiquiatría [...] como forma de normalizar"[1].

Aunque la lógica elemental exige que la validez de un razonamiento y/o juicio que conduzca ha determinado diagnóstico debe estar dada *per se* por su capacidad de demostración; en función a pruebas fehacientes, como ya advierte Foucault existen enunciados que tienen efectos de poder y valores demostrativos que son independientes de su estructura racional propia, los cuales están en función:

> "del sujeto que las enuncia [...] en síntesis, son enunciados con efectos de verdad y poder que les son específicos [...] en el punto en que se encuentran la institución destinada a reglar la justicia, por una parte, y las instituciones calificadas para enunciar la verdad, por la otra, [...] donde se cruzan la institución judicial y el saber médico o científico en general, en ese punto se formulan enunciados que tienen el status de discursos verdaderos"[2]

En este sentido es que el peso de un determinado diagnóstico esta dado más por los efectos de verdad y poder que le da el status adquirido a través de quien lo enuncia (Falacia de Autoridad), que de la calidad intrínseca que le otorga su

[1] Álvarez-Villareal, Lina Marcela «Reseña de "*Vigilar y castigar. El nacimiento de la prisión*" de Michel Foucault». p. 367.
[2] Foucault, Michel. *Los anormales.*, p. 24.

capacidad de demostración; pues como también dice Foucault[3]; al ser un saber médico es también un saber científicamente autenticado, pues: "el que decide, al menos en parte, es el discurso verdadero"[4].

Como ya se mencionó, la Psiquiatría pero también la Psicología son estaciones obligadas de parada por los puntos de encuentro que tienen con el tema y entre estos puntos de reunión; se debe destacar para no perder de vista, que entre los controles más capaces que se utilizan como medio para alcanzar la normalización se encuentran entre otros los controles psicológicos como bien puntualizaba Foucault: "Los controles psicológicos son siempre más eficaces que los controles físicos"[5], lo cual aparte de ser una anatomía política que establece y constituye relaciones de poder y de saber, que siguiendo a Foucault no solo cercan y dominan a los cuerpos, sino que también los hacen objeto de un saber con un toque de cientificidad que instaura y constituye a una nueva política corporal que se suma a los criterios de normalización; y que: "demuestra la sustitución de la semiotécnica punitiva por una nueva política del cuerpo"[6], todo lo anterior de acuerdo a Foucault evidencia como la normalización además de convertirse en un gran instrumento de poder es también una justificación que pretende una falsa apariencia de benevolencia apuntalada en la supuesta función social del Estado y que en el fondo solamente es un artilugio más para legitimar uno de los tantos brazos de control que forma parte de los aparatos Ideológicos de Estado.

En todo este proceso de normalización el diagnóstico es el procedimiento que combina los instrumentos que utilizan los aparatos ideológicos de estado para establecer su poder disciplinario. El diagnóstico equivaldría a lo que en palabras de Foucault es el examen: "El éxito del poder disciplinario se debe sin duda al uso de instrumentos simples: la inspección jerárquica, la sanción normalizadora y su combinación en un procedimiento que le es específico: el examen"[7].

---

[3] *Ibídem.*, p. 249.
[4] Foucault, Michel. *Defender la sociedad.*, p. 34.
[5] Véase. Foucault, Michel, entrevista de Bauer, Jerry. «Michel Foucault. Conversación sin complejos con el filósofo que analiza las "estructuras del poder"» en El poder, una bestia magnífica: sobre el poder, la prisión y la vida., p. 131.
[6] Foucault, Michel. Vigilar y Castigar: Nacimiento de la prisión., p. 96.
[7] *Ibídem.*, p. 158.

La psicopatología pretende realizar una aproximación que facilite la comprensión de las supuestas conductas "*anormales*"; las cuales, además de ser identificadas y clasificadas como tal por el proceso de normalización, se hayan definidas e integradas por una combinación compleja y multideterminada de elementos cuya comprensión se ve favorecida por un proceso organizador y es por esta necesidad de simplificación que surgen diversos intentos de *clasificación* entendiéndose por esta última a una serie de métodos que construyen grupos y/o categorías a las que se les dan entidades en función a propiedades, atributos, características y/o relaciones comunes; como bien resalta este proceso de asignar una entidad a una categoría del conjunto de clasificación no pasa de no ser más que un sistema de *identificación* (que *per se* conlleva un "Proceso de Etiquetamiento"); al cual en psicopatología se le conoce como *diagnóstico*: "en medicina y en psicopatología, el proceso de asignación de determinados atributos clínicos, o de pacientes que manifiestan dichos atributos, a una categoría del sistema de clasificación se conoce como *diagnóstico*"[8]; por otro lado el término *taxonomía* se refiere a las reglas y técnicas utilizadas en la construcción de un sistema clasificatorio así como a las reglas a través de las cuales se identifica a las entidades; es el caso que cuando son enfermedades o trastornos las entidades que se buscan clasificar se habla entonces de una taxonomía de las patologías la cual específicamente se conoce como *nosología*; esta taxonomía que es la nosología difiere de la generalidad de todas las otras construcciones taxonómicas en que se basa teóricamente en la naturaleza de la enfermedad: "Aunque frecuentemente se utilizan en el ámbito clínico los términos clasificación y nosología de manera indistinta, propiamente la nosología supone una organización basada en supuestos teóricos sobre la naturaleza de la enfermedad (Strömgren, 1992)"[9].

El mundo que nos circunda no se encuentra estructurado de una manera precisa y estipulada en grupos y/o conjuntos prestablecidos y organizados; en consecuencia, todo sistema de clasificación es un intento de simplificar la realidad para hacerla más comprensible y es esta misma situación lo que sucede en la clasificación de las psicopatologías:

---

[8] Lemos, Serafín. "Clasificación y diagnóstico en psicopatología" en Manual de Psicopatología Volumen 1, de Belloch, Amparo. p. 128.
[9] Ídem.

> La clasificación de los fenómenos psicopatológicos no es más que un caso particular de un proceso más amplio de categorización natural, mediante el cual organizamos el ambiente externo y establecemos una visión coherente del mundo [...] desempeña una función adaptativa [...] limitando el número y la complejidad de los estímulos [...] Sin una categorización sería imposible interactuar de manera provechosa con la infinita cantidad de objetos o sucesos apreciables[10]

Por otro lado, se le otorgan a la clasificación categorial una serie de cualidades como lo es el desarrollo de un lenguaje común, la realización de inferencias, juicios y predicciones, así como ventajas para memorizar, codificar y recordar la información.

En cuanto a los tipos de clasificación se tiene que éstos utilizan una serie de diversos criterios y estrategias que pueden definir los elementos de una categoría de forma extensiva (enumera todos los miembros de una clase) o intensiva (enumera las características necesarias para pertenecer a una categoría) y que pueden estar determinados por la estrategia, por el proceso o por el producto final (cuadro 1)[11].

Cuadro 1
Tipos de Clasificaciones

Según la estrategia taxonómica	***Según el tipo de proceso cognitivo implicado***	***Según el producto final***
Filética (esencialista)	Empírica	Monotética (clásica)
Fenética (taxonomía numérica)	Inferencial	Politética (prototípica)

La esencia hace referencia al concepto de la especie; la Fenética se basa en el máximo número de características compartidas; el enfoque empírico se limita a los hechos observables y el inferencial hace suposiciones sobre las causas y procesos; el clásico se basa en entidades discretas y homogéneas mientras que

---

[10] Ídem.

[11] *Ibídem.*, p. 131.

el prototípico se basa en un ideal teórico como prototipo que establece las características más comunes de los elementos de una categoría.

De acuerdo a Millon (1991)[12] los datos que teóricamente pueden ser utilizados en una clasificación psicopatológica pueden ser de tres tipos: *1) atributos sustantivos*, que son aquellos que se derivan de un modelo teórico o de una escuela psicológica "como hábitos condicionados, expectativas cognitivas o disfunciones neuroquímicas"[13]; *2) atributos longitudinales*, son los que se encuentran relacionados al progreso de los fenómenos clínicos o a su etiología en función del tiempo y las circunstancias; *3) atributos concurrentes*, se refiere a las características que se encuentran presentes en un momento determinado; a saber, los signos y síntomas (Los signos son los cambios y características que el observador puede advertir y registrar objetivamente; mientras que los síntomas son de naturaleza subjetiva y hacen referencia a lo reportado por el paciente; de tal manera que: el dolor, las alucinaciones, la ansiedad, los delirios o el humor depresivo son todos síntomas; mientras que el llorar, el fallo cardiaco, la pérdida de peso o el lenguaje paranoide son signos).

Los modelos más utilizados en clasificación y diagnóstico en psicopatología son los de estructura taxonómica, en la actualidad este tipo de modelos, siguiendo a Rosch[14], se organizan en estructuras verticales, horizontales o circulares.

Las estructuras de tipo vertical también se conocen como *jerárquicas* y consisten en organizar las diversas categorías en una especie de pedigríes diagnósticos en donde las categorías de rango inferior están supeditadas a las de rango superior, el criterio utilizado es el nivel de inclusión de la categoría; esto es, cuanto más alto sea el nivel mayor será el grado de abstracción, de acuerdo a Lemos Serafín la clasificación de los trastornos afectivos en el DSM-III-R (APA, 1987) o la CIE-10 (OMS, 1992); son ejemplos de una organización Jerárquica.

Las estructuras de tipo horizontal son conocidas como *multiaxiales*, en razón que pretenden organizar los atributos en categorías paralelas de fragmentos del mismo nivel de inclusividad lo que permite el uso e inclusión de diversos tipos de datos lo cual posibilita la introducción de diversas facetas de información que son relevantes a la hora de tomar decisiones diagnósticas; en contraste las

---

[12] Ídem.

[13] Lemos, Serafín, *ob. cit.*, p. 131.

[14] *Ibídem.*, p. 132.

estructuras jerárquicas solo permiten un único tipo de atributos; es decir se organiza en varios y diferentes ejes que permiten explorar diferentes y diversas facetas del elemento clasificado (cuadro 2)[15], este tipo de modelo ha ofrecido ciertas ventajas al momento de presentar la información que contiene y hacerla a la vez más comprensible.

Cuadro 2

Ejes DSM-III y propuestos por Mezzich *et.al.* (1987)

Ejes	*Ejes DSM-III*	*Ejes Propuestos*
I	Síndromes psiquiátricos	Síndromes psiquiátricos, calificados en función de la gravedad/psicoticismo, curso clínico y etiología
II	Trastornos de la personalidad y del desarrollo	Alteraciones conductuales estables (trastornos de la personalidad, trastornos específicos del desarrollo, retraso mental)
III	Trastornos físicos	Trastornos físicos (con mejores instrucciones)
IV	Gravedad global de los estresores psicosociales	Estresores/situaciones psicosociales específicos (incluyendo falta de soportes)
V	Nivel más alto de funcionamiento adaptativo en el año anterior	Funcionamiento adaptativo actual

Las estructuras de tipo circular también se conocen como *circumplejas* y han sido utilizadas principalmente para el ordenamiento de los rasgos de personalidad; de tal forma que las categorías similares se ubican relativamente más cerca en los segmentos de un círculo mientras que las categorías opuestas más lejos. Según Serafín Lemos: "La estructura circumpleja es más una herramienta académica teórica que un modelo clínico"[16].

En el caso de la clasificación de fenómenos y/o conductas consideradas anormales han existido una serie de polémicas en cuanto a qué método de clasificación debe prevalecer entre el *categorial*, el *dimensional* o el *híbrido*.

En las clasificaciones categoriales el enfoque de aproximación es de corte cualitativo por lo que implica una diversidad de propiedades tanto estructurales como de características en el elemento a clasificar.

---

[15] *Ibídem*., p. 133.
[16] *Ibídem*., p. 132.

En cuanto a las clasificaciones dimensionales en contraposición con las categoriales, no asignan a los elementos por clasificar en función de criterios antagónicos en este tipo de enfoques, la aproximación es de tipo cuantitativo por lo que implica una combinación de dimensiones que permiten visualizar los vínculos existentes entre los elementos a clasificar.

Por otro lado, las clasificaciones híbridas parten del supuesto de que lo categorial (cualitativo) y lo dimensional (cuantitativo); dependiendo de las características del elemento, pueden combinarse pues no necesariamente ambas aproximaciones deben ser excluyentes. Este tipo de método primero valora el elemento en términos categoriales o cualitativos determinando los atributos más representativos del elemento a clasificar para posteriormente diferenciar los atributos en términos dimensionales o cuantitativos para así obtener diversos grados de presencia de dichos atributos. En concreto el método categorial o cualitativo determina la presencia o no del atributo mientras que el método dimensional o cuantitativo determina el grado en que está presente dicho atributo. Ambos métodos tienen ventajas y desventajas como puede apreciarse en el siguiente cuadro (cuadro 3)[17]:

[17] Elaboración propia con datos obtenidos de Lemos, Serafín, *ob. cit.*, p. 135.

Cuadro 3

Concepto	Ventajas	Desventajas
Modelos Categoriales	a. Facilitan la comunicación y la creación de diseños para la investigación. b. Son fácilmente memorizables. c. Responden mejor a las exigencias de una organización institucional asistencial. d. Dan unidad a la psicopatología manifestada por una persona, pues integran diversos elementos en una única configuración. e. Constituyen un estándar de referencia ya establecido entre los clínicos.	a. Contribuyen a una falaz creencia de que los procesos psicopatológicos incluyen entidades discretas, cuando solo son conceptos útiles para coordinar las observaciones. b. Plantean la duda de si las categorías son artificiales o derivadas empíricamente, por lo que siempre el riesgo de derivar de los datos una estructura que no existe. c. No son asertivos al identificar o incluir aspectos de la conducta, pues parten de la necesidad de restringir la lista de atributos a un conjunto de características predeterminadas, lo cual conlleva a una pérdida de información. d. Obligan a desarrollar criterios diagnósticos restrictivos con el objeto de incrementar la homogeneidad de los miembros que integran cada categoría, a costa de crear cierto número de categorías mixtas para incluir un alto número de casos que no alcanzan a cumplir con los criterios establecidos. e. Crean la impresión de que cuanto más se conoce al individuo mayores son las dificultades para incluirlo en una categoría.
Modelos Dimensionales	a. Permiten combinar diversos atributos clínicos en representaciones multifactoriales, produciendo una perdida mínima de información. b. Facilitan la asignación de casos atípicos. c. Favorecen la interpretación de la psicopatología y la normalidad como extremos de un continuo y no como fenómenos separados. d. Permiten apreciar más fácilmente los cambios sufridos por los individuos, ya sean espontáneos, o como resultado de un tratamiento.	a. Aspectos metodológicos asociados con la decisión y acuerdos sobre cuál debe ser el número de dimensiones necesarias para representar los problemas psicológicos. b. Aspectos metodológicos asociados con las dificultades de utilizar muchas dimensiones provocando el uso necesario de esquemas complicados que requieren representación geométrica o algebraica.

Actualmente predominan dos sistemas de clasificación diagnostica psicopatológica: 1) el Diagnostic and Statistical Manual of Mental Disorders (Manual Diagnóstico y Estadístico de los Trastornos Mentales "DSM") desarrollado por la American Psychiatric Association (Asociación Americana de Psiquiatría "APA"); y 2) la Clasificación Internacional de Enfermedad (CIE) desarrollado por la Organización Mundial de la Salud (OMS); ambos sistemas han transitado por diversas versiones (cuadro 4)[18] siendo las más recientes el DSM-5 y la CIE-11:

[18] del Barrio, Victoria., "Raíces y evolución del DSM". p. 83.

Cuadro 4

Año	***DSM manual de la APA (USA)***	***CIE manual de la OMS (Europa)***
1900		CIE-1*
1910		CIE-2*
1920		CIE-3*
1929		CIE-4*
1938		CIE-5*
1948		CIE-6
1952	DSM-I	
1955		CIE-7
1967		CIE-8
1968	DSM-II	
1975		CIE-9
1978		CIE-9-CM*1
1980	DSM-III	
1987	DSM-III-R	
1992		CIE-10
1994	DSM-IV	
1996		CIE-10 (niños)
1998	DSM-IV-R	
2000	DSM-IV-TR	
2014°	DSM-5	
2018°		CIE-11

*CIE solo con enfermedades de base orgánica. elaboración propia.

*1 El centro Nacional de Estadísticas de Salud; que es una división de los Centros para el Control y Prevención de Enfermedades (CDC= Centers for Disease Control and Prevention) con la intención de obtener datos adicionales sobre la tasa de incidencia de enfermedades (morbilidad) amplió el CIE-9 introduciendo el ***CIE-9-CM*** (el cual se actualiza cada año el primero de octubre; y donde CM corresponde a la descripción de "Modificación Clínica").

No obstante, para el caso del DSM la versión más utilizada aún, es el DSM-IV-R (versión IV Revisada del Manual Diagnóstico y Estadístico de los Trastornos Mentales) debido a lo reciente de la versión número 5, así mismo el CIE-11 lo desarrolló y publicó la OMS en junio del 2018[19]. En lo que toca al DSM-IV-R este sigue utilizando ejes de clasificación multiaxial (cuadro 5)[20]:

---

[19] La CIE-11 se presentará en la Asamblea Mundial de la Salud de mayo de 2019 para su adopción por los Estados Miembros, y entrará en vigor el 1 de enero de 2022.

[20] Elaboración propia con datos de: American Psychiatric Association. *Manual diagnóstico y estadístico de los trastornos mentales (DSM-IV-R)*. p. 27.

Cuadro 5

Eje I	Trastornos clínicos. Otros problemas que pueden ser objeto de atención clínica.
Eje II	Trastornos de la personalidad. Retraso mental.
Eje III	Enfermedades médicas.
Eje IV	Problemas psicosociales y ambientales.
Eje V	Evaluación de la actividad global.

Mientras que el DSM-5 ya no utiliza la clasificación multiaxial: "el sistema multiaxial del DSM-IV no era necesario para realizar el diagnóstico de ningún trastorno mental. [...] El DSM-5 ha evolucionado hacia la documentación no axial de los diagnósticos (antes Ejes I, II y III) con notaciones separadas para los importantes factores contextuales y psicosociales (antes Eje IV) y la discapacidad (antes Eje 5)."[21]

En el cuadro 6[22] pueden observarse comparativamente las principales categorías diagnósticas de los sistemas de clasificación mencionados:

[21] American Psychiatric Association. Manual diagnóstico y estadístico de los trastornos mentales (DSM-5). p. 16.

[22] Elaboración propia con datos obtenidos de: DSM-IV-R, *ob. cit.*, pp. 13-24. DSM-5, *ob. cit.*, pp. xiii-xxxvii. Organización Mundial de la Salud. *Clasificación Estadística Internacional de Enfermedades y Problemas Relacionados con la Salud (CIE-10 Volumen 1)*, p. 295.

Cuadro 6

DSM-IV-R	*DSM-5*	*CIE-10*
1. Trastornos de inicio en la infancia, la niñez o la adolescencia. 2. Delirium, demencia, trastornos amnésicos y otros trastornos cognoscitivos. 3. Trastornos mentales debidos a enfermedad médica. 4. Trastornos relacionados con sustancias. 5. Esquizofrenia y otros trastornos psicóticos. 6. Trastornos del estado de ánimo. 7. Trastornos de ansiedad. 8. Trastornos somatomorfos. 9. Trastornos facticios. 10. Trastornos disociativos. 11. Trastornos sexuales y de la identidad sexual. 12. Trastornos de la conducta alimentaria. 13. Trastornos del sueño. 14. Trastornos del control de los impulsos no clasificados en otros apartados. 15. Trastornos adaptativos. 16. Trastornos de la personalidad. 17. Otros problemas que pueden ser objeto de atención clínica.	1. Trastornos del neurodesarrollo. 2. Espectro de la esquizofrenia y otros trastornos psicóticos. 3. Trastorno bipolar y trastornos relacionados. 4. Trastornos depresivos. 5. Trastornos de ansiedad. 6. Trastorno obsesivo-compulsivo y trastornos relacionados. 7. Trastornos relacionados con traumas y factores de estrés. 8. Trastornos disociativos. 9. Trastornos de síntomas somáticos y trastornos relacionados. 10. Trastornos de la conducta alimentaria y de la ingesta de alimentos. 11. Trastornos de la excreción. 12. Trastornos del sueño-vigilia. 13. Disfunciones sexuales. 14. Disforia de género. 15. Trastornos disruptivos, del control de los impulsos y de la conducta. 16. Trastornos relacionados con sustancias y trastornos adictivos. 17. Trastornos neurocognitivos. 18. Trastornos de la personalidad. 19. Trastornos parafílicos. 20. Otros trastornos mentales. 21. Trastornos motores inducidos por medicamentos y otros efectos adversos de los medicamentos. 22. Otros problemas que pueden ser objeto de atención clínica.	1. Trastornos mentales orgánicos, incluidos los trastornos sintomáticos. 2. Trastornos mentales y del comportamiento debidos al uso de sustancias psicoactivas. 3. Esquizofrenia, trastornos esquizotípicos y trastornos delirantes. 4. Trastornos del humor (afectivos). 5. Trastornos neuróticos, trastornos relacionados con el stress y trastornos somatomorfos. 6. Síndromes del comportamiento asociados con alteraciones fisiológicas y factores físicos. 7. Trastornos de la personalidad y del comportamiento en adultos. 8. Retraso mental. 9. Trastornos del desarrollo psicológico. 10. Trastornos emocionales y del comportamiento que aparecen habitualmente en la niñez u en la adolescencia. 11. Trastorno mental no especificado.

Las clasificaciones psiquiátricas no han estado exentas de objeciones por lo que han sido blanco de una serie de críticas que generalmente son antagónicas entre sí, principalmente en lo que se refiere a la validez de sus resultados. Los partidarios de la corriente biológica consideran a las entidades nosológicas empíricas y universales y explican las diferencias interculturales como derivadas de disparidades en la calificación y valoración de los fenómenos patológicos, así mismo estas corrientes consideran que las diferencias terminológicas se deben a omisiones y errores que se dan de cultura a cultura; independientemente de los argumentos y de las corrientes, como mencionan varios autores[23]; se ha observado, que el incremento en la investigación y en la especulación biológica no confirma interculturalmente un buen número de los trastornos descritos psiquiátricamente:

> A pesar del enfoque biologicista de los trastornos mentales y del supuesto carácter universal de los mismos, en la práctica los cambios experimentados por las diferentes versiones DSM demuestran que dichas clasificaciones indican diferentes momentos de un proceso cultural histórico. Los elementos clasificados cambian con el tiempo, en gran medida debido a diferencias en los puntos de vista teóricos y no tanto como consecuencia de cambios en un conjunto de enfermedades universales que tengan lugar de manera natural[24]

Para el caso como ejemplo se puede tomar el DSM-III que transformó los síntomas clínicos de interpretación tradicional en signos de enfermedad, reemplazando de esta manera el discurso biologicista por el discurso existencial y fenomenológico.

Otra de las críticas a estos sistemas de clasificación es el hecho que en el desarrollo de los modelos actuales de clasificación solo se ha tenido en cuenta los criterios y valores occidentales, para subsanar esto han surgido diversos planteamientos teóricos como el de Stein (1993)[25] que propone la adopción de un enfoque triple: uno estrictamente *clínico* que base las definiciones de sus clasificaciones en características universalmente válidas; otro *antropológico* que relativice el valor nosológico de las clasificaciones, pues éste depende en un alto grado de lo que cada cultura considera anormal; y uno *clínico-antropológico*, que considere necesario combinar el conocimiento científico con valores o cons-

---

[23] Farmer, 1980; Gaines, 1982; Gaines, 1991; Gilman, 1988; Kleinman, 1988; Lock, 1987; Low, 1988; Norbeck y Lock, 1988; Townsend, 1978.

[24] Lemos, Serafín., *ob. cit.*, p. 150.

[25] Ídem.

trucciones culturales en la definición y clasificación de las categorías nosológicas. Otra crítica es la que surge a partir de la opinión de Blashfield (1986)[26], la cual plantea que a pesar del enfoque biologicista las clasificaciones psiquiátricas no siguen los principios que apoyan a las clasificaciones biológicas; en el sentido que estas últimas son *mutuamente excluyentes* (consistentes en que un elemento no puede pertenecer a dos categorías) y *exhaustivas* (se refieren a que las categorías deben contener todas las posibilidades clasificatorias). Existen también criticas radicales como las emitidas por los teóricos del etiquetado social[27], quienes consideran a las enfermedades mentales etiquetas que surgen a partir de la desviación social y que se apoyan en discursos universalistas y relativistas (fenómenos naturales y universales vs creaciones locales). También se han derivado críticas de la economía política y del marxismo antropológico:

> Al primer grupo pertenecen antropólogos que creen encontrar en el diagnostico psiquiátrico un deseo de controlar a los individuos, mientras que el planteamiento de inspiración marxista asumía como reales los trastornos psiquiátricos, pero atribuía su origen a causas externas y a los factores socioeconómicos ya conocidos: las contradicciones del capitalismo, la lucha de clases o el sistema productivo moderno[28]

Desde la perspectiva psicológica también han surgido algunas críticas a las clasificaciones psiquiátricas, desde una aproximación conductual se encuentran paralelismos entre los conceptos psiquiátricos y los conceptos psicológicos; así mismo existen paralelismos estructurales entre los conceptos que utilizan las clasificaciones psiquiátricas y los test utilizados en psicología: "Así, podrían entenderse los criterios diagnósticos como ítems de una determinada escala, las categorías clínicas como escalas o subescalas psicológicas, y el sistema de clasificación como un conjunto de varias escalas"[29].

A pesar de que los sistemas de clasificación psicopatológica no han sido del todo satisfactorios se siguen efectuando esfuerzos tanto de parte de los investigadores como de los clínicos para desarrollarlos y mejorarlos; sin embargo es un hecho que este tipo de clasificaciones siempre conllevaran *per se* una serie de inconvenientes como lo son entre otros: "su posible efecto iatrogénico o de

---

[26] *Ibídem.*, pp. 150-151.

[27] Murphy, 1976; Rosenhahn, 1973; Sarbin, 1969; Scheff, 1966; Szasz, 1961; Waxler, 1974, 1979.

[28] Lemos, Serafín., *ob. cit.*, p. 151.

[29] Ídem.

estigmatización social, problemas metodológicos relativos a la fiabilidad, validez y su utilidad a la hora de aportar información sobre la etiología, pronóstico o tratamiento de un determinado trastorno"[30], entre los problemas de la validez y la fiabilidad se tienen por el lado de la validez las dificultades del diagnóstico que son: 1) la varianza de observación que consiste en la identificación del síntoma; 2) la varianza de interpretación que consiste en la calificación del síntoma, y 3) la varianza de criterio que es en sí la evaluación diagnóstica en función de alguno de los sistemas de clasificación diagnóstica y psicopatológica (DSM o CIE); y por el lado de la fiabilidad el índice de concordancia el cual hace referencia a la variabilidad entre observadores de manera que la fiabilidad consiste en estimar el grado de diferencia en esta variabilidad; o sea, el grado de acuerdo entre observadores más allá del esperado por efecto del azar; en concreto, este índice busca estimar hasta qué punto coinciden entre sí las mediciones de los observadores, para esta situación el estadístico más empleado es el Índice o Coeficiente Kappa de Cohen el cual fluctúa entre valores de -1 (desacuerdo total) y +1 (acuerdo total) siendo los valores intermedios los siguientes: menor a .5 no aceptable, de .5 a .7 acuerdo aceptable y mayor a .7 significa un punto de acuerdo bueno; es importante no perder de vista que los resultados obtenidos de las clasificaciones psicopatológicas no siempre son traducibles en realidades y que los conceptos y categorías que se construyen a partir de estas clasificaciones están más del lado de ser herramientas opcionales y provisionales que guían la observación e interpretación del mundo natural como ya también advierte Serafín Lemos citando por una parte a Millon y refiriendo por otra a Sartorius que las clasificaciones podrían considerarse en gran medida:

> espléndidas ficciones, nociones obligadas o fórmulas austeras, ideadas para dar coherencia a sus objetos inherentemente imprecisos [...] Ninguna clasificación actual en psicopatología es una representación inevitable del mundo real, sino un medio para avanzar en el conocimiento y para facilitar unos objetivos clínicos; sirven para orientar nuestro mundo científico y funcionan como un esquema organizador que ponga en orden nuestras experiencias clínicas[31]

---

[30] *Ibídem.*, 155.

[31] Lemos, Serafín., *ob. cit.*, p. 156.

La utilidad de los sistemas de clasificación psicopatológica siempre estará en función del grado en que sean capaces de dar respuesta a los fines y cuestionamientos que generaron su creación.

2. Qué es la psicopatía, cómo se evalúa y diagnostica

La psicopatía de acuerdo al diccionario se ha definido como:

> Enfermedad mental. Trastorno psíquico en el que, a pesar de la integridad de las funciones perceptivas y mentales, se halla patológicamente alterada la conducta social del individuo (inadaptación a las normas morales o sociales, asociabilidad y tendencia a la actuación y conductas antisociales). Éste se muestra incapaz de controlar sus emociones e impulsos. La psicopatía no afecta a la capacidad de entender y obrar, por lo que los psicópatas son legalmente responsables de sus actos. Para KRAEPELIN, la psicopatía representa la antesala de una verdadera psicosis. Las psicopatías aparecen en todos los grados del desarrollo intelectual y tienen tendencia a acumularse y a tomar forma de conductas más graves entre los obtusos y deficientes.[32]

> Término tradicional que indica un trastorno de personalidad distinguido por la impulsividad, la irresponsabilidad en las tareas cotidianas, la búsqueda constante de sensaciones, la frialdad emocional y el quebrantamiento de las normas sociales. Hoy en día ha sido sustituido por la expresión personalidad antisocial.[33]

En cuanto al origen del concepto de psicopatía usualmente se le ubica a partir del término "<u>manía sin delirio</u>" creado por Phillipe Pinel en 1809 en la segunda edición de su "*Traité médico-philosophique sur l'aliénation mentale*" (Tratado médico filosófico sobre alienación mental) en donde en su clasificación de las enfermedades mentales crea el término para denominar una categoría diagnóstica basada en la creencia de que existen personas que tienen y manifiestan una incapacidad para adquirir valores éticos normales, dicha categoría servía para designar a individuos que a pesar de tener un funcionamiento intelectual normal, manifestaban un claro comportamiento en conflicto con las normas legales, sociales y/o morales; es decir, el concepto surge ya desde los inicios de la psiquiatría (a Pinel con frecuencia se le considera como el padre de la *Psiquiatría Científica*) como un intento de ésta de explicar el comportamiento persistentemente delictivo a partir de una base Neuropsicopatológica Forense cuando este comportamiento parecía no tener una suficiente motivación y además no se

---

[32] Diccionario de Pedagogía y Psicología., s. v., "Psicopatía"., p. 266.

[33] Enciclopedia de la Psicología., s. v., "Psicopatía"., p. 166.

podía explicar por otro tipo de trastorno. A partir de este concepto inicial, el concepto de psicopatía ha tenido un desarrollo histórico que puede resumirse en los datos contenidos en el cuadro 7[34]. Si se revisa la historia del concepto de psicopatía se puede detectar de forma persistente una confusión derivada de un desacuerdo en cuanto a los términos, características y elementos a considerar para definirla, evaluarla y diagnosticarla. Por un lado como mencionan Luengo, M. Angeles y Carrillo de la Peña, M. Teresa el origen de la confusión se encuentra en el hecho de equiparar psicopático con antisocial[35]; por otro lado de acuerdo a Blackburn[36], esta confusión puede deberse al énfasis que ponga el término empleado ya sea en la conducta o en la personalidad; en otras palabras: *1)* desde una perspectiva lo que define al concepto es la conducta desviada en relación del daño que ésta causa a la sociedad (Desde esta perspectiva sería más adecuado emplear los términos de trastorno antisocial de la personalidad o sociopatía) y *2)* desde otros enfoques la psicopatía estaría definida por las características del individuo (Desde esta aproximación se ha utilizado el concepto para identificar a individuos supuestamente enfermos mentalmente y cuya conducta no se ajusta a las normas sociales como producto de esta supuesta enfermedad).

---

[34] Elaboración propia con datos de: Luengo, M. Angeles y Carrillo de la Peña, M. Teresa. "La psicopatía" en Manual de Psicopatología Volumen 2 de Belloch, Amparo. Esteban Martínez, Cristina y Molero Moreno, Carmen., "Evolución histórica y cronológica del concepto de Psicopatía/Trastorno Antisocial de la Personalidad". Pérez, Daniel. *¿Inhumanos o Antihumanos? Psicópatas cotidianos*. Soriano Giménez, J. Carlos, *La psicopatía, Teoría de Raine y Hare*. López Magro, Carolina y Robles Sánchez, José Ignacio., "Aproximación histórica al concepto de psicopatía". Del Barrio, Victoria.

[35] Citando a McCord y McCord, 1964., *ob. cit.*, p. 617.

[36] Véase. "Conceptions of *psychopathy and personality disorder*: The origins of Confusion".

Cuadro 7

Año	*Concepto*
1809	Francia, Phillipe **Pinel** genera la primera clasificación diagnostica de psicopatía con el término *"manie sans delire"* (manía sin delirio); considerando que la base de esta era congénita.
1812	Benjamin **Rush**, considero a la "manía sin delirio" como un defecto en la sensibilidad moral atribuyéndolo a factores congénitos desconocidos. Funda la escuela teórica que busca la base constitucional de la psicopatía.
1835	Inglaterra, James Cowles **Prichard** como precursor de la escuela ambientalista atribuye el trastorno a un ambiente negativo y acuña el término *"moral insanity"* (locura moral).
1891	Alemania, Julius Ludwig August **Koch** introduce el término de "inferioridad psicopática constitucional" en sustitución del termino de "locura moral"; debido a las fuertes objeciones religiosas, jurídicas y legales que este término suscito; y le atribuye de nuevo una causa biológica o constitucional.
1896	Emil **Kraepelin** sustituye el término de "inferioridad psicopática" por el de "personalidad psicopática"; y en 1915 desarrolla una teoría de la psicopatía etiológicamente biogenética y degenerativa en su carácter moral.
1908	Meyer, separa los casos psicopáticos denominándolos como "tipos constitucionalmente psicopáticos inferiores", de los casos psiconeuróticos atribuyéndoles a estos últimos un origen psicogenético.
1914	Birbaum, introduce el término "sociopatía" a la vez que resalta la naturaleza psicogenética del trastorno, las influencias ambientales negativas tempranas y el aprendizaje social. Distingue la psicopatía de la conducta delictiva habitual, y demuestra que el psicópata no es necesariamente una víctima del retraso mental.
1920s	Investigaciones de la escuela Freudiana. Destacando la excepción que hace Freud del psicópata y de la mayoría de criminales.
1923	La escuela alemana con base en los trabajos de Schneider establece su clasificación de "personalidades psicopáticas" con base orgánica y ambiental.
1930s	Explicaciones de la psicopatía; sobre bases orgánicas, desde la escuela constitucionalista.
1940s	Psiquiatras y psicólogos se dan cuenta que no pueden prescindir del concepto de psicopatía por lo que se fomenta la necesidad de una clarificación conceptual para poder afrontar el trato con las personalidades psicópatas. Por tal situación un grupo de autores trabaja con la intención de aislar a la psicopatía depurando las características que la identifican, con la intención de diferenciarla de los otros trastornos.
1941	América, Cleckley a partir de su trato con psicópatas "normales" y "criminales" esboza su perfil de la psicopatía en *"the mask of sanity"*; donde señala que el psicópata puede comprender las normas y costumbres de su sociedad, pero que sin embargo aunque juega a obedecerlas correctamente siempre actúa en su propia esfera asocial.
1944	Se construye la escala de "Desviación Psicopática" (Pd) para sumarla a las escalas básicas del Inventario Multifásico de la Personalidad (MMPI).
1948	Paralelamente al constitucionalismo y al freudianismo; Gough da a conocer su primera teoría sociológica de la psicopatía, con la que intenta demostrar que el crimen tiene un origen netamente social. Bajo esta influencia surge la teoría del etiquetado y la criminología marxista.
1950s	Fomento de la investigación para medir y tratar la psicopatía.
1960s	Teorías sociológicas explicativas del fenómeno. Teoría del etiquetado y teoría marxista.
1961	Karpman, divide a los psicópatas en agresivo-depredadores y pasivo-parásitos, en función de cómo logran sacar provecho de los demás.
1964	Eysenck; expone su modelo dimensional de la delincuencia. McCord y McCord; concluyen que las dos características principales de la psicopatía son: la incapacidad de amar y la falta de remordimientos. Gray y Hutchinson; realizan un estudio buscando establecer hasta qué punto existía un acuerdo en cuanto a los rasgos específicos de la psicopatía.
1965	Primera teoría explicativa de Quay de base biológica / redefinición de la teoría en 1977, donde ya se incluyen los factores ambientales.
1966	Robins; realiza una investigación longitudinal en gran escala demostrando la estabilidad temporal de la conducta de la personalidad antisocial; dicho estudio sirve de base para establecer los criterios del DSM-III.
1967	Arieti; establece una diferencia entre dos tipos de psicópatas, simples y complejos. Determina que la característica principal de los primeros es la baja capacidad de demora para satisfacer sus necesidades psicológicas y fisiológicas; y que el comportamiento de los segundos se manifiesta por la forma en que consigue satisfacer sus necesidades y huir después.
1970	Adrian Reine y Robert Hare; teoría biológica la cual admite que en ningún caso el ambiente es suficiente causa para provocar el trastorno de personalidad conocido como psicopatía.
1976-78	Eysenck; modelo tridimensional de la delincuencia y su desarrollo biológico.
1975-80	Creación de la PCL (Psychopathy Checklist) de Hare; cuya revisión (PCL-R) se realiza en 1985; apareciendo la versión abreviada (screening version) en 1995 (PCL-SV).
1978	Creación de los Criterios Diagnósticos de investigación (RDC= Research Diagnostic Criteria) predecesor del DSM-III.
1979	Aparece la Clasificación Internacional de Enfermedad de la OMS (CIE-9); cuya revisión se realiza en 1987 (CIE-10).
1980	Tercera edición del DSM (DSM-III); cuya revisión se realiza en 1987 (DSM-III-R).
1987	Tipología de Blackburn; que considera la personalidad psicopática como: **a)** desviación/deterioro personal o psicológico; **b)** desviación/deterioro social; **c)** un hibrido que denota un tipo especifico de deterioro de la personalidad caracterizado por la desviación social.
1992	La propuesta de Hodge; la psicopatía como adicción a la violencia. CIE-10.
1994	DSM-IV.
1998	DSM-IV-R.
2000	DSM-IV-TR.
2014	DSM-5.
2017	CIE-11.

La primera de estas consideraciones refleja la tradición angloamericana la cual se origina a partir del concepto de Prichard de "locura moral" tomándola hipotéticamente como la causa de la desviación social y considerando a la conducta desviada como la característica que define el trastorno; esto significa que, la psicopatía se explica en términos de las manifestaciones conductuales y de la desviación social. Esta tradición angloamericana se refleja y se ve continuada en las ediciones sucesivas del DSM «"*Manual Diagnóstico y Estadístico de los Trastornos Mentales*"; que es el Sistema de Clasificación, para el diagnóstico de psicopatologías; propuesto por la American Psychiatric Association (APA)» en las que para denominar a aquellos individuos que son crónicamente antisociales se crean como categorías diagnosticas: el "Trastorno Sociopático de la Personalidad" y el "Trastorno Antisocial de la Personalidad" (cuadro 8); en las que el trastorno se define esencialmente con la presentación de una conducta antisocial que se manifiesta constantemente, no siendo necesarias para el diagnóstico, las características de personalidad.

La segunda consideración surge de la psiquiatría alemana la cual considera que la psicopatía se define solo en función de los rasgos y características de personalidad,

o de desviación personal, según Blackburn; esta perspectiva se apoya en el término de "inferioridad psicopática constitucional" que propone Koch en contraposición al concepto de Prichard de "locura moral". El término propuesto por Koch constituye un esfuerzo de base biológica o constitucional, de categorizar una serie de anomalías psicológicas que no se ajustaban al concepto de enfermedad mental. Para el enfoque alemán la conducta desviada no solo no define al trastorno, sino que no es más que un síntoma del mismo, lo cual implica que si lo que define a la psicopatía es una desviación de la personalidad no debe considerarse que cuando alguien se comporta de una forma socialmente desviada es si y solo si porque presenta el trastorno. El enfoque alemán lo refleja la CIE «"*Clasificación Estadística Internacional de Enfermedades y Problemas Relacionados con la Salud*"; que es el Sistema de Clasificación, para el diagnóstico de enfermedades y psicopatologías;

propuesto por la Organización Mundial de la Salud (OMS)» donde para denominar a aquellos que presentan conductas socialmente desviadas se crea la categoría diagnóstica de "trastorno disocial (o asocial) de la personalidad" (cuadro

8) la cual define al trastorno por los rasgos de la personalidad descartando en sus criterios la conducta.

Al hablar del concepto de *Psicopatía* de cómo evaluarla y de cuáles son los criterios que la definen; es imprescindible mencionar la escala de *Psicopatía* de Hare (cuadro 8) o *Psychopathy Checklist* (PCL), la cual fue desarrollada por el profesor de la University of British Columbia de Canadá, Robert Hare, quien tiene más de tres décadas investigando sobre *Psicopatía*; esta escala considera en sus criterios tanto a la conducta como a los rasgos de personalidad; consta de 20 *ítems*, se divide en dos factores y cada factor en dos facetas (factor 1: faceta interpersonal y faceta afectiva; factor 2 "Desviación social": faceta estilo de vida y faceta antisocial); derivado de la amplia investigación de la que ha sido objeto esta escala, además de referencia internacional, es considerada como el método más adecuado para la evaluación de la *Psicopatía*: "Una amplia proliferación de estudios en la última década y media contribuyó a que se considerara la PCL-R (Hare, 1990[a]; Hare, 2003) un estándar para el diagnóstico de psicopatía (Gacono & Hutton, 1994) (Lilienfeld, 1998)."[37]

Ya diversos autores[38] han advertido, a partir del hecho de que los enfoques angloamericano y alemán se apoyan en la construcción de discursos diferentes; que la psicopatía no es un concepto unitario, por lo que el uso que de este constructo hace cada enfoque deriva en denotar dos ideas diferentes.

[37] Folino, Jorge O., y Mendicoa, Gastón. "La Psicopatía, el MMPI y la Hare PCL R"., pp. 44-45.

[38] Barbour-McMullen, Coid y Howard, 1988; Howard, 1988; Raine, 1988.

Cuadro 8

Criterios recientes para el diagnóstico de Psicopatía

DSM-IV-R	*DSM-5*	*CIE-10*	*PCL*
301.7 Trastorno antisocial de la personalidad[1]	***301.7 Trastorno de la personalidad antisocial***[2]	***F60.2 Trastorno asocial de la personalidad***[3]	***Psychopathy Checklist (Robert D. Hare)***[4]
A. Un patrón general de desprecio y violación de los derechos de los demás que se presenta desde la edad de 15 años, como lo indican tres (o más) de los siguientes ítems: 1. Fracaso para adaptarse a las normas sociales en lo que respecta al comportamiento legal, como lo indica el perpetrar repetidamente actos que son motivo de detención. 2. Deshonestidad, indicada por mentir repetidamente, utilizar un alias, estafar a otros para obtener un beneficio personal o por placer. 3. Impulsividad o incapacidad para planificar el futuro. 4. Irritabilidad y agresividad, indicados por peleas físicas repetidas o agresiones. 5. Despreocupación imprudente por su seguridad o la de los demás. 6. Irresponsabilidad persistente, indicada por la incapacidad de mantener un trabajo con constancia o de hacerse cargo de obligaciones económicas. 7. Falta de remordimientos, como lo indica la indiferencia o la justificación del haber dañado, maltratado o robado a otros. B. El sujeto tiene al menos 18 años. C. Existen pruebas de un trastorno disocial que comienza antes de la edad de 15 años. D. El comportamiento antisocial no aparece exclusivamente en el transcurso de una esquizofrenia o un episodio maniaco.	A. Patrón dominante de inatención y vulneración de los derechos de los demás, que se produce desde los 15 años de edad, y que se manifiesta por tres (o más) de los hechos siguientes: 1. Incumplimiento de las normas sociales respecto a los comportamientos legales, que se manifiesta por actuaciones repetidas que son motivo de detención. 2. Engaño, que se manifiesta por mentiras repetidas, utilización de alias o estafa para provecho o placer personal. 3. Impulsividad o fracaso para planear con antelación. 4. Irritabilidad y agresividad, que se manifiesta por peleas o agresiones físicas repetidas. 5. Desatención imprudente de la seguridad propia o de los demás. 6. Irresponsabilidad constante, que se manifiesta por la incapacidad repetida de mantener un comportamiento laboral coherente o cumplir con las obligaciones económicas. 7. Ausencia de remordimiento, que se manifiesta con indiferencia o racionalización del hecho de haber herido, maltratado o robado a alguien. B. El individuo tiene como mínimo 18 años. C. Existen evidencias de la presencia de un trastorno de la conducta con inicio antes de los 15 años. D. El comportamiento antisocial no se produce exclusivamente en el curso de la esquizofrenia o de un trastorno bipolar.	Se trata de un trastorno de la personalidad que, normalmente, llama la atención debido a la gran disparidad entre las normas sociales prevalecientes y su comportamiento, que está caracterizado por: a. Cruel despreocupación por los sentimientos de los demás y falta de capacidad de empatía. b. Actitud marcada y persistente de irresponsabilidad y despreocupación por las normas, reglas y obligaciones sociales. c. Incapacidad para mantener relaciones personales duraderas. d. Muy baja tolerancia a la frustración con bajo umbral para descargas de agresividad, dando incluso lugar a un comportamiento violento. e. Incapacidad para sentir culpa y para aprender de la experiencia, en particular del castigo. f. Marcada predisposición a culpar a los demás o a ofrecer racionalizaciones verosímiles del comportamiento conflictivo y puede presentarse también una irritabilidad persistente. La presencia de un trastorno disocial durante la infancia y adolescencia puede apoyar el diagnóstico, aunque no tiene por qué haberse presentado siempre. <u>Incluye</u>: trastorno de personalidad sociopática, trastorno de personalidad amoral, trastorno de personalidad asocial, trastorno de personalidad antisocial, trastorno de personalidad psicopática. <u>Excluye</u>: trastornos de la conducta o disóciales (F91), trastorno de inestabilidad emocional de la personalidad (F60.3).	1. Locuacidad / Encanto superficial. 2. Egocentrismo / Sensación grandiosa de la autovalía. 3. Necesidad de estimulación / Tendencia al aburrimiento. 4. Mentira patológica. 5. Dirección / Manipulación. 6. Falta de remordimiento y culpabilidad. 7. Escasa profundidad de los afectos. 8. Insensibilidad / Falta de empatía. 9. Estilo de vida parásito. 10. Falta de control conductual. 11. Conducta sexual promiscua. 12. Problemas de conducta precoces. 13. Falta de metas realistas a largo plazo. 14. Impulsividad. 15.Irresponsabilidad 16. Incapacidad para aceptar la responsabilidad de las propias acciones. 17. Varias relaciones maritales breves. 18. Delincuencia juvenil. 19. Revocación de la libertad condicional. 20. Versatilidad criminal.

[1] American Psychiatric Association, DSM-IV-R, *op. cit.*, p. 666.
[2] American Psychiatric Association, DSM-5, *op. cit.*, p. 659.
[3] Organización Mundial de la Salud, CIE-10, *op. cit.*, p. 346.
[4] Hare, Robert D. "Escala de calificación de la psicopatía". p. 3.

Es importante hacer notar en relación a la psicopatía que si bien se ha abusado de ésta conceptualización, por un lado asociándola con la conducta delictiva y por otro utilizándola como teoría justificadora de las causas del delito, hay una serie de investigaciones que demuestran que la psicopatía sí existe como trastorno y que al margen de ciertos sistemas de clasificación se le puede evaluar de manera confiable:

> Con todo, es importante destacar que las psicopatías no son simplemente un sinónimo de constructos criminológicos, como el de los infractores de alto riesgo [...]. Una cantidad considerable de investigaciones (algunas de las cuales revisamos aquí) ponen de manifiesto que las psicopatías pueden considerarse un trastorno mental "auténtico", del cual se hace una evaluación confiable; que tienen sustanciales correlatos psicobiológicos y que no son específicas de ninguna raza, cultura o nivel socioeconómico (véase Cooke, 1995, 1996)[39]

3. Psicopatía y su relación con la conducta delictiva

Como ya se mencionó, la concepción de psicopatía la genera la psiquiatría en un intento por explicar el comportamiento delictivo, lo cual inercialmente ha llevado a equiparar como sinónimos o equivalentes los términos de psicopatía y trastorno antisocial; a pesar de ser considerados por autores como Garrido[40], dos nociones diferentes; y de que hay otros autores[41] que han advertido que no se pueden asociar las conductas delictivas con la psicopatía y por ende mucho menos considerar como una de sus características a los comportamientos antisociales; por otro lado pero en el mismo orden de ideas, hay artículos que analizan "la controversia que el concepto de psicopatía ha suscitado en la literatura científica debido a su común empleo como sinónimo del trastorno antisocial de la personalidad"[42] llegando a la conclusión de que "un análisis general de la criminodinámica del sujeto con rasgos psicopáticos permite concluir su posible relación con la trayectoria delictiva, pero no su determinación [...] pues, ni todos los delincuentes son psicópatas, ni todos los psicópatas son delincuentes"[43].

---

[39] D. Hart, Stephen; D. Hare, Robert. "Psicopatías: evaluación y asociación con la conducta delictiva" en Conducta Antisocial: Causas, evaluación y tratamiento, Volumen 1, de Stoff, David M., p. 26-27.

[40] Véase. Esteban Martínez, Cristina., y Molero Moreno, Carmen, *ob. cit.*, p. 52.

[41] Véase. Luengo, M. Angeles., y Carrillo de la Peña, M. Teresa., citando a McCord y McCord, *ob. cit.*, p. 636.

[42] Aguilar Cárceles, Marta María. La inadecuada identificación de la psicopatía con el trastorno antisocial de la personalidad., p. 1.

[43] *Ibídem.*, p. 34.

Ya Blackburn destaca que varios estudios han demostrado que no todos los delincuentes manifiestan características de personalidad psicopática[44] y Widon que no todos los psicópatas entran en contacto con el sistema de justicia como producto de una conducta antisocial[45]; no obstante se sigue utilizando como criterio para identificar a la psicopatía la conducta antisocial, y el grado de daño que ésta causa a la sociedad, como medida de peligrosidad del supuesto psicópata; lo anterior se refuerza y legitima en el hecho de que la justicia, el derecho y el sistema penal aceptan el punto de vista positivista basado en un modelo médico, biologicista de que la conducta antisocial puede ser consecuencia de una anormalidad psicológica y/o psiquiátrica lo que a su vez ha servido para que a partir del diagnóstico de psicopatía el Estado legitime su intervención-vigilancia a través de la gestión de la vida (biopolítica) derivando a los delincuentes al proceso de conformación y normalización que constituye el sistema de salud mental y representado y aterrizado en la readaptación, reinserción, rehabilitación, resocialización, etc. Como bien se puede apreciar, la asociación que históricamente se ha venido haciendo entre las psicopatías y el delito ha tenido una fuerte e importante influencia en las políticas sociales; no obstante no se debe perder de vista que como mencionan D. Hart y D. Hare[46] la psicopatía es un trastorno de personalidad relativamente crónico que se distingue por una serie de síntomas específicos que afectan el funcionamiento psicosocial en un número relativamente reducido de personas:

> psicopatías [...] muchos psicópatas incurren de manera crónica en actos delictivos y lo hacen en un elevado índice, mientras que solo una pequeña proporción de quienes tienen una conducta delictiva son psicópatas. Eso significa que estos últimos son responsables de una cantidad desproporcionada de delitos en nuestra sociedad. [...] no todos los transgresores son psicópatas ni sufren el trastorno de personalidad antisocial, ni todos los que padecen este último son psicópatas [...] la asociación entre psicopatía y conducta delictiva se aclara sólo cuando se evalúa el trastorno con procedimientos confiables y validos[47]

Sin embargo, aunque esta afectación en el funcionamiento psicosocial de las psicopatías puede implicar comportamientos asociales y antisociales persistentes la conducta delictiva se define más que por ser asocial y/o antisocial porque

---

[44] Luengo, M. Angeles., y Carrillo de la Peña, M. Teresa, *ob. cit.*, p. 617.
[45] Ídem.
[46] *ob. cit.*, p. 1.
[47] *Ibídem.*, p. 2.

es una conducta que además de infringir las normas socio jurídicas tiende a causar daños y perjuicios al entorno y a los demás; no obstante, y a pesar de las evidencias en contra, en ambientes jurídico-forenses existe una alta asociación empírica entre psicopatía y conducta delictiva llegando aun a obtenerse en el diagnóstico que asocia la psicopatía con la conducta delictiva un nivel de consenso entre bueno y excelente, debiéndose esta acotación no solo a la confusión generalizada que se da entre estos dos términos sino a que el sistema de clasificación que se usa para diagnosticar es el DSM el cual basa sus criterios diagnósticos en características conductuales; algunos autores al utilizar procedimientos más válidos para evaluar psicopatía como el PCL-R ("*Psychopathy Checklist-Revised*"; que en español significa: "*Lista de Verificación de Psicopatía-Revisada*") han encontrado bajas correlaciones entre la psicopatía y la conducta delictiva:

> Según los criterios del DSM, aproximadamente entre 50 y 80% de los infractores y pacientes forenses se les diagnostica trastorno de personalidad antisocial, mientras que solo entre 15 y 30 % de estas mismas personas cumple con los criterios de la PCL-R en relación con la psicopatía [...] Esto ha hecho que muchos observadores no estén de acuerdo con los criterios de DSM en virtud de que se confunde el trastorno de personalidad antisocial con la delincuencia en términos generales [...] Otro aspecto importante es que la relación empírica entre psicopatía y trastorno de personalidad antisocial es asimétrica: la mayoría de los transgresores (alrededor de 90%) diagnosticados como psicópatas de acuerdo con los criterios de la PCL-R satisfacen los criterios del trastorno de personalidad antisocial, en tanto que una minoría (cerca de 30%) de los individuos con trastorno de personalidad antisocial cumplen con los criterios de la PCL-R en cuanto a psicopatía[48]

Por último, hay que destacar que la mayoría de los autores están de acuerdo con que los psicópatas tienen los adecuados y suficientes recursos cognitivos para saber que su comportamiento antisocial es moral y jurídicamente reprensible y que también cuentan con los suficientes recursos volitivos para inhibir sus conductas antisociales; la cuestión es que el castigo y/o el sufrimiento de los demás debido a su falta de capacidad de empatía no les importa ni les afecta por lo que deciden tomar la elección de no controlar sus impulsos antisociales.

Como se puede apreciar por lo hasta aquí expuesto las conductas delictivas no están necesariamente asociadas con la psicopatía ni las conductas antisociales

[48] D. Hart, Stephen y D. Hare, Robert, *ob. cit.*, pp. 7-8.

son una de sus características; y, el no apreciarlo así, origina la integración de los hechos a un discurso conceptual, que crea anormales y desviados a través de etiquetarlos y estigmatizarlos; una vez aclaradas y puestas sobre la mesa las cuestiones que se acaban de exponer; es indispensable, para complementar la compresión y conocimiento del porque la *Psicopatía* es una etiqueta que tiende a criminalizar, revisar la construcción y relación discursiva de los conceptos de Anormalidad, Desviación, Etiquetamiento y Estigmatización; pues las psicopatologías en su determinación conceptual y en la construcción de las características que las delimitan tienen en su fundamentación teórica puntos de encuentro con estos conceptos.

CAPÍTULO II: EL ETIQUETAMIENTO DE LA ANORMALIDAD Y LA DESVIACIÓN COMO ESTIGMAS

Los conceptos de *Anormalidad*, *Desviación*, *Etiquetamiento* y *Estigmatización* se encuentran relacionados entre sí por puntos de encuentro; vinculados, con su construcción conceptual por un lado y a la representación de una rotulación-etiquetamiento por el otro.

Comúnmente la noción de "*Anormalidad*" tiende a tener una asociación conceptual con la de "*Psicopatología*"; pues la primera, frecuentemente es utilizada como una característica y criterio de definición de la segunda en función de la "*Desviación*" con la media estadística, lo anterior es consecuencia de recurrir a la cuantificación de los datos psicológicos a través de la estadística en un intento de científicar a la *psicología*, y con ella a la *psicopatología*, y es en este mismo tenor que se establece una relación entre "*Anormalidad*" y "*Desviación*"; pues hay una tendencia a considerar generalmente a esta última, como todo lo contrapuesto a lo considerado normal implicándose así a un núcleo normativo y por ende, al alejamiento de las reglas, situación que introduce a esta ecuación la variable del "*Etiquetamiento*", pues la "*Desviación*" es una construcción social etiquetada como tal a partir de la etnocéntrica escala de valores de un grupo con poder de definición; y sucede que cuando la *etiqueta* degrada, como es en el caso de una "*Psicopatología*", se constituye un "*Estigma*", pues nos encontramos ante un mecanismo de atribución que desacredita en función de un defecto o falla. Por estos antecedentes es que se hace inevitable revisar en su definición y construcción los conceptos mencionados, pues tienen una relación dinámica que ayuda a entender por qué la *Psicopatía* es una etiqueta que tiende a criminalizar.

1. Normalidad vs anormalidad

De acuerdo al diccionario se pueden establecer las siguientes definiciones como punto de partida:

A. Normal-Anormal:

> Ideas contrapuestas que se pueden estudiar sobre la base de una dialéctica de los contrarios. Se habla de lo «normal» como normalidad esta-

dística. También se habla de una normalidad ideal y se podría considerar una normalidad dentro de la anormalidad. La normalidad en abstracto no existe: hasta cierto punto, es una creación dentro de las posibilidades dadas y de las adquisiciones conquistadas. Cuando se plantea el problema respecto a la salud y a la enfermedad, se tiene que concluir que la enfermedad es norma de vida. Será normal la persona que se asimila activamente con el mundo y se acomoda para utilizar sus posibilidades al máximo sin desorganizarse.[49]

B. Normalidad:

Característica de los datos que corresponde a los que frecuente o habitualmente se presentan, o que corresponden a una norma. En psicología diferencial, se conviene delimitar una zona, alrededor de la media, que agrupe las respuestas que se consideran «normales» en el sentido de habituales, aunque tal delimitación resulta exclusivamente convencional con respecto a la medida en sí.[50]

C. Anormalidad:

Calidad de lo que sale de la normalidad. Sociológicamente la normalidad está, pues, en relación con un grupo social o una sociedad y sus normas, valores y actitudes. Utilizada en psicología y sociología, es sin embargo una noción relativa cuyo contenido varía según los medios socioculturales y el tiempo.

La anormalidad supone la normalidad que a su vez también es un concepto ambiguo, ya que un criterio de normalidad no puede ser aplicado a individuos diferentes y a un mismo nivel de educación, de trabajo, etc. No se da un tipo para todas las personas.

Tratando de dar un significado objetivo y extensivo A. se aplica a toda desviación de una norma establecida estadísticamente en una población determinada. Esta desviación se caracteriza con un desequilibrio del individuo y desequilibrio para la sociedad. Es necesario distinguir incapacidad física, orgánica o psíquica de la mera inadaptación que es el criterio más firme para establecer la inadaptación. Para que un individuo pueda ser considerado anormal debe apartarse mucho de lo que en el ambiente concreto y entre las personas estudiadas se considere como normal. Dada la imprecisión del concepto de anormalidad y su tono

---

[49] Enciclopedia de la psicología, *ob. cit.*, s. v. "Normal-anormal"., p. 143.
[50] *Ídem.*, s. v. "Normalidad".

> peyorativo, se tiende a sustituirlo por otros menos radicales como subnormalidad que, aunque sigue siendo impreciso, parece menos peyorativo.[51]

> En psicología, toda actividad mental, emocional o de la conducta que se desvía de las normas aceptadas cultural o científicamente.[52]

> Condición de anormal. Anormal: En sentido amplio, lo que no se ajusta a la regla. Si lo normal se establece mediante el promedio de la conducta de un grupo de individuos semejantes observados en una misma situación ambiental, lo anormal se definiría como la conducta de aquellos que se encuentran muy por debajo o muy por encima de dicho promedio. Una conducta anormal es la que no se ajusta a unas específicas condiciones personales ni a las del medio ambiente. En términos psicológicos, anormal equivale a patológico, y por ello incluye los trastornos mentales.[53]

Como se puede apreciar y derivar de las definiciones anteriores explicar y caracterizar a la anormalidad no solo conlleva determinar y partir del concepto de normalidad, sino que las características y supuestos trastornos que se pueden derivar bajo el binomio de normalidad-anormalidad pueden ser tan diversos tanto en su naturaleza como en su causalidad, que cualquier definición ya sea general o precisa y específica será necesariamente vaga e indefinida. No obstante, existen diversos enfoques y perspectivas que han pretendido definir y acotar a la supuesta anormalidad.

El criterio más formal en esta definición y acotamiento de la anormalidad es aquel que se sustenta en criterios estadísticos, pues aunque si es un hecho que la desviación estadística de las normas sociales es una característica común de la anormalidad esta perspectiva plantea dificultades para usarla como una característica básica de definición de la psicopatología pues existen muchos casos que se desvían de la media estadística en sentidos supuestamente sanos (Como es el caso de científicos, deportistas, artistas, filántropos, etc.); no se debe olvidar que como menciona Ibáñez (1980)[54] que cuando la psicología y con ella la psicopatología decidieron científicarse en el siglo XIX y con ello suscribirse a las ciencias naturales conjuntamente con la formalización y postulación de

---

[51] Diccionario de Psicología., s, v., "Anormalidad"., p. 25.

[52] Diccionario de Pedagogía y Psicología, *ob. cit.*, s. v. "Anormalidad"., p. 26.

[53] Enciclopedia de la psicología, *ob. cit.*, s. v. "Anormalidad"., p. 18.

[54] Citado por Belloch, Amparo; Sandín, Bonifacio y Ramos, Francisco. "Conceptos y modelos en psicopatología" en Manual de Psicopatología, volumen 1, de Belloch, Amparo., p. 50.

leyes y principios científicamente válidos y por ende aceptables se recurrió a la cuantificación de los datos psicológicos (esto significa una inscripción al discurso positivista de cientificidad a través de la supuesta objetividad adquirida por aplicar la medición) mediante la estadística la cual era utilizada como ciencia auxiliar de gran parte de las ciencias naturales. Pero en psicología y psicopatología de un recurso auxiliar se transformó en un criterio definitorio del objeto adquiriendo el estatus de concepto que postulaba como criterio central estadístico "que las variables que definen psicológicamente a una persona, poseen una distribución normal en la población general de referencia de esa persona"[55] en consecuencia la anormalidad (Siempre usada como sinónimo y causa de psicopatología) es todo lo que se desvía de la normalidad "es decir, «algo» [...] que resulta poco frecuente, que no entra en los límites de la distribución normal de la población que nos sirve de referencia"[56]; sin embargo no se debe perder de vista que aunque como ya se mencionó lo infrecuente puede ser anormal pero no siempre conlleva psicopatología (Una actividad o creencia determinada puede ser muy frecuente en una población determinada; sin embargo, el no compartirla o realizarla no significa una patología, por ejemplo: 1) no creer en la vida después de la muerte, 2) no practicar un deporte popular); este planteamiento de que lo infrecuente aunque anormal no siempre implica patología ha llevado a adoptar un segundo concepto central además del de frecuencia, para definir las psicopatologías: el cuál es el concepto de *continuidad* que establece: "Los elementos constitutivos de las psicopatologías se hayan presentes en la normalidad, pero constituyen una exacerbación, por exceso o por defecto, de esa normalidad. De modo que las diferencias entre lo normal y lo patológico son de naturaleza cuantitativa, de grado."[57]

El criterio estadístico (cuadro 9) en suma termina utilizando y estableciendo el termino de anormalidad[58] como análogo o sinónimo al de psicopatología lo que significa[59] que una conducta y/o característica además de ser poco frecuente

---

[55] *Ibídem.*, p. 51.

[56] Ídem.

[57] Ídem.

[58] De acuerdo a este criterio la normalidad se encuentra definida por encontrarse dentro de una desviación estándar a ambos lados de la media; esto es, para una curva normal el 68% de la población estará comprendida dentro del rango de normalidad. Fuera de este rango lo demás es anormal en diferentes grados.

[59] De acuerdo a Belloch, Amparo; Sandín, Bonifacio y Ramos, Francisco (Volumen 1), *ob. cit.*

(Lo cual implica la utilización del prefijo "a" y que se hable de conductas/creencias anormales) y poco representativa del grupo social representativo de referencia; es cuantitativamente diferente (Lo cual implica la utilización de los prefijos: "a", "híper" y/o "hipo") de lo que se considera normal.

Cuadro 9[1]

Curva de Quetelet[2]

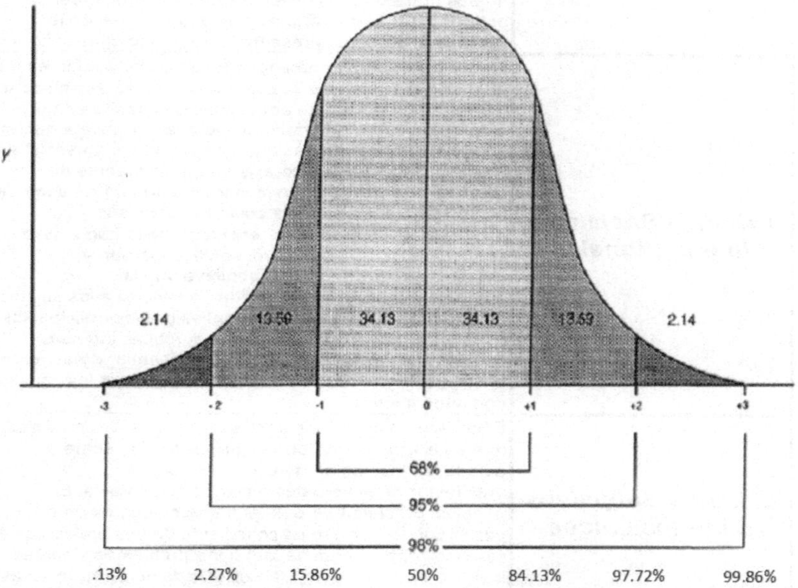

[1]El 68.26% está comprendido en la primera desviación estándar, el 27.18% está comprendido en la segunda desviación estándar y el 4.28% está comprendido en la tercera desviación estándar.
[2]Obtenida el 03-julio-2014 de http://bolsaovejuna.com/wp-content/uploads/2008/12/distribucion-normal.gif

De acuerdo a algunos autores el salto conceptual que parte de la idea de infrecuencia estadística a la idea de anormalidad ha posibilitado que el criterio estadístico efectué un pasaje del contexto del descubrimiento al de la explicación y la justificación; lo cual según Seoane (1981)[60] ha sido posible porque en psicología la idea de experimentación siempre se ha unido a la de cuantificación, con el objeto de facilitar y posibilitar un tratamiento estadístico posterior lo cual ha servido tanto como para establecer relaciones funcionales como para realizar inducción probabilística.

---

[60] Citado por Belloch, Amparo; Sandín, Bonifacio y Ramos, Francisco (Volumen 1), *ob. cit.*, p. 51.

Aunque el criterio estadístico; debido al carácter de cientificidad con el que se la ha embestido, ha sido el más utilizado para definir la anormalidad existen otros criterios (cuadro 10)[61] que la han definido:

Cuadro 10

Criterio Estadístico	Establece desde un enfoque cuantitativo como criterio de anormalidad la infrecuencia determinándola a partir de la desviación de la media estadística de una distribución normal más allá del rango de una desviación estándar; de dos maneras: 1) presentar una conducta, creencia o actividad que la mayoría no presenta. 2) cuando la mayoría lo presenta presentarlo en mayor o menor grado.
Criterios Sociales e Interpersonales	Define como criterio de anormalidad la desviación en una dirección socialmente indeseable lo cual se establece a través del consenso de adaptación alcanzado en un momento y lugar determinados lo cual conlleva a que la anormalidad no sea más que una construcción social y una convención que solo existen en las mentes de quienes las postulan→en la medida que una persona se comporte, piense o sienta como lo hacen sus congéneres, o como éstos esperan que lo haga, será catalogada como normal (rol social esperado y establecido). Este enfoque conlleva que la autodeterminación y racionalidad convierta a los sujetos en anormales. Este enfoque implica graves deficiencias pues un sujeto con inhibiciones neuróticas intensas aunque se comportaría de manera ejemplar de acuerdo al código ético de la sociedad no lo haría por las causas comunes a todos.
Criterios Subjetivos o Intrapsiquicos	Establece como criterio para establecer la anormalidad que es el propio individuo el que dictamina sobre su estado o situación a través de sus quejas, manifestaciones verbales o comportamentales. El principal problema de este enfoque es que da de hecho que el sujeto siempre es consciente de sus problemas e incapacidades o bien de que tiene problemas y cuáles son sus alcances y naturaleza. Y esto no siempre es así. En muchos casos.
Criterios Biológicos	Establece un criterio de etiología orgánica (lo cual conlleva invariable e inevitablemente adoptar el termino y enfoque positivista de "Enfermedad Mental") como explicación ultima y exclusiva de la anormalidad, considerándola fundamentalmente como la expresión de alteraciones y/o disfunciones en el modo normal de funcionamiento, ya sea de la estructura o del proceso biológico que la sustenta considerando a estas alteraciones como producto de agentes patógenos externos (se califican con el prefijo "dis"), o por carencia de determinados elementos constituyentes (se califican con el prefijo "a"), o por una ruptura en el equilibrio normal de los diferentes procesos, elementos o estructuras involucradas (se califican con los prefijos "híper o hipo") (Canguilhem, 1971)*

*Belloch, Amparo; Sandín, Bonifacio y Ramos, Francisco (Volumen 1), *ob. cit.*, p. 54.

[61] Elaboración propia con datos de: Martin, Barclay. *Psicología Anormal*. Belloch, Amparo; Sandín, Bonifacio y Ramos, Francisco (Volumen 1).

Como se puede apreciar la anormalidad y su asociación conceptual con la psicopatología puede sustentarse y justificarse en diversos criterios pero eso no significa ni conlleva necesariamente la existencia real de una anormalidad como tal a la vez que decantarse por un criterio explicativo como teoría justificatoria no significa más que la elección de una teoría y un modelo concreto en detrimento de otros a la vez que se pierde de vista que lo real es complejo y que la realidad que subyace a la anormalidad no es más que un imaginario que surge de la construcción social sustentada en diversos enfoques y criterios sesgados por aproximaciones etnocéntricas, peyorativas e intolerantes con la diferencia pues ésta no necesariamente implica anormalidad y mucho menos enfermedad-patología (lo cual; más que por la desviación a la norma establecida, estaría definido por el displacer y la disfuncionalidad del sujeto) aun conteniendo una desviación del criterio establecido. A manera de conclusión provisional y en coincidencia con algunos puntos de encuentro con lo que también mencionan Belloch, Sandín y Ramos se pueden establecer las siguientes consideraciones a tomar en cuenta cuando se pretenda caracterizar o catalogar algo como anormal y/o psicopatológico:

a. No existe ningún criterio que, por sí mismo o aisladamente, sea suficiente para definir algo como anormal y/o psicopatológico.

b. Ninguna conducta, creencia, actividad, sentimiento y/o actividad mental son por sí mismas anormales y/o psicopatológicas. Para darles tal calificativo habría que recurrir a una relativamente amplia gama de relaciones contextuales a la vez que se examina la posible utilidad adaptativa y estratégica.

c. Los elementos que definen la anormalidad no difieren de los que determinan la normalidad más que en términos de grado, extensión y repercusiones.

d. La presencia de una supuesta anormalidad no necesariamente implica ausencia de salud mental.

2. Desviación y etiquetamiento

"Clásicamente (el derecho penal tradicional y la criminología positivista) pensaron la delincuencia como una clase o un tipo de comportamiento;

como un tipo de comportamiento desviado; es decir como un dato ontológico preconstituido a la reacción social y al derecho y al sistema penal."[62]

La desviación de acuerdo al diccionario se ha definido como:

> En general, variación a partir de una línea, norma o punto de referencia propuesto. [...] DESVIADA, CONDUCTA. Comportamiento alejado de los modelos dominantes aceptados en el seno de un grupo sociocultural.[63]
> Conducta percibida por el resto de la sociedad como anormal o aberrante, sin que ello implique necesariamente la consideración de trastorno o patología con relación al hecho observado. [...]Desviación social, divergencia de un individuo o colectivo de personas con respecto a los valores aceptados por una comunidad social en un momento histórico determinado.[64]

En cierta forma y de manera generalizada existe una tendencia a considerar como desviada toda conducta contrapuesta a la conducta que general y supuestamente se encuentra considerada como "normal" por el catálogo normativo de los grupos mayoritarios y hegemónicos; "El concepto ha sido utilizado para explicar comportamientos atípicos en el seno de la sociedad"[65]; en otros términos, cuando el individuo no se suscribe, y, apartándose del núcleo normativo, no responde y actúa en función de la ideologización que imponen estos grupos se le etiqueta como un desviado, pues "El etiquetamiento no opera en abstracto [...] Si no hay regla no hay desviación"[66]; en palabras de Mereu (2003) citado por Juan Cajas «La desviación en sentido general, implica el alejamiento de la "enseñanza recta y justa", la oficial; "es el pensamiento no canonizado, la autonomía intelectual, el no estar integrado"»[67]; en función de la consideración de Mereu en cuanto a la desviación, podemos afirmar que los "*supuestos*" desviados no existen y/o coexisten al margen de las estructuras sociales, y, que forman parte del sistema; pues tanto la totalidad social como los aparatos ideológicos a través de una serie de procesos socio-dinámicos los generan y constituyen; lo que equivale a que, la desviación y los desviados sean un "*hecho social*" que es directamente proporcional a las formas y ordenamientos sociales que se dan en

---

[62] Manasseri, Adelmo Roberto. "Mesa Redonda: El Sujeto y la Ley" en El Sujeto y la Ley: y otros temas Psicológico Forenses, de Degano, Jorge., p. 35

[63] Diccionario de Pedagogía y Psicología, *ob. cit.*, s. v. "Desviación"., p. 83.

[64] Enciclopedia de la psicología, *ob. cit.*, s. v. "Desviación"., p. 60.

[65] Cajas, Juan. Los desviados: Cartografía urbana y criminalización de la vida cotidiana., p. 52.

[66] *Ibídem.*, p. 257.

[67] *Ibídem.*, p. 52.

un determinado lugar en un momento dado: "La sociedad fue descrita como un gran mosaico de mundos sociales que albergaban formas de conducta y moral muy diferentes. En este sentido, la desviación en sí misma era considerada simplemente otra forma de conducta inserta en la organización social, no sólo una ausencia de orden o un ataque al orden."[68]

En cierta forma, sentido, y hasta cierto punto, se puede decir que la desviación es una consecuencia habitual de supuestas condiciones "normales".

Puesto que, nuestras acciones y actos no se dan en un mundo que se encuentre libre de significados e interpretaciones sociales; es importante destacar que no se puede dejar de lado al revisar las lecturas y autores que se aproximan al estudio y definición de la desviación, la importancia que reviste en este tema la construcción e interacción de significados, significantes y símbolos como construcciones producto de la interacción social y simbólica:

> no es lo mismo ver la conducta desviada como un acto normativo o infractor de reglas que insistir en que la desviación se ha de definir tan solo según la reacción que provoca esa acción [...] un acto desviado puede ser definido como comportamiento contrario a una norma o regla [...] desde el punto de vista de Becker, Erikson y Kitsuse [...] el comportamiento desviado se define en función de las reacciones que provoca [...] Una explicación cabal de la conducta desviada exige que se tengan en cuenta ambas posibilidades.[69]

Lo que implica entre otras consideraciones que la desviación es tal solo porque es producto de la construcción social de la realidad de cierto grupo definidor que etiqueta como tal ciertas conductas sobre la base de su etnocéntrica escala de valores que se sustenta en casi la mayoría de los casos en modelos estadísticos, modelos médicos o una combinación de ambos; al respecto Juan Cajas menciona "El mal/desvío se construye en coadyuvancia con la etiqueta"[70].

Para Howard Becker[71] el término de desviación tiene un doble sentido pues la persona etiquetada como tal puede percibir que sus jueces son los desviados implicando esto un punto de vista desde otra perspectiva por parte de las personas a las que se les etiqueta como desviadas, pues pueden no estar de acuerdo

---

[68] Downes, David y Rock, Paul. *Sociología de la Desviación*., p. 108.

[69] Taylor, Ian; Walton, Paul y Young, Jock. La nueva criminología: Contribución a una teoría social de la conducta desviada., pp. 164 y 165.

[70] Cajas, Juan., ob. cit., p. 257.

[71] Outsiders: hacia una sociología de la desviación., p. 21.

con las reglas por las que están siendo juzgadas a la vez que rechazan la legitimidad y competencias de sus supuestos jueces; la cualificación de desviación implica por un lado las situaciones de infracción y aplicación de la regla y por otro los mecanismos a través de los cuales mientras unas personas imponen las reglas otros las rompen. En cuanto a su definición desde enfoques de la teoría del etiquetado encontramos diferentes posturas (cuadro 11)[72].

Cuadro 11
Definiciones de desviación

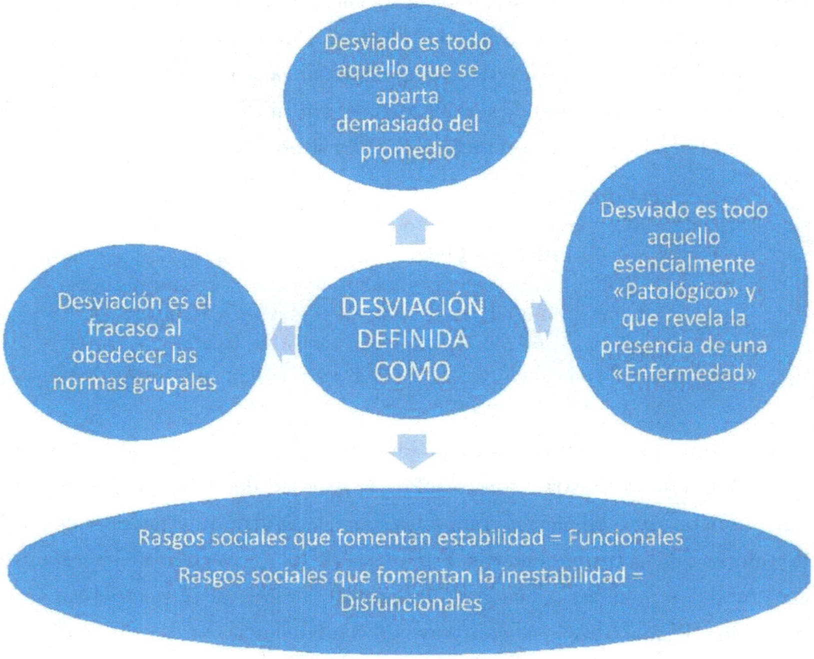

La desviación, siguiendo otra vez a Howard Becker[73], está relacionada con la respuesta de los otros; dicho de otra forma: la sociedad. Desde este enfoque la visión sociológica define la desviación como la infracción a una norma acordada y después de preguntarse sobre quién rompe las normas indaga sobre la personalidad y situaciones de vida que puedan explicarla; pero esta consideración,

[72] Elaboración propia con datos de Becker, Howard S.
[73] *ob. cit.*, p. 28.

como también menciona Becker[74], deja de lado el hecho de que la desviación es creada por la sociedad (cuadro 12)[75] lo cual se refiere al hecho de que "*los grupos sociales crean la desviación al establecer las normas cuya infracción constituye una desviación* y al aplicar esas normas a personas en particular y etiquetarlas como marginales."[76]; la característica anterior estructura y define que la desviación más que una cualidad del acto, sea una consecuencia de las ideas que la gente tiene de los "otros" y de la particular manera que tenga, cada grupo definidor, de aplicar las reglas creadas por ellos mismos (que *per sé* constituye no más que un proceso de Criminalización secundaria); es evidente en esta dinámica que la desviación no es más que una construcción social de etiquetas que se aplican tanto a los sujetos como a las conductas, pues como bien se puede apreciar tanto los sujetos considerados desviados como el conjunto de las conductas consideradas también desviadas son el producto que deriva del proceso exitoso de lograr etiquetas exitosas pues "Es desviado quien ha sido exitosamente etiquetado como tal, y el comportamiento desviado es el comportamiento que la gente etiqueta como tal"[77].

Cuadro 12

Desviación como construcción social

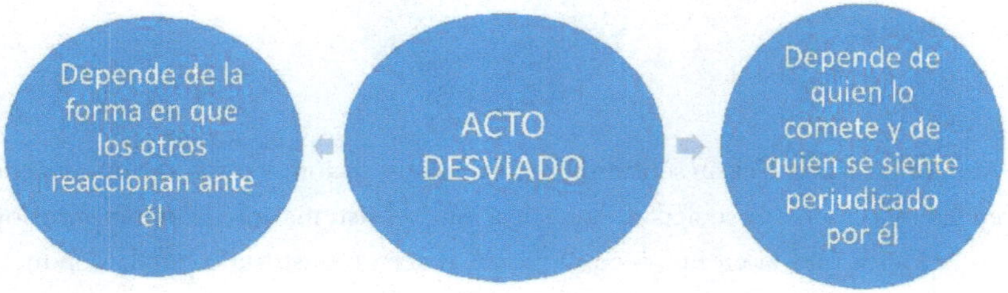

Algo que no se debe perder de vista en cuanto a la desviación, es que ésta, en su definición y delimitación parte de solo considerar el criterio y visión de grupos hegemónicos, etnocéntricos e intolerantes con la diferencia que desde una

[74] Ídem.
[75] Elaboración propia con datos de Becker, Howard S.
[76] Becker, Howard S., *ob. cit.*, p. 28.
[77] Ídem.

visión miope e inadvertidamente eugenésica y de higienización social establecen sus reglas (cuadro 13)[78] peyorativas como una sentencia vitalicia de marginación a grupos (los "otros"; en palabras de Howard Becker: "Outsiders") vulnerables y minoritarios.

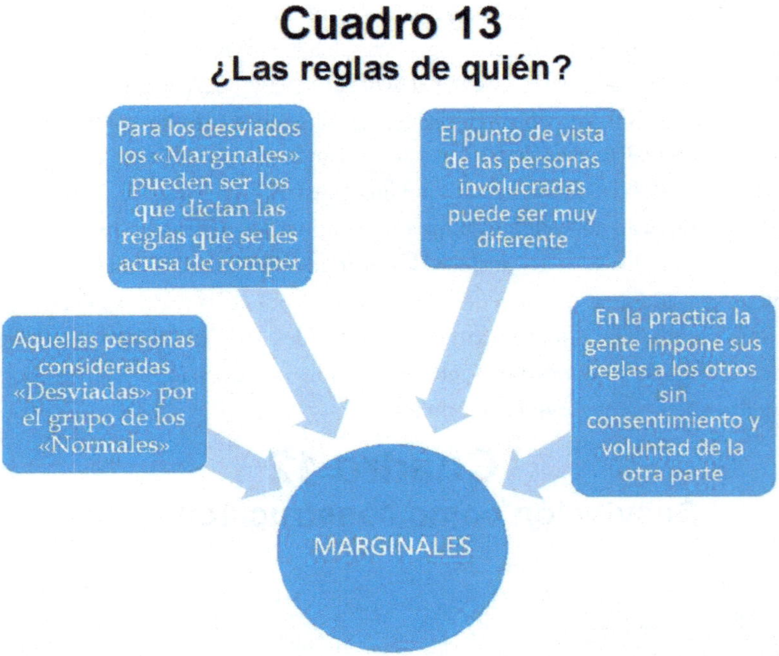

Ahí donde aparece el sin sentido surge la interpretación; y esto es lo que sucede en los individuos, la sociedad, la institución y el sistema ante la incomprensión de la lógica puesta en juego en el pasaje al acto (constituido por la conducta considerada como desviada por el hecho de romper las reglas) del sujeto desviado; y en esa búsqueda de la "verdad" se pierde de vista que "la interpretación es de quien la hace" y por tanto tiene que ver más con los perjuicios e ideología que habita a quien la hace y no con lo que habita a quien es interpretado. Se debe destacar, para no sacar de la dinámica en juego, que el pasaje al acto contiene *per se* al síntoma que está ahí aunque no haya a quien dirigirlo pues tiene que ver con el goce del propio sujeto y que este síntoma es ya interpretación de algo que no se puede decir por otro lado ni de otro modo y es por esto que hay que conducir al síntoma (entiéndase pasaje al acto) al sentido que tiene; lo

[78] Elaboración propia con datos de Becker, Howard S.

que para el caso consiste en, desinterpretarlo porque si se pretende interpretar lo que termina sucediendo es una sobre-interpretación que se aterriza en darle un símbolo al símbolo y un significado al significado llevando a que la interpretación se concrete en un dominio vinculado a la lógica del significante y a la estructura del lenguaje de "Otro" (un gran Otro) y no al efecto del significante y de su lógica original (la del pasaje al acto del sujeto desviado). En esta búsqueda de la verdad no se advierte, como Lacan anunciaba, que la verdad es un decir a medias en cuanto a que pertenece a lo imaginario y que lo imaginario es falso, en relación con lo real[79]; añadiendo a esto, por si no fuera ya suficiente sesgo, que en la interpretación que nace de la reacción ante el desviado y su desviación se articula la puesta en juego del imaginario de "Otro" (ese un gran Otro). De tal suerte es la dinámica de la reacción ante los actos y sujetos desviados que se considera todo lo factible de considerar pero desde la perspectiva y discurso del "Otro" (el gran Otro) sin dar posibilidad de escuchar al sujeto para que este manifieste lo que le habita en su discurso; el problema está en que quien lo oye no le escucha pues se encuentra perdido en la navegación que se le impone a través del discurso que lo atraviesa desde la institucionalización y el sistema al que se suscribe y por tal lo determina y sesga en su apreciación imprentándole desde el contenido del discurso que ya lo ha atravesado una serie de afirmaciones que no se pueden comprobar y que se toman como "verdad"; y cuando un discurso, hace una afirmación que se toma como "verdad", de algo que no se puede comprobar y además se da por sentado unilateralmente; entonces, la responsabilidad de enunciar lo que no se puede comprobar es de quien enuncia y perdiendo de vista esto mal se hace cuando se pretende hacer de esta enunciación una "*Interpretación-Verdadera*" y una "*Sentencia Vitalicia*" ambas basadas en la certidumbre inadvertida de interpretación, de desciframiento del inconsciente[80]; que pretende establecer leyes que mediante teorías permitan a través de la generalización predecir y por ende "tratar" el pasaje al acto del "sujeto desviado" colocando este supuesto imposible en el lugar del "santo grial" como solución a esta situación donde el problema real surge de no escuchar al sujeto perdiendo de vista que como ya se dijo: "la interpretación es de quien la hace"; y que mientras no se tome en cuanto a la interpretación, el caso por el caso, *per se* a sus significados y significantes que le son propios;

---

[79] Lacan, Jacques. *Decir a Medias.*, p. 10.

[80] Véase. Lacan, Jacques. Escritos I: El Tiempo Lógico y el Aserto de Certidumbre Anticipada. Un Nuevo Sofisma, pp. 193-208.

cualquier interpretación, cualquier intervención, en cuanto a sus resultados y alcances solo estará condenada *a priori* al fracaso a través de la creación social de etiquetas.

Por otro lado, pero en el mismo orden de ideas, tenemos autores que han dividido la desviación y la infracción con la que se obtiene esta etiqueta; como Edwin Lemert que dividió la desviación[81] en primaria (cuando no la percibe ni el infractor ni los demás) y secundaria (cuando si es percibida); y como Milton Mankoff que a su vez dividió las infracciones[82] en adscrita (cuando el supuesto infractor posee un defecto físico o visible) y adquirida (la que se da a partir de una conducta del supuesto infractor); no podemos dejar de puntualizar que siempre estamos determinados por el lenguaje; o lo que es lo mismo, por los conceptos, lo cual implica que la desviación primaria que alude Lemert no es más que un teoricismo llano, puro y burdo, pues si no se ha identificado dónde poner el concepto y/o calificativo que etiqueta no existe ninguna desviación ni en la percepción ni en la conciencia y "el comportamiento que contraviene una norma no es desviado si no es descubierto y si no produce un tipo especial de reacción"[83]; así mismo es un hecho que los conceptos y calificativos en este lenguaje que nos determina sólo se pueden aplicar *a posteriori* y nunca *a priori* pues una "supuesta desviación" sólo lo es cuando se *identifica, nombra; y por ende, se etiqueta*; en función de lo dicho se puede afirmar que toda desviación lo es; sí y solo sí, es secundaria, y en este sentido la desviación tiene puntos de encuentro con el concepto de "estigma" propuesto por Erving Goffman, pues definitivamente es una distinción social negativa y degradante que se usa para definir a una persona de tal forma que la construcción social de etiquetas determina un rol en función del estigma o de la desviación, el cual, como propone Goffman, desencadena una serie de procesos y mecanismos que terminan reforzando manteniendo y reproduciendo la identidad desviada con la que la estigmatización ha definido al individuo (Profecía auto cumplida); no en balde Lemert decía que por haberse experimentado la desviación secundaria se era un "«individuo degradado»"[84].

---

[81] Taylor, Ian; Walton, Paul y Young, Jock., ob. cit., pp. 167 y 168.
[82] *Ibídem.*, p. 179.
[83] *Ibídem.*, p. 166.
[84] *Ibídem.*, p. 172.

A manera de puntualización se pueden establecer las siguientes consideraciones con respecto a la desviación:

a. Que las reglas se cumplan o no está determinado por móviles psicológicos y sociales muy complejos.

b. En las reglas establecidas no todos están de acuerdo; lo cual es un punto de inflexión para generar conflictos y desacuerdos.

c. La diferencia en la capacidad en establecer e imponer reglas responde a diferencias de poder: "De acuerdo con Gouldner, estimamos conveniente considerar la desviación como un rechazo de la obligación moral que implica la represión «normalizada» vigente. [...] esta concepción de la desviación se ocupa de lo que podemos caracterizar ahora como la olvidada intervención del poder en la creación de la conducta desviada."[85]

d. La desviación es producto de la respuesta a ciertos tipos de conducta:

> «No son las formas de comportamiento en sí mismas las que diferencian a los desviados de los que no lo son; son las respuestas de los miembros convencionales y conformistas de la sociedad, que identifican e interpretan el comportamiento como desviado, las que, sociológicamente, trasforman a las personas en desviadas» [John I. Kitsuse, 1962]. «La desviación no es una propiedad inherente a ciertas formas de comportamiento; es una propiedad que atribuyen a esas formas los grupos que, directa o indirectamente, las presencian» [Kai T. Erikson, 1962].[86]

e. Se debe actuar con prudencia y cautela ante los reportes oficiales de la desviación; en el sentido de que el "*análisis*" interaccionista relativiza las definiciones de la desviación; y en que, estos análisis son etiquetados por las autoridades convencionales.

f. En cuanto a relativizar lo menos posible cualquier definición de desviación serían un buen punto de partida las perspectivas y/o niveles de "análisis" del comportamiento desviado que propone John DeLamater en su artículo[87] (Sobre la Naturaleza de la Desviación) él plantea como

[85] *Ibídem.*, p. 186.
[86] *Ibídem.*, p. 161.
[87] Véase. On The Nature of Deviance.

punto de partida cuatro preguntas a responder al explicar la conducta desviada: sobre la génesis del comportamiento o del rol desviado, sobre el mantenimiento de un rol, sobre los motivos para realizar un acto que se considera desviado y por último sobre qué es lo que hace o qué influye para que se persista en las conductas calificadas como desviadas.

3. Estigmatización

Como advierte Erving Goffman[88] es un hecho que cuando un individuo se encuentra en una situación de inhabilitación que lo conduce involuntariamente a enfrentar una marginación de la cual la sociedad lo hace víctima, no solo sufre la falta de una plena aceptación social sino que queda colocado bajo la sombra del *Estigma,* la cual *per se* lo *Etiqueta* de *facto* como *Desviado*; *constituyendo de esta manera, un vínculo entre el estigma, la etiqueta y la desviación*, pues etiquetar a una persona y/o conducta como desviada cumple la función de estigmatizar y la de fomentar para ciertos casos la desviación; pues: "La etiqueta degrada, pero simultáneamente dota de identidad al infractor"[89]; dicho de otra manera, a partir de la falta de una plena aceptación social e independientemente del origen de ésta, las personas pueden verse de pronto colocadas en una situación de estigmatización derivada de la existencia de las normas de identidad presentes en toda sociedad.

Aunque el término estigma es un concepto que se juega alrededor de ciertos temas parecidos y/o relacionados puede variar de objeto significante y de significado asociado, dependiendo este cambio de diversos factores como la idiosincrasia, cultura y educación, mecanismos de atribución y persuasión.

De acuerdo a Goffman[90] la sociedad establece los medios para categorizar a las personas y el complemento de atributos que caracterizan a cada una de las categorías que surgen de este mecanismo atribucional; lo anterior constituye la identidad social que no es lo mismo que el status social (de acuerdo a Goffman el status social incluye atributos personales como la "honestidad" y atributos estructurales como la "ocupación"). El autor hace referencia y diferencia entre lo que es la identidad social virtual y real, siendo la virtual una imputación

---

[88] Estigma: La identidad deteriorada., p. 7.

[89] Cajas, Juan., *ob. cit.*, p. 244.

[90] Véase. *ob. cit.*, pp. 11-12.

basada en supuestos que se apoyan en una serie de expectativas normativas; y la real la categoría y atributos que realmente se tienen.

No se debe perder de vista que existen diversos tipos de discrepancias entre la identidad social virtual y real[91], las cuales van a depender de la diferencia percibida entre los atributos imputados (o esperados) y los realmente mostrados; para el caso que nos ocupa la incongruencia que cabe destacar es aquella que se da entre los atributos indeseables mostrados; que desacreditan, y el estereotipo que se tiene acerca de cómo deberían ser dichos atributos. Esta situación pone en marcha un mecanismo de atribución que reduce al individuo a una categoría de menosprecio y descrédito en función de un defecto, falla o desventaja; tenemos entonces que un atributo de esta naturaleza constituye un estigma. En resumen, se puede decir que el término estigma se utiliza, para hacer referencia a un atributo significativamente desacreditador y que es realmente una especial relación entre atributo y estereotipo, por lo que no cualquier atributo indeseable o desacreditador podrá constituir un estigma.

Existen diversos tipos de estigmas que producen en las personas diversos supuestos y creencias que sirven de justificación para practicar diversos "tipos de discriminación"[92], con los que se produce aun sin ser conscientes de ello, una reducción de las posibilidades de vida del individuo estigmatizado. Los procesos y mecanismos que llevan a generar algún tipo de estigmatización llegan al grado de generar en cualquier diferencia la justificación racional para discriminar, por ejemplo la "clase social"; además éstos mecanismos pueden establecer socialmente una serie de estereotipos ligados a creencias que contribuyen a clasificar y tipificar ciertas características estigmatizadas por lo que la discriminación subsecuente es inherente al establecimiento de estereotipos, que básicamente consideran que quien pertenece a una categoría determinada debe no solo respaldar una norma peculiar y propia sino también llevarla a cabo: "La diferencia está entre llevar a cabo una norma, y simplemente sustentarla. El problema del estigma no surge aquí sino tan solo donde existe una expectativa difundida de que quienes pertenecen a una categoría dada deben no solo apoyar una norma particular sino también llevarla a cabo."[93]

---

[91] *Ibídem.*, pp. 12-13.
[92] *Ibídem.*, p. 15.
[93] Goffman, Erving, *ob. cit.* p. 16.

Como quiera que sea; como también menciona Goffman, el rasgo central del individuo estigmatizado tiene su "punto de capitonado" en la "aceptación", ya que sin importar cuales sean las declaraciones de la gente que los rodea, éste percibe que realmente no lo "aceptan" y que no están dispuestos a establecer con él una relación en "igualdad de condiciones"; desde la perspectiva de este autor el modo que el individuo estigmatizado enfrenta esta situación puede adoptar diversas formas[94]:

1) Si el intentarlo está dentro de sus posibilidades puede tratar de corregir su condición directamente sobre lo que considere la causa de su deficiencia; sin embargo, cuando esto es posible frecuentemente ocurre que no se logra un status totalmente normal, pues se pasa de tener el estigma de un defecto característico a tener el estigma de haber corregido ese defecto, lo cual puede colocar al estigmatizado en riesgo de victimización pues en el intento de reparar un atributo desacreditador puede caer en falacias que se muestran como panaceas a su estigma.

2) En otras ocasiones puede intentar la corrección en forma indirecta, haciendo un gran esfuerzo personal y de voluntad al realizar y poner en práctica actividades que comúnmente por diversas razones han sido específicamente consideradas inaccesibles para quienes posean determinados defectos; dicha práctica puede llegar a constituir un aprendizaje distorsionado que invariablemente se asociará y conducirá a una ejecución distorsionada de lo que se aprende.

3) También "puede romper con lo que se denomina realidad e intentar obstinadamente emplear una interpretación no convencional acerca del carácter de su identidad social"[95].

4) Puede obtener "beneficios secundarios", a través de utilizar su estigma como excusa ante la carencia del éxito que sufre por motivos totalmente ajenos a dicho estigma. Pero cuando el defecto se corrige se pierde la protección que éste ofrecía en la forma de ganancias secundarias; entonces se enfrenta al hecho de no estar preparado para afrontar las circunstancias y situaciones que se le presentan sin la conveniencia

[94] *Ibídem.*, p. 19-22.

[95] *Ibídem.*, p. 21.

y beneficios que le brindaban el ostentarse como poseedor de una "desventaja", pudiendo recurrir a decir de Goffman "a la protección de las pautas de conducta menos sencillas, aunque similares, propias de la neurastenia, la histeria de conversión, la hipocondría o los estados agudos de ansiedad"[96].

5) Puede pensar que las desgracias que ha sufrido son una secreta bendición, puesto que todo sufrimiento es una experiencia de vida que otorga y transmite enseñanzas concernientes a la vida y a las personas.

6) Análogamente, puede llegar a una resignificación sobre el hecho de que la supuesta "normalidad de los supuestos normales" también conlleva *per se* limitaciones que no solo le son propias, sino que la caracterizan definiéndola y dándole identidad.

Las reacciones mencionadas hasta aquí solo consideran aquellas que surgen durante periodos prolongados en los que no existe un contacto corriente entre estigmatizados y los llamados "normales"; pero también deben contemplarse y no olvidarse los problemas que surgen durante los "contactos mixtos", ya que es durante estos que ambas partes deberán enfrentar directamente las causas y los efectos del estigma, lo cual podría tener mayores consecuencias en el estigmatizado al realizar éste el mayor esfuerzo de "adaptación". Tenemos pues que las situaciones dadas pueden ser entre otras[97]:

1) Que ambas partes al prever estos contactos organicen su vida de tal forma que les permita evitarlos.

2) Que el estigmatizado se aísle y / o, se retraiga defensivamente; y que; al carecer del Feed-Back producto del intercambio social cotidiano se vuelva desconfiado, depresivo, hostil, ansioso y aturdido.

3) Que el estigmatizado desarrolle una conciencia de inferioridad basada en diversos supuestos como la categorización definida en función del estigma de la cual comúnmente es objeto y como el sentirse constante y sistemáticamente en exhibición; todo lo cual a decir de Goffman, le producirá un sentimiento crónico de inseguridad.

---

[96] Ídem.

[97] *Ibídem.*, pp. 23-30.

4) Que el estigmatizado intente conciliar contactos mixtos mediante una actitud ambivalente que se mueve entre el retraimiento y las baladronadas agresivas.

5) Que las personas consideradas "normales", sientan que el "estigmatizado" o es demasiado agresivo o demasiado tímido y en ambas circunstancias será "propenso" a leer en las acciones de los "normales", significados que son solo producto de su percepción e interpretación distorsionada, posiblemente por la victimización de que es objeto, pero que en muchas ocasiones nada tienen que ver con el significado real, hallándose más relacionados con el simbolismo subyacente a los esquemas del "estigmatizado".

Existen dos situaciones[98] que se dan o pueden darse en el trato y / o contacto con un individuo estigmatizado a través de un atributo que lo desacredita; una es cuando la "supuesta deficiencia que define a la diferencia" es conocida previamente al contacto o esta se manifiesta inmediatamente que se da este contacto, en este caso se trata de un individuo desacreditado. La otra situación que se suscita se da cuando la "deficiencia-diferencia" no se manifiesta inmediatamente y tampoco se tenía noticia o conocimiento previo de ésta o por lo menos el estigmatizado no sabe que ya es conocida, en este caso se trata de un individuo desacreditable; esta segunda situación plantea dos problemas el primero consiste en "manejar la información que se posee acerca de su deficiencia. Exhibirla u ocultarla; expresarla o guardar silencio; revelarla o disimularla; mentir o decir la verdad; y, en cada caso, ante quién, cómo, dónde y cuándo."[99] El segundo problema es el del "encubrimiento"[100]; en palabras de Erving Goffman: "el manejo de la información oculta que desacredita al yo".

Al hablar de una situación de encubrimiento se pueden identificar tres situaciones[101]: *a)* Que todos ignoren la existencia del estigma incluyendo al estigmatizado. *B)* Que el estigma sea conocido solo por el estigmatizado. C) Que el estigma se haga del conocimiento de todos, al instante de entrar en contacto con el estigmatizado, ya que éste es inmediatamente fácil de percibir; esto es, el encubrimiento se puede mover gradualmente en una gama que va desde lo

---

[98] *Ibídem.*, p. 56.
[99] Ídem.
[100] *Ibídem.*, p. 57.
[101] *Ibídem.*, p. 91.

efímero-involuntario hasta lo total-premeditado. Sin embargo; no debe perderse de vista el hecho de que entre estos dos extremos (la ignorancia o el conocimiento total del estigma), no se engloba una amplia variedad de sucesos ni se incluye la gama de características y situaciones que pueden llegar a verificarse como pueden ser entre otras[102]:

1) Cuando el estigma es tan importante que se debe ocultar ante determinadas personas y mostrar ante otras, ej., prostitución, robo, homosexualidad, adicciones, etc.

2) Cuando la ratificación de las relaciones íntimas con los demás conlleva *per se* la confesión mutua del defecto o de la situación estigmatizante y a sentirse culpable si no se hace.

3) Cuando aquel estigma que tendría que notarse con claridad en todo momento no se percibe debido a que temporalmente y por diversas situaciones o no se observa, o se aprecia distorsionadamente, o se interpreta de otra manera.

4) Cuando el encubrimiento, ya sea voluntario o involuntario, es ineludible; pues el estigma se asocia con partes del cuerpo que comúnmente se deben ocultar en público independientemente de ser un estigmatizado o un "normal".

Una vez logrado el encubrimiento, el estigma se puede volver manifiesto o eventualmente ser descubierto, lo que se constituirá en motivo de descrédito e introducirá en el contexto algo que bien podríamos llamar estigmatización secundaria.

Por otro lado pero en el mismo orden de ideas el encubrimiento también implica un ciclo el cual puede estar compuesto más o menos por las siguientes fases[103]:

1) Un encubrimiento inconsciente que posiblemente puede volverse permanente.

2) Un encubrimiento involuntario que el estigmatizado puede descubrir con asombro durante el proceso.

---

[102] Goffman, Erving, *ob. cit.*, pp. 91-93.
[103] *Ibídem.*, pp. 98-99.

3) Un encubrimiento en broma.

4) Un encubrimiento en situaciones no rutinarias de la vida social.

5) Un encubrimiento durante momentos rutinarios de la vida cotidiana.

6) La fase de "desaparición", que es un encubrimiento completo en todos los ámbitos, y donde el secreto solo es conocido por quien lo oculta.

7) La última fase consiste en aprender a encubrirse aprendiendo a enfrentar el modo en que los "normales" tratan a la clase de personas que son como el estigmatizado muestra ser; lo cual se da en función de aprender a conocer el punto de vista de los "normales" y saber que de acuerdo a éste se está descalificado.

Por otro lado tenemos que a causa de la identidad social el individuo que tiene un estigma que ocultar, puede llegar a encontrarse en tres tipos factibles de lugares[104], unos son prohibidos o inaccesibles e incluso en este tipo de lugar es expulsado si se descubre la diferencia que lo estigmatiza; en otros lugares, una vez que se identifica el estigma que lo categoriza como perteneciente a una clase, sucede que es tratado cortésmente e incluso ocasionalmente con pena, como si no hubiera algún motivo que lo descalificara; en contraposición a esas dos situaciones hay lugares donde no se necesita ocultar el estigma; desde la perspectiva de Goffman estos tres tipos de lugares establecen "el precio que se paga por la revelación o por el ocultamiento, y el significado de que el estigma sea conocido o no, cualesquiera que sean las estrategias elegidas para informar"[105]; al respecto del ocultamiento no se puede dejar de puntualizar que este es otro punto de encuentro entre la desviación y el estigma; pues: "La desviación alude a los procesos interconectados de ocultamiento"[106].

Por otro lado tenemos que existen algunos problemas y consecuencias del encubrimiento en relación con el manejo de la identidad social y la personal, como son los siguientes entre otros[107]:

1) El hecho de encubrirse produce tener que enfrentarse con necesidades no previstas que fuerzan a proporcionar información que desacredita,

---

[104] *Ibídem.*, p. 100.
[105] *Ibídem.*, p. 101.
[106] Cajas, Juan., *ob. cit.*, p. 247.
[107] Goffman, Erving., *ob. cit.*, pp. 102-104.

ej., el homosexual que adquiere algún tipo de seguro y de cierta forma tiene que justificar la elección que hace de beneficiario.

2) La experiencia en la que durante la exposición que conlleva la interacción con los "normales" se puede ser traicionado: por los presentes, por diversas circunstancias impersonales o por la debilidad misma que se trata de ocultar, ej., un tartamudo que disimula muy bien y pierde el control; un epiléptico.

3) Cuando el que se encubre es forzado a declarar públicamente su secreto, situación que puede llegar a estar "instituida formalmente" como en una audiencia ante algún juzgado.

4) La presencia de "sabios" u otros estigmatizados, ya que los procedimientos de ocultamiento comúnmente utilizados para disimular los estigmas pueden delatar ante alguien familiarizado con estos artificios y estrategias.

El encubrimiento plantea siempre la cuestión del estado psíquico producido por encubrir; referente a este problema podemos encontrar las siguientes situaciones entre otras[108]:

1) Un enorme nivel de ansiedad; producido por la posibilidad de la gama de pérdidas que implica el descubrimiento.

2) El que encubre se enfrenta ante dos solidaridades, por un lado, se siente ajeno a su nuevo grupo ya que no puede identificarse totalmente con las actitudes que este tiene hacia los que son como él; y por el otro se siente desleal cuando no puede responder a las consideraciones ofensivas hechas por los miembros del nuevo grupo en relación del grupo al que pertenecía.

3) La persona que encubre un estigma presta especial cuidado y consideración a actividades que otros abordan sin ningún cuidado o un cálculo especial, debido a que para el estigmatizado los actos rutinarios pueden significar un problema de manejo.

4) El estigmatizado vive como "atado a una cuerda", o lo que es lo mismo sufre el "síndrome de cenicienta", pues muchos desacreditables deben

[108] *Ibídem.*, pp. 106-111.

permanecer cerca del sitio donde por así decirlo pueden retocar su disfraz, o dejar de usarlo momentáneamente; lo cual conlleva una particular sincronización del tiempo.

5) Por último, en el caso de un niño que posee alguna clase de estigma y por lo cual es colocado en una capsula protectora reviste el problema del manejo de la información en cuanto a dos situaciones a considerar: *a)* Si recibe la información al llegar a la edad escolar, es posible que psicológicamente no este aun en condiciones de manejar la información revelada y que pueda exponerla de manera indiscreta. *B)* Si se le mantiene durante mucho tiempo en la ignorancia, puede no estar preparado para afrontar las situaciones derivadas de su condición además de que se le expone a recibir la información de extraños y sin ninguna clase de tacto.

Goffman[109] considera que al aproximarse a la situación de la persona estigmatizada y a su particular respuesta ante esta condición se debe establecer el marco de referencia derivado en el entorno conceptual apropiado; y que, para localizarlo es favorable considerar desde distintas aristas el concepto de desviación en relación con las normas; en este sentido, "la mayor utilidad de una diferencia exótica es la de ser solo un medio para tomar conciencia de los supuestos de la identidad, por lo común tan plenamente satisfechos que permiten escapar a esa concienciaIización"[110]; con este señalamiento Goffman puntualiza que para comprender la discrepancia no se debe apreciar lo diferente sino lo corriente pues la desviación que se estigmatiza es aquella que surge, vive y permanece dentro del mismo marco normativo que la rótula; es decir, la diferencia significativa solo es aquella que se da dentro del contexto delimitado por la misma estructura normativa y por ende puede analizarse bajo la lupa del mismo marco de referencia; por lo que "el interés debe centrarse menos en las divergencias poco habituales que se apartan de lo corriente que en las divergencias corrientes que se apartan de lo habitual"[111], y es desde esta orientación que Goffman considera que las normas de la identidad engendran tanto divergencias como ajustes; donde:

[109] *Ibídem.*, p. 148.
[110] Idem.
[111] *Ibídem.*, p. 149.

> También está implicada una forma de cooperación tácita entre normales y estigmatizados: el que se desvía puede permitirse continuar ligado a la norma porque los demás tienen buen cuidado en respetar su secreto, pasan por alto su revelación o restan importancia a las pruebas que descubren un secreto; estos otros, a su vez, pueden permitirse ampliar su cautela porque el estigmatizado se abstendrá voluntariamente de reclamar una aceptación más allá de los límites que los normales consideran cómodos.[112]

Puesto que el estigma solo se da bajo el marco de la misma estructura normativa (por esta razón Goffman da por llamar al estigmatizado como "*Desviado Normal*"), manejarlo no solo es un proceso, sino es además un rasgo común y habitual que se da en cualquier interacción social donde haya normas de identidad; por consiguiente, el rol de "normal" y el de "estigmatizado" son un continuo que forma parte del mismo complejo[113], por lo que se pueden dar por sentados los siguientes puntos[114]:

1) Aunque se posean estigmas diferentes la situación y las respuestas serán bastante similares y parecidas.

2) Al estar bajo la misma estructura normativa y por consiguiente bajo el mismo marco de referencia, el "normal" y el "estigmatizado" tendrán los mismos rasgos mentales que son comunes al grupo social al que pertenecen "el que puede desempeñar uno de estos roles tiene entonces lo que se requiere para desempeñar el otro, y, de hecho, respecto de un estigma u otro, es probable que haya adquirido cierta experiencia para hacerlo"[115].

3) El poder ser capaz de tener la conciencia para percibir diferencias "vergonzosas" que estigmatizan, conlleva de *facto* la semejanza en cuanto a las creencias relacionadas con la identidad; entonces, aunque se sea un anormal en diversos aspectos es bastante probable que los intereses y estrategias usadas para ocultar la anormalidad sean perfectamente normales.

En relación a los puntos anteriores; se puede considerar que un estigmatizado es un desviado, pero ambos motes no son más que una rotulación que nace,

---

[112] *Ibídem.*, p. 152.
[113] Ídem.
[114] *Ibídem.*, pp. 152-153.
[115] *Ibídem.*, p. 153.

permanece y se reproduce en el sistema cerrado, que *per se* implica la lectura oficial de una estructura normativa:

> Es notable que los que se ocupan de las ciencias sociales se hayan habituado tan fácilmente al uso del término «desviado» (deviant), como si aquellos a quienes se les aplica tuvieran suficientes elementos en común como para poder hacer sobre ellos, en tanto totalidad, observaciones significativas. Así como hay perturbaciones iatrogénicas, producto de la tarea que realizan los médicos (que se convierten luego en nuevas fuentes de trabajo), existen categorías de personas creadas por los estudiosos de la sociedad, y luego, estudiadas por ellos.[116]

> Si la regla es transgredida o violada por un individuo (o por un grupo), éste es calificado, rotulado o etiquetado por el grupo social como un desviado, un outsider, portador del estigma.[117]

Y, en el entendido que no siempre es posible moverse del ámbito de referencia que estos marcos normativos imponen; sucede como advierte Goffman que el desviado es un "desviado normal": "Por consiguiente, si se denomina desviada a la persona estigmatizada, convendría llamarla desviada normal, al menos en la medida en que su situación se analice dentro del marco de referencia que se presenta aquí.[118]

Una vez que a partir de las consideraciones y puntualizaciones de Goffman se pueden ver de forma más clara los paralelismos y semejanzas, que por un lado establecen que los roles de estigmatizado y normal no son solamente complementarios, y que por otro lado hacen posible que las personas sean capaces de ejercer ambas representaciones, se está en posición de entender a qué se refiere Goffman cuando habla de la unidad estigmatizado-normal y porque dice que al asumir el rol de estigmatizado: "una persona estigmatizada es como cualquier otra que conoce el punto de vista que los otros tienen de personas como ella, y que se diferencia de estos por tener una razón especial para resistir la detracción provocada por el estigma en presencia de los normales, y la facultad especial de expresarla cuando están ausentes."[119]

---

[116] *Ibídem.*, p. 162.
[117] Cajas, Juan., *ob. cit.*, p. 254.
[118] Goffman, Erving., *ob. cit.*, p. 154.
[119] *Ibídem.*, p. 156.

Así como también Goffman menciona y partiendo de los razonamientos previamente expuestos se puede afirmar sin temor a equivocarse que todas las justificaciones relativas a la diferencia entre los estigmatizados que se encubren y los normales son solo racionalizaciones[120]; pues es muy puntual en concluir que el estigma más que una división entre normales y estigmatizados implica un proceso social de dos roles, donde cada individuo asume ambos roles dependiendo de la situación y de la fase de la vida; lo que significa que estar en la posición de normal o en la de estigmatizado obedece a puntos de vista que se producen en determinadas situaciones sociales y en función de marcos normativos informales, donde las características del estigma no establecen la naturaleza del rol sino la frecuencia con que se ejerce:

> el estigma implica no tanto un conjunto de individuos concretos separables en dos grupos, los estigmatizados y los normales, como un penetrante proceso social de dos roles en el cual cada individuo participa en ambos roles, al menos en ciertos contextos y en algunas fases de la vida. El normal y el estigmatizado no son personas, sino, más bien, perspectivas. Estas se generan en situaciones sociales durante contactos mixtos, en virtud de normas no verificadas que probablemente juegan en el encuentro. [...] sus particulares atributos estigmatizantes no determinan la naturaleza de los dos roles, el normal y el estigmatizado, sino simplemente la frecuencia con que desempeña uno de ellos en especial. Y puesto que lo implicado son roles de interacción, no individuos concretos, no resultará sorprendente que en muchos casos aquel que tiene una cierta clase de estigma exhiba sutilmente todos los prejuicios normales dirigidos contra aquellos que tienen otra clase de estigma.[121]

Es importante, no omitir mencionar, que no toda divergencia necesariamente implica una desviación que estigmatiza; pues ya Goffman nos advierte de la diferencia que hay entre la desviación y la divergencia[122], mencionando que a partir de un grupo social que comparte además de valores normas de conducta, se puede considerar como divergente a cualquier integrante que no se afilie a estas normas y valores, y, que el término desviado; como ya se dijo, se reserva erróneamente para aquellos integrantes del grupo considerados como si tuvieran los suficientes elementos en común como para permitir hacer en conjunto observaciones significativas; por tanto todo lo anterior implica que aunque las

---

[120] *Ibídem.*, p. 158.
[121] *Ibídem.*, p. 160.
[122] *Ibídem.*, p. 162.

divergencias en un grupo pueden significar ciertas desventajas, éstas no conllevan, ni una estigmatización la cual está más del lado de los desviados; ni los suficientes puntos en común que justifiquen en conjunto observaciones significativas; en relación Goffman menciona por un lado que los divergentes "difieren en más de lo que se parecen"[123]; y por otro, en cuanto a los estigmatizados: "he sostenido que las personas estigmatizadas tienen suficientes situaciones vitales en común como para justificar una clasificación conjunta que posibilite el análisis de aquellas"[124].

La interpretación, significado y uso del término "Estigma", han sufrido modificaciones y adaptaciones en el transcurso del tiempo y de las sociedades; al parecer y siguiendo a Goffman[125] el término fue creado por los griegos, quienes lo vincularon al infligimiento de lesiones corporales que buscaban exhibir lo inmoral del portador; posteriormente el cristianismo interpretó y resignificó el estigma como una gracia divina, y, ya en la actualidad se usa el término para referirse al mal *per se,* más que a sus manifestaciones corporales; constituyendo de esta manera una tricotomía entre la *anormalidad-desviación*, la *etiqueta* y la *estigmatización*: "La estigmatización contemporánea define el sello o la etiqueta del desviado [...] El estigma identifica al desviado. La sociedad –el medio social– define los recursos culturales a través de los cuales se configura el estigma o se determinan estereotipias o categorías de personas"[126].

Sobre la base de lo planteado, podemos concluir, que un "*desviado*" es un "*divergente*" que ha sido "*estigmatizado*" en función de su supuesta "*anormalidad*", y que todos estos motes no son más que una "*rotulación-etiquetamiento*" que nace, permanece y se reproduce en el sistema cerrado, que *per se* implica la lectura oficial de una estructura normativa; al respecto el sociólogo Anthony Giddens, menciona:

> La desviación supone un proceso de dos caras: los desviados y los no desviados: el primero viola las reglas y el segundo las decreta [...] lo realmente importante es el conocimiento acerca de la génesis de imposición de la etiqueta: saber por qué a algunos se les cuelga la etiqueta

[123] Goffman, Erving., *ob. cit.*, p. 162.
[124] *Ibídem.*, p. 169.
[125] *Ibídem.*, p. 11.
[126] Cajas, Juan., *ob. cit.*, p. 255.

> de desviados. La etiqueta es un estigma, bajo la cual subyace una estructura de poder social basada en cierta idea del mal.[127]

Es inevitable; al llegar a estas reflexiones, precisar para no perder de vista, que además de los puntos de encuentro establecidos entre los conceptos mencionados, al estar estos subyacentes a una estructura normativa de poder que esgrime una idea del mal; se constituye *per se* un proceso triple de "etiquetamiento-estigmatización-criminalización".

Una vez que se han revisado y esclarecido los conceptos anteriores se está en posición de percibir de forma más clara cómo y por qué la *Psicopatía* es un estigma que se constituye como tal a través de un proceso de etiquetamiento que tiende a criminalizar.

---

[127] *Ibídem.*, p. 247.

CAPÍTULO III: EL ESTIGMA DE LA PSICOPATÍA COMO UNA FORMA DE ETIQUETAMIENTO Y CRIMINALIZACIÓN

Como ya se mencionó la psicopatía constituye un estigma; puesto que es una etiqueta que degrada mediante un proceso de atribución que produce una desacreditación que deriva en un proceso de criminalización. Para aterrizar esta consideración, es ineludible recapitular para explicar resumidamente los puntos de encuentro entre los conceptos mencionados, pues éstos bajo ciertos parámetros y en algunos casos incluyen algún proceso de criminalización, el cual se ve favorecido, junto con los procesos de etiquetamiento, por el sustento científico que le otorgan los modelos positivistas de salud mental al discurso jurídico, mediante un proceso de Patologización que coadyuva a legitimar los procesos de criminalización mediante criterios higiénico-sanitarios que etiquetan y controlan la salud y la enfermedad a través de la prevención y la rehabilitación respectivamente; constituyendo de esta manera, que la *Psicopatía* sea un concepto que surge de los procesos de etiquetamiento y se reproduce y mantiene a través de los procesos de criminalización.

La criminalización es un proceso que define y atribuye estatus criminal en función de la afinidad que tienen algunos conceptos discriminatorios con un sistema y/o estructura normativa, la cual tiene un poder de definición y un discurso que se legitima a través de embestir al *Positivismo Clínico*, del estatuto científico que permite el desarrollo de los procesos de *Patologización* y *Etiquetamiento-Criminalización* de las conductas antisociales, lo anterior mediante la construcción y generación de *Enfermedades Mentales* y criterios *Higienistas* y *Sanitarios* que sostienen y le dan sentido a los modelos Clínicos de Salud Mental. «La menor y primera intervención del sistema penal sobre un sujeto produce un efecto de "estigmatización", marcándolo, "identificándolo" como delincuente, determinando y produciendo –o intentando producir– una coincidencia, una "adecuación" del sujeto a esa marca. Esto se denomina específicamente "proceso de criminalización" (secundaria).»[128]

[128] Manasseri, Adelmo Roberto., *ob. cit.*, pp. 34-35.

1. Anormalidad-desviación, etiquetamiento y estigmatización vs desviación y criminalización

Recapitulando y resumiendo, lo hasta aquí dicho, podemos a manera de esbozo destacar los puntos de encuentro que hay en la tricotomía de la *anormalidad-desviación*, el *etiquetamiento* y la *estigmatización*; comenzando por el hecho de que son prácticamente los mismos los argumentos que acotan las características que definen tanto a la *anormalidad* como a la *desviación*, de tal manera que si nos basamos en sus definiciones es muy difícil establecer un argumento diferencial definitorio entre una y otra, puesto que para ambos conceptos sus definiciones respectivas contienen estructuralmente la misma forma y argumentación; pues por un lado, y en sentido amplio, se comentó que la *anormalidad* es todo lo que se desvía de la normalidad sobre el criterio de considerar la normalidad como habitual y la anormalidad como poco frecuente, y por otro lado y también en sentido amplio, que la *desviación* es una conducta percibida como anormal donde el concepto se ha utilizado para explicar comportamientos atípicos; o bien infrecuentes, en cuanto al punto de coincidencia entre la *anormalidad-desviación* y el *etiquetamiento*, este localiza su punto de capitonado en el hecho innegable de que tanto la anormalidad como la desviación son motes que se construyen y adscriben a través de una serie de procesos sociales, que asignan a los individuos que cumplen los criterios un marbete que cuantitativa y cualitativamente los identifica, valora y clasifica de manera simplificada, y, en esta dinámica, como ya se mencionó, la desviación constituye una construcción social de etiquetas que se asignan tanto a individuos como a conductas; pues en función de los mismos criterios y procesos sociales, son desviadas, tanto las conductas como las personas que son etiquetadas exitosamente como tal; por otro lado pero en el mismo orden de ideas, para concluir con esta obviación-evidenciación de los puntos de coincidencia entre los elementos de la tricotomía que nos ocupa, no se omite mencionar las características que establecen los puntos de convergencia entre la *anormalidad-desviación* y la *estigmatización*; las cuales han sido también ya mencionadas: «comenzando primeramente por identificar, que tanto "la desviación como el estigma son conceptos que determinan una distinción social negativa y degradante usada para definir a una persona"; no por nada y al respecto Lemert puntualizó que al experimentarse la desviación secundaria se devenía en un "individuo degradado"; en segundo lugar, que la "construcción social de etiquetas determina un rol en función del estigma o de la desviación"; lo cual, en tercer lugar, "desencadena una serie de procesos y mecanismos que refuerzan mantienen y reproducen la identidad desviada con que la estigmatización define al individuo"; como cuarta y última característica, tenemos en común entre estos dos conceptos el ocultamiento, pues al igual que el estigma, la desviación "apunta a los procesos de ocultamiento"». Con todo lo recapitulado y resumido hasta aquí se hace posible la obviación-evidenciación de que la anormalidad-desviación conlleva un proceso dual constituido por un lado por el etiquetamiento y por el otro por la estigmatización.

En cuanto a los puntos de confluencia entre la anormalidad-desviación y la criminalización, se debe primero establecer un marco topológico y contextual, pues desde otra perspectiva y bajo otras circunstancias y parámetros, la anormalidad-desviación conlleva un proceso triple, que además de los procesos de etiquetamiento y estigmatización incluye en algunos casos el proceso de criminalización; la cual es definida por el Diccionario de la Real Academia de la Lengua Española como la "acción de criminalizar", que a su vez define criminalizar como: "atribuir carácter criminal a alguien o algo", sobre la base de estas definiciones se puede comprobar porque de manera totalmente taxativa: "La delincuencia es un status social atribuido a alguien por quien tiene un poder de definición; es decir la delincuencia es definida desde y por esa reacción social y sistema-derecho penal. Podría decirse que es el Otro quien la define (un gran "Otro"). Desde ese sistema penal surgen –y como parte de él– los procesos de criminalización."[129]

En otros términos pero en el mismo orden de ideas; desde una perspectiva más amplia y macro sociológica se puede y debe entender a "los procesos de criminalización, [...] como procesos de definición y atribución de estatus criminales"[130]; los cuales establecen: "las condiciones a partir de las cuales, [...], las etiquetas de criminalidad y el estatus de criminal son atribuidos a ciertos comportamientos y a ciertos sujetos, así como hacia el funcionamiento de la reacción social informal e institucional (proceso de criminalización)."[131]

---

[129] *Ibídem.*, p. 35.

[130] Baratta, Alessandro. Criminología Crítica y Crítica del Derecho Penal: Introducción a la sociología jurídico-penal., p. 122.

[131] *Ibídem.*, p. 225.

Esta aproximación, parte de la perspectiva que define en un principio y siguiendo a Becker: "que la conducta desviada es una violación de normas"[132], y como ya se mencionó: «es la "sociedad la que crea la desviación al establecer normas cuya infracción conforma la desviación" y hace diferencia sustancial "ver la conducta desviada como un acto que rompe las reglas", tanto en las consideraciones y características, como en la interpretación; comenzando por el hecho de que esta presunción supone de *facto* en primer lugar que si hay "un grupo de desviados que viola las reglas, necesariamente hay también un grupo de no desviados que las decreta"», y en segundo lugar que los conceptos discriminantes que sirven de punto de capitonado a los procesos de criminalización están determinados en función de sus vínculos con un sistema y/o estructura normativa: "La anormalidad —delincuencia, locura, marginalidad— está vinculada así en su determinación con un sistema normativo que regula en intención el intercambio intersubjetivo y que por sus efectos en extensión produce discriminación intersubjetiva."[133]

Es en este punto; en cuanto a los procesos de criminalización en su relación con la desviación, que hay que distinguir entre las normas sociales y las normas jurídicas, pues son estas últimas las que generan un tipo de desviación-criminalización que se origina en el aparato de control estatal; pues al mismo tiempo que se definen los bienes a tutelar también se determinan cuáles y por qué serán las conductas desviadas que se tipificaran como delito: "la desviación surge mediante un proceso de asignación que tiene su origen en los aparatos de control, y, en tal sentido, de modo primordial en el aparato estatal en tanto que órgano de control máximo. Cuando el Estado determina el catálogo de bienes jurídicos, está al mismo tiempo fijando las conductas desviadas (criminales)."[134]

Lo cual *per se* conlleva a la construcción y establecimiento del *statu quo* de los procesos de criminalización que están basados en las necesidades del Estado; a las cuales en el fondo no les interesa más que conservar y reproducir los intereses de clase representados por los grupos hegemónicos; pues "la criminalización es un artificio más que la clase dominante utiliza en su lucha para conservar

---

[132] Cajas, Juan., *ob. cit.*, p. 255.

[133] Degano, Jorge Alejandro. "El Sujeto y la Ley" en El Sujeto y la Ley: y otros temas Psicológico Forenses., p. 41.

[134] Bergalli, Roberto; Bustos Ramírez, Juan & Miralles, Teresa. *El Pensamiento Criminológico I: Un análisis crítico.*, p. 21.

sus intereses y poder"[135]. Esta consideración trae a contexto y nos recuerda que no se debe olvidar ni se puede ignorar; por un lado el carácter simbólico del derecho penal; y por el otro todo lo que hay de política en lo jurídico, pues más allá de la ya visualizada gestión de la vida o biopolítica, hay que desideologizarse de raíz para poder ser capaces de advertir y asumir, por una parte la "*Ontología Política de lo Jurídico*"[136]; y por la otra "el Carácter *Ontológicamente Político de lo Social*"[137], pues es precisamente en esta acertadamente llamada Ontología Política que subyace una política clasista y selectiva, que mientras que por un lado tolera por el otro reprime: "una política selectiva, de una política que como tal es por una parte de represión y por la otra de tolerancia de determinados delitos, en especial los ligados al poder y a los poderosos"[138].

Una vez que a través de esbozar parte de los componentes que integran el marco topológico (la topología considera los mismos objetos pero de modo distinto; esto es, sin "tener en cuenta las cantidades, ni su cálculo"[139] ocupándose solo de la "posición y de las propiedades provenientes de la posición"[140], o sea un *analysis situs* o lo que es lo mismo un análisis de la posición lo que para el caso significa que no se consideran las visiones positivistas) y contextual pertinente, se han visualizado los puntos de encuentro que establecen las relaciones que hay entre las normas, los aparatos de control y, los conceptos de desviación y criminalización; se debe puntualizar, para advertir, que en esta estructura funcional entra en juego también como variable el "*deber ser*"; lo cual obliga, en cierta forma a definir algunas características de las normas; pues su transgresión bajo ciertas condiciones específicas, marca y define el punto de arranque de los procesos de criminalización; *las cuales*, siguiendo a Juan Cajas *son*[141]:

a. Las normas son reglas de conducta y/o de decisión que se expresan en forma lingüística.

---

[135] Larrauri, Elena. "*La utilización del marxismo para construir una nueva criminología*" en La Herencia de la Criminología Crítica de Elena Larrauri., p. 123.
[136] Foa Torres, Jorge "Psicoanálisis y derecho: elementos para una crítica lacaniana de la ideología jurídica"., p. 138.
[137] *Ibídem*., p. 134
[138] Pegoraro, Juan S., "La violencia, el orden social y el control social penal". p. 8.
[139] Véase. Macho Stadler, Marta., "¿Qué es la Topología?"., p. 63.
[140] Ídem.
[141] Véase. Cajas, Juan., *ob. cit.*, pp. 256 y 257.

b. Las normas se derivan de dos tipos de derecho: el consuetudinario o el positivo; el primero es un derecho no escrito que se rige por usos y costumbres o mandatos divinos, su validez está dada en función del arraigo social; el segundo es un derecho objetivo que establecen los órganos de poder a través de la norma promulgada por la voluntad legisladora.
c. El derecho, ya sea consuetudinario o positivo es un instrumento de poder y regulación que no elimina la desviación que resulta de la violación de las normas, pero la mantiene bajo cierto control (Aparatos de Control/Control Social).
d. El poder, a través de su centro moral normativo determina y establece cuáles son las conductas buenas o malas, aceptables o desviadas.
e. La mayoría de las normas jurídicas son a la vez normas de conducta para los ciudadanos y normas de decisión para los tribunales y órganos administrativos. En este sentido las reglas tienen una pretensión vinculante en dos niveles el primero es una exigencia de comportamiento y el segundo es una pauta de enjuiciamiento siendo el segundo el que determina y define el carácter normativo de una regla.
f. La desviación que se genera en función de las normas no puede asumirse en forma ahistórica; pues las normas cuando operan como conjunto, resumen experiencias históricas concretas.

No se debe olvidar, y mucho menos dejar de lado que las normas al ser por antonomasia el terreno del deber ser son el vehículo a través del cual, mediante supuestos discursivos y argumentativos se pretende regular la conducta, y en este sentido cabe recordar que hablando de conducta, no es lo mismo regularla que entenderla, lo cual conlleva; siguiendo a Legendre[142], a que el derecho sea un texto sin sujeto; dicho de otro modo, el derecho no es más que una ley sin sujeto puesto que "ser un delincuente no es cuestión de personalidad (de psicología), sino de voluntad del legislador"[143], pues al legislar, los legisladores se basan en las suposiciones y presunciones que su idiosincrasia tiene sobre la conducta, y "en esta línea, las leyes se basan en supuestos sobre el funcionamiento

[142] Véase. Legendre, Pierre, entrevista de Enrique Kozicki. "Discurso jurídico y discurso psicoanalítico. El derecho como texto sin sujeto" en El discurso jurídico. Perspectiva psicoanalítica y otros abordajes epistemológicos.
[143] Garrido Martín, Eugenio. "Relaciones entre la Psicología y la Ley" en Manual de Psicología Jurídica, de Sobral, Jorge., p. 22.

de la conducta humana"[144]; lo que significa, que mientras que por un lado, también "la aplicación de la norma está sometida a un contexto o contingencia [...] interpretativa"[145], por el otro, también "es la interpretación la que decide lo que es o no calificado de desviado"[146]; en este entendido, es que la creación y/o evolución de las leyes, está en función directamente proporcional de lo que contextualmente, dentro de un marco espacio-temporal de interpretación, se define, considera, califica, pero que sobre todo, "*tipifica*" como delito, pues en cuanto a lo que a normas se refiere tenemos que: "Hay normas sociales generales, como por ejemplo las normas éticas o las normas jurídicas, pero también hay normas o prácticas interpretativas ("interpretative procedures"), que determinan la interpretación y la aplicación de las normas generales a las situaciones particulares."[147]

No obstante que la interpretación; y, junto con ella, un carácter altamente subjetivo, juegan su papel en el concierto de la construcción legislativa, ¡que establece el *statu quo* de los procesos de criminalización!, es un hecho concreto que en cuanto a lo que a las normas jurídicas se refiere, es el Estado quien dicta y decide qué está bien y qué está mal a través de la ley; lo cual significa que la justicia está en función; tanto por un lado del grado de acuerdo y/o desacuerdo con la ley establecida y vigente, como por el otro de su aplicación, pues "de lo que se trata es de la ley, no tanto del derecho o la justicia"[148], pues como bien se puede entender y vislumbrar con lo hasta aquí expuesto y planteado sucede que, como también menciona Gustavo Vaquera[149], el Derecho en su objetivización se articula como brazo derecho del Discurso Jurídico y/o de la justicia; lo cual, como ya se mencionó, implica una "Ontología Política de lo Jurídico", mostrando así por extensión que cuando se invoca el Poder es también apelar invariablemente al derecho como discurso que justifica y legitima; ya Pierre Legendre mencionaba que el Derecho es el discurso del Poder; y no sin razón Bobbio advertía que:

[144] Perles Novas, Fabiola. "Conceptualización de la Psicología Jurídica a través de los tipos de relación entre Psicología y Derecho" en Psicología Jurídica de Perles Novas, Fabiola., p. 54.
[145] Pegoraro, Juan S., "Notas sobre el Poder de Castigar"., pp. 1-2.
[146] Baratta, Alessandro., *ob. cit.*, p. 94.
[147] *Ibídem.*, p. 86.
[148] Pegoraro, Juan S, *Notas sobre...*, *ob. cit.*, p. 8.
[149] Véase. Vaquera, Gustavo., "Hacia una Epistemología de la Psicología Jurídica"., pp. 2-8.

el Derecho y el poder son dos caras de la misma moneda: sólo el poder puede crear Derecho y sólo el Derecho puede limitar el poder. El Estado despótico es el tipo ideal de Estado de quien observa desde el punto de vista del poder; en el extremo opuesto está el Estado democrático, que es el tipo ideal de Estado de quien observa desde el punto de vista del Derecho.[150]

El hecho innegable de que lo que está en juego es la ley, y no el derecho y/o la justicia, es un indicador fehaciente que prueba que los procesos de criminalización que surgen del quehacer legislativo, que confecciona la norma jurídica, son como ya se mencionó: «un artilugio empleado por la clase dominante para preservar y proteger sus intereses y poder»; ya Bobbio atinadamente y no sin falta de argumentos cuando habla del "*Ideal Democrático y Realidad*", al referirse a "las falsas promesas" que los regímenes democráticos no cumplieron, puntualiza: "La Democracia se puede definir de muchas maneras, pero no hay definición que pueda excluir de sus connotados la visibilidad o transparencia del poder. [...]. Es indiscutible que la permanencia de las oligarquías, o de las élites en el poder, se opone a los ideales democráticos."[151]

En esta misma dirección y asociada a los aparatos de control, otra arista del poder que desempeña un rol en la construcción de los procesos de criminalización en función de la desviación es el "control social", el cual se introduce a través de los intentos de homogenizar, o dicho de otra manera, de hacer normal y natural la internalización y aceptación de las normas y/o reglas que han sido legisladas (cuando Bobbio compara el ideal democrático con la realidad, lo que está haciendo es poner el acento; a través de puntualizar, en la discrepancia entre cómo se debería idealmente construir la norma legal, y las condiciones reales en las que se construye); lo cual; y puesto que toda normatividad y/o reglamentación conlleva *per se* la transformación y fuerte influencia de ciertos juicios de valor etnocentristas, implica que los criterios de normalidad no pasan de no ser más que una sugestionabilidad intersubjetiva:

Una de las funciones de lo que denominamos la Ley o lo legal es establecer qué es, justamente, lo legal y qué no los es mediante un sistema de producción de significaciones y, en este sentido, establecer una escala de valoraciones donde como consecuencia, está comprendida la determinación de lo que se puede caracterizar como lo normado y lo

---

[150] "El futuro de la democracia". p. 10.
[151] *Ibídem*., p. 8.

no normado, es decir lo ajustado a la norma o no y también en extensión lo normal y lo anormal.[152]

En el sentido de la normalización-naturalización, «puede decirse que toda política social es una política de control social, aunque sean vividas de diversa manera por la "población objeto"»[153]. En este quehacer de la construcción contextual del marco topológico de los procesos de criminalización en relación con la desviación, el control social engrana de tal forma que hace sinergia con diferentes puntos de encuentro en este tipo de procesos, comenzando con las definiciones del concepto, las cuales establecen puntos de coincidencia con elementos y conceptos como lo son "las normas y los aparatos de control"; que además de ya mencionados, se ha establecido su rol y engranaje en la dinámica topológica de la construcción, evolución, desarrollo y establecimiento de los procesos criminalizantes; en este orden de ideas tenemos que el control social se ha definido como:

> Stanley Cohen dice que "el control social es, por una parte el aparato coercitivo del Estado, o un elemento oculto en toda política social" [...] Morris Janowitz [...] "la capacidad de la sociedad de regularse a sí misma, acorde con los principios y valores acordados" [...]. En similar sentido, Albert J. Reiss dice que es la capacidad de los grupos sociales o las instituciones para hacer normas o reglas efectivas. [...] Propongo entender el control social [...] como la estrategia tendiente a naturalizar y normalizar un determinado orden social construido por las fuerzas sociales dominantes (Pegoraro, 1995).[154]

El bosquejo mostrado de este fragmento topológico contextual de la construcción de los procesos de criminalización en función de la desviación nos permite precisar en acuerdo, y siguiendo a Munné[155], que es necesario y obligado abrir vías de acceso a la realidad, que permitan aprehenderla sin prescindir cualitativamente de su complejidad, recalcando el hecho de que las Teorías de la Complejidad: "Como epistemologías, [...] proporcionan un nuevo modo de aprehender la realidad y ayudan a una comprensión menos reductora de los procesos básicos del comportamiento y la realidad social"[156]; no entenderlo y

---

[152]Degano, Jorge Alejandro., *ob. cit.*, p. 40.

[153] Pegoraro, Juan S., "Inseguridad y Violencia en el marco del Control Social". p. 362.

[154] *Ibídem.*, pp. 352-353.

[155] Véase. Munné Matamala, Frederic., "Las Teorías de la Complejidad y sus Implicaciones en las Ciencias del Comportamiento"., p. 7-8.

[156] *Ibídem.*, p. 9.

verlo así implica una limitación que equivale a realizar aproximaciones convencionales, verticales y breves, pero sobre todo, reduccionistas, que permiten solo procesar información mas no significados, decantándose de este modo por la simplicidad cuantitativa.

2. Positivismo y modelos clínicos de salud mental como vías de criminalización y etiquetamiento

Como puntualiza Foucault, el individuo al constituirse como un objeto de la intromisión penal, da «nacimiento al hombre como objeto de saber para un discurso con estatuto "científico"»[157], realizando, así, un pasaje que va de la administración de los sujetos a través de dispositivos disciplinarios, a "la formación de un nuevo tipo de poder sobre los cuerpos"[158]; y, es en este entendido que "uno de los instrumentos de ese poder será la salud y la higiene"[159], colocando la entrada del individuo en el campo del saber; a decir de Foucault, bajo el emblema de las ciencias clínicas[160], lo cual implica siguiendo a Lacan que "no es el cuerpo en tanto que aislado, sino el cuerpo en tanto que tomado en el discurso"[161]; o sea, en el discurso jurídico sostenido por la ley, en el que "el saber prolonga y refuerza los efectos del poder"[162] a través de la criminalización que surge del quehacer legislativo y en el cual, "Correlativamente, el delincuente se convierte en individuo a quien conocer. [...] por lo que el infractor se ha constituido como objeto de saber posible"[163].

La psiquiatría ha constituido un proceso de Patologización de las conductas, a través de la construcción de enfermedades mentales, que mediante los sistemas de clasificación diagnóstica psicopatológica señala a los sujetos que se les otorgaran las etiquetas diagnósticas, que posteriormente coadyuvarán en la legitimación de los procesos de criminalización que se sustentan en un supuesto y pretendido carácter científico:

> La estrategia empleada por los psiquiatras para conseguir sus fines fue la construcción de teorías de la enfermedad mental que ampliaran la patologización de las conductas individuales y sociales y que, al mismo tiempo, delimitaran con claridad su campo de acción como los únicos

---

[157] Foucault, Michel, Vigilar y castigar..., *ob. cit.*, p. 25.
[158] *Ibídem.*, p. 177.
[159] Laurent, Éric., "Pensar con su alma o hablar con su cuerpo"., p. 1.
[160] Véase. Foucault, Michel, Vigilar y castigar..., *ob. cit.*, p. 177.
[161] Laurent, Éric., *ob. cit.*, p. 4.
[162] Foucault, Michel, Vigilar y castigar..., *ob. cit.*, p. 30.
[163] *Ibídem.*, p. 232.

> expertos capacitados para definir el trastorno mental de los procesados.[164]

El diagnóstico equivale a lo que para Foucault era el examen, y como ya se dijo, el éxito del poder disciplinario se ha debido en gran parte al uso de instrumentos simples como este; pues "Finalmente, el examen se halla en el centro de los procedimientos que constituyen el individuo como objeto y efecto de poder, como objeto y efecto de saber"[165]; toda esta anatomía política ha llevado a constituir lo que se conoce como biopolítica, la cual deriva en un sojuzgamiento más profundo basado en la ideologización que permite al poder de una manera sutil y voluntaria gestionar la vida y la existencia misma; donde el alma-psique es "efecto e instrumento de una anatomía política"[166].

La influencia sobre la clínica, de la tendencia positivista de simplificar aislando y generalizando los elementos de la realidad, olvidando todo lo que hay de complejo, en esta realidad, y olvidando también que el todo no es igual a la suma de sus partes; ha conducido a un uso y abuso de la identificación-etiquetamiento de los sujetos a través del diagnóstico de las supuestas enfermedades mentales:

> Hacer listas de conductas, aplicar etiquetas que parecen médicas a la gente que se dedica a ellas y después utilizar la presencia de estas conductas para demostrar que tiene la enfermedad en cuestión no tiene ningún sentido científico. No nos dice nada sobre causas o soluciones. Sin embargo, crea la sensación tranquilizadora de que está sucediendo algo médico.[167]

Pues, si bien es cierto, por un lado que existen individuos con verdaderos trastornos mentales (que no enfermedades mentales), también lo es por el otro, que todos los seres humanos tienen rasgos en diferentes grados de la mayoría de estos trastornos; lo que define la presencia o no de un trastorno en un sujeto, no es el factor cuantitativo, esto significa que la presencia de un trastorno mental no se define por la cantidad de criterios presentes de los indicados en algún sistema de clasificación diagnóstica, sino por factores cualitativos; de

---

164 Campos Marín, Ricardo., "Criminalidad y locura en la restauración. El proceso del cura Galeote (1886-1888)"., p. 112.
165 Foucault, Michel, Vigilar y castigar…, *ob. cit.*, p. 178.
166 *Ibídem.*, p. 30.
167 Read, John., Feeling Sad? It Doesn't Mean You're Sick., *apud* Comisión de Ciudadanos por los Derechos Humanos. "ANTROPOSMODERNO-SEUDO CIENCIA: Los Diagnósticos Falsos de la Psiquiatría"., p. 3.

grado, aparejados con factores temporales, por lo que en estos avatares se debe distinguir entre lo que es un rasgo y lo que es un estado. El rasgo hace referencia a disposiciones estables de respuesta por lo que implica una tendencia temperamental global y permanente en el tiempo a emitir un tipo específico de respuesta de forma constante y consistente, lo que implica responder todo el tiempo de la misma forma independientemente de las circunstancias, por lo que el rasgo describe una personalidad característica y no una sensación-emoción temporal asociada a factores específicos como es el caso del estado el cual hace referencia a los sentimientos desagradables experimentados cuando se enfrentan las exigencias de situaciones específicas y/o particulares; entonces pues, dependen de acontecimientos concretos que se pueden identificar.

El uso y el abuso de los diagnósticos ha llegado a tal grado que desconociendo la diferencia entre lo que es un estado y un rasgo, una serie de profesionales de distintas profesiones no clínicas cree que realizar un diagnóstico se reduce a verificar; a manera de inventario, la presencia cuantitativa de los síntomas considerados en los criterios diagnósticos indicados en los sistemas de clasificación diagnostica; al respecto el DSM-IV-R y el DSM-5 respectivamente advierten:

> Las categorías y los criterios diagnósticos, así como las definiciones del texto, deben ser utilizados por personas con experiencia clínica; no es aconsejable que los profesionales con escasa información y experiencia clínica hagan uso del manual. Los criterios diagnósticos específicos deben servir como guías y usarse con juicio clínico, sin seguirse a rajatabla como un libro de cocina. Por ejemplo, el juicio clínico puede justificar el diagnóstico de un individuo a pesar de que sus signos y síntomas no cumplan todos los criterios diagnósticos.[168]

> Los síntomas que se incluyen en cada uno de los conjuntos de criterios diagnósticos no constituyen una definición integral de los trastornos subyacentes, [...] son bastante más complejos de lo que se puede explicar en estos breves resúmenes. [...] Es decir, para establecer un diagnóstico de trastorno mental no basta con comprobar la presencia de los síntomas citados en los criterios de diagnóstico. [...] la gravedad relativa y la validez de cada criterio individual, así como su contribución al diagnóstico, requieren un juicio clínico. [...] Se necesita formación clínica para decidir cuándo la combinación de factores predisponentes, desencadenantes, perpetuadores y protectores ha dado lugar a

[168] American Psychiatric Association, DSM-IV-R..., *ob. cit.*, p. XXII.

> una afección psicopatológica cuyos signos y síntomas rebasan los límites de la normalidad.[169]

Por otro lado, pero en el mismo orden de ideas, no hay que perder de vista que el DSM es un producto comercial de la APA (Asociación Americana de Psiquiatría) y que los países miembros de la OMS por tratado internacional deben usar como sistema de clasificación diagnostica el CIE; al respecto Geofrey M. Reed (Director de los Trastornos Mentales y del Comportamiento de la Clasificación Internacional de Enfermedades, CIE-11, OMS) comenta:

> recomendaría el uso de la CIE-11 en lugar del DSM-V, [...] Los Estados Miembros de la OMS [...], están obligados por tratado internacional a usar la CIE como marco para la obtención y difusión de información relacionada con la salud. El DSM, de hecho, usa los códigos de diagnóstico de la CIE para cumplir con este requisito, [...] No Existe ningún motivo para esperar que los países [...] adopten un sistema que es un producto comercial, realizado por una única Asociación Profesional Americana, en lugar de un sistema de clasificación internacional de la OMS. [...] y no está claro que un producto basado en conceptos norteamericanos sea el más adecuado.[170]

No obstante, el CIE en su uso también se ha visto afectado por el abuso y por ende de la <u>identificación-etiquetamiento</u> de los sujetos a través del diagnóstico de las supuestas enfermedades mentales; supuestas, porque no cumplen los criterios médicos para ser calificadas como enfermedad a la vez de que no existen exámenes de laboratorio que posibiliten verificar la presencia o carencia de una enfermedad mental:

> enfermedad a una condición: debe comprobarse y establecerse un grupo predecible de síntomas, la causa de estos síntomas o una comprensión de su fisiología (función). [...] Sin embargo, nunca se ha comprobado que alguna "enfermedad" mental exista médicamente. Cuando un grupo de síntomas [...] carece de una causa conocida o de una fisiología, recibe el nombre de trastorno o síndrome. [...] "No hay pruebas de sangre ni de otros elementos biológicos para determinar la presencia o ausencia de una enfermedad mental, como los hay para la mayoría de las enfermedades corporales".[171]

---

[169] American Psychiatric Association, DSM-5..., *ob. cit.*, p. 19.

[170] M. Reed, Geoffrey. "CIE-11 o DSM-V ¿cuál debemos utilizar?"., pp. 1-2.

[171] Comisión de Ciudadanos por los Derechos Humanos, ANTROPOSMODERNO-SEUDO CIENCIA..., *ob. cit.*, p. 1.

Los sistemas de clasificación diagnóstica como el DSM y el CIE en sus diferentes versiones han sido utilizados como pilares justificatorios por las diversas ideologías hegemónicas y represoras de manera longitudinal y transversal, puesto que: "los diagnósticos cambian, de acuerdo también a los modelos nosográficos de cada época; el carácter jurídico de los discursos, dirigidos a sancionar la supuesta asociación entre locura y peligrosidad con medidas de reclusión, se mantiene."[172]

El neoliberalismo ha traído consigo que los "otros", no solo se vean expulsados de los ámbitos laborales, sino que además derivado de esta situación sufran la carencia de acceso a otro tipo de bienes; lo cual, a decir de Omar Alejandro Bravo se asocia con un creciente desquebrajamiento de los vínculos sociales por un lado, y, por el otro con un aumento en los mecanismos institucionales de estigmatización, y, por ende de los procesos de etiquetamiento y criminalización derivados del quehacer legislativo que genera las bases jurídicas y represivas que identifican-etiquetan y criminalizan-castigan específicamente algunas conductas y personalidades, originando así discursos institucionales que acreditan y encubren este tipo de procesos, pues: "no sólo hacen que aparezcan nuevos objetos, conceptos y técnicas, sino que hacen nacer además formas totalmente nuevas de sujetos y sujetos de conocimiento."[173]

La influencia del positivismo sobre los modelos clínicos de salud mental (esta influencia se da principalmente en los intentos que buscaban transformar la Clínica Psicológica y Psiquiátrica en una ciencia exacta) y la relación de estos con los procesos de etiquetamiento-criminalización tiene invariablemente su punto de partida en todas las ideas que consideraron que había una relación físico-biológica de causalidad con los comportamientos desviados (como en el caso de Lombroso cuando afirmaba que ciertos rasgos físicos específicos se encontraban asociados directamente con determinadas personalidades criminales), principalmente con aquellos que ya sea formal o informalmente eran tipificados como delito; el sustrato biopolítico de los modelos clínicos de salud mental inicia su gestación con la aparición de los primeros criterios higiénico-sanitarios que articulaban conceptos desde un saber biológico que a través de

[172] Bravo, Omar Alejandro., «La construcción institucional del "loco Peligroso"»., pp. 272-273.
[173] Foucault, Michel., "La verdad y las formas jurídicas"., p. 2.

un discurso médico e higienista se iban integrando poco a poco e inadvertidamente en una serie de aspectos y circunstancias de la vida cotidiana (como lo eran y son las observaciones de base médico-biológico-higienista sobre la mejor manera de pararse y/o sentarse, la dieta o el número saludable de horas para dormir), derivando esto en un tipo de biopolítica que por un lado controla la salud y por otro controla la enfermedad, aspectos representados respectivamente por la Prevención y por la Rehabilitación; y, junto con esta última todas las ideologías "re" (readaptación y reinserción) que han legitimado y fundamentado la sincronización de intereses que se juegan en una especie de espacio sináptico que se da entre la salud mental y el derecho; más específicamente, el derecho penal, espacio donde se tecnologizan y especifican los discursos y saberes que permiten criminalizar y etiquetar a los "otros"; generando de esta forma un amalgamiento sinérgico entre el discurso Médico-Biológico de salud mental y el discurso Jurídico Penal; dicho amalgamiento se ha visto signado por los Paradigmas Positivistas de la Categorización, la Generalización, la Conmensurabilidad y la Simplificación, todo lo cual deja de lado no solo la complejidad de la realidad sino también el papel que juega la subjetividad (variable introducida a la interpretación y comprensión de la complejidad de la realidad por los principios de incertidumbre y de relatividad) en esta y en el desarrollo e interpretación de los hechos; esto como ya se dijo: "implica una limitación que equivale a realizar aproximaciones convencionales, verticales y breves, pero sobre todo, reduccionistas, que permiten solo procesar información mas no significados; decantándose de este modo por la simplicidad cuantitativa".

3. Psicopatía y etiquetamiento-criminalización

De acuerdo a Gustavo Vaquera[174] el acto delictivo implica una transgresión de la ley, lo que hace que el acto delictivo desde la subjetividad del sujeto transgresor sea un segundo momento, siendo que, y siguiendo todavía a Vaquera, el primer momento estaría representado por la inscripción de la ley en la psique del sujeto transgresor, pues no se puede transgredir lo que no se ha inscrito; sin embargo, esto no es absoluta y necesariamente así, pues hay quien transgrede la ley sin haberla inscrito en la psique, cuestión de la que nos alerta Howard Becker al cuestionar el origen de las reglas en el sentido, como ya se expuso, de poner sobre la mesa el hecho de que necesariamente las reglas no

---

[174] Véase. "El sujeto transgresor de la ley: aportes psicoanalíticos para penalistas y criminólogos"., p. 23.

lo son tal para el transgresor, lo cual significa que cuando un sujeto comete una conducta tipificada por la ley como delito, no necesariamente conlleva *per se* un conflicto con la ley que orille a realizar actos contrarios a las normas; no obstante, más allá de que si la ley está o no inscrita en el sujeto transgresor, lo que es un hecho es que estos sujetos transgresores son etiquetados por la vía de ser los otros, los desviados; y por el hecho de cometer actos legislados como contrarios a las normas establecidas por la ley, son también; y en contra de su voluntad, inscritos en los procesos de criminalización; considerando aquí, para hacer esta inscripción, y principalmente por influencia del positivismo, solo la objetividad con que el sistema legisla sus normas y no la subjetividad con la que el sujeto se inscribe en su entorno social: "Los hombres del derecho a lo largo de toda la historia de la civilización, y especialmente en los dos últimos siglos por la influencia del positivismo, han tratado de regular la relación del sujeto con la ley desde el paradigma de la objetividad. Toma de posición que, sin ningún menoscabo, deja de lado la subjetividad."[175] Lo anterior conlleva siguiendo a Virginia Schejter[176] una dimensión epistemológica y una dimensión política; la primera hace referencia a las formas de pensamiento instituidas en los integrantes de la institución, y la segunda hace referencia a la dinámica de fuerzas que intentan imponer un modo de pensar: "cada uno habla desde la marca dejada por su *logos*: psicólogos, sociólogos, antropólogos, hablan desde el sello que deja la institución de su profesión en una lógica que establece identidad: su *logo*."[177]

Al respecto de considerar como una especie de trastorno mental la conducta antisocial y principalmente aquella en conflicto con la ley o con lo que es lo mismo con las normas jurídicas legisladas y establecidas; Garrido Genovés nos advierte que: "El hecho de que alguien desafié los principios esenciales que deben regular la vida humana en sociedad, los cuales hemos creado a lo largo de los siglos, no es prueba ni razón suficiente para considerarlo «enfermo», «loco» o «degenerado»."[178]

---

[175] *Ibídem.*, pp. 8-9.
[176] Véase. Schejter, Virginia., "¿Qué es la intervención institucional?: La psicología institucional como perspectiva del conocimiento"., p. 263.
[177] *Ibídem.*, p. 264. Claudia Salazar Villava, *apud* por Virginia Schejter.
[178] Garrido Genovés, Vicente; López Lucio, Patricia., "El rastro del asesino: El perfil psicológico de los criminales en la investigación policial"., p. 326.

También ya Foucault nos advertía lo erróneo e ideologizantemente tendencioso de tomar este tipo de inclinaciones causalistas cuando cuestionaba, por un lado el hecho de acotar entre la salud mental y la locura, y por el otro la dificultad y conflicto que le causa al ser humano y a la sociedad reconocer y aceptar que existen personas, que a pesar de ser amorales, son totalmente normales; y que no necesariamente se debe padecer algún tipo de trastorno para cometer conductas aberrantes y/o alejadas de las normas jurídicas y de lo que se conoce, reconoce y acepta como buenas costumbres: "¿Por qué debemos situarlo todo en el límite entre salud mental y locura? ¿Por qué no podríamos aceptar la idea de que hay personas totalmente amorales que caminan por la calle y son absolutamente capaces de cometer homicidios o infligir mutilaciones sin experimentar sentimiento de culpa o escrúpulo de conciencia algunos?"[179]

Todo lo anterior apunta a lo que Hannah Arendt hacía referencia cuando acuñó el término de: "la banalidad del mal"[180]; concepto que señala en sentido amplio que los actos que transgreden las normas, aun aquellos más aberrantes, crueles, inhumanos y sin compasión, son cometidos en la gran mayoría de los casos por sujetos libres de traumas, malignidad, desvíos y/o trastornos de la personalidad así como de trastornos y/o enfermedades mentales; lo cual significa que, a pesar del nivel de los actos cometidos, estos en la gran mayoría de los casos son llevados a cabo por personas "normales" que tienden a ser más "*Irreflexivas*" que malvadas; y lo que aquí cabe cuestionarse sobre la base de estas consideraciones no es lo que hicieron; sino: ¿por qué lo hicieron?.

Por otro lado pero en el mismo orden de ideas, se hace necesario definir lo que es y lo que no es un trastorno mental; pues el conflicto que se genera en la mente de los sujetos *"Observadores"*, ya sea de forma individual o socialmente, a causa de los actos que rebasan las normas establecidas independientemente de que sean estos aberrantes o no, manifiesta una inercia a catalogarlos como desviados a la vez que se les asigna una causalidad de corte psicopatológico; esto es, relacionada con algún tipo de trastorno mental, sin embargo, en este punto: "y en función de las características específicas que trasladan al pensamiento que

[179] Foucault, Michel, entrevista de Bauer, Jerry., *ob. cit.* p. 135.

[180] Véase. Eichman en Jerusalén: Un estudio sobre la banalidad del mal., p. 409.

busca la causalidad de los actos supuestamente desviados; a esta tendencia inercial de corte positivista que pretende tener los pelos en la mano"; se hace necesario precisar, recalcar y destacar que el comportamiento desviado de corte político, religioso y sexual, así como los conflictos entre el individuo y la sociedad y por ende con la ley y las normas son cosas que "no son trastornos mentales"; entrando en materia en cuanto a la definición del concepto se tiene que un trastorno mental es un síndrome o patrón de comportamiento que se mantiene por un periodo de tiempo prolongado y continuo que conlleva una significación clínica pues se asocia a riesgo, a discapacidad y a malestar que causa displacer:

> Un trastorno mental es un síndrome caracterizado por una alteración clínicamente significativa del estado cognitivo, la regulación emocional o el comportamiento del individuo que refleja una disfunción de los procesos psicológicos, biológicos o del desarrollo que subyacen en su función mental. [...] asociados a un estrés significativo o a discapacidad, ya sea social, laboral o de otras actividades importantes. [...] Los comportamientos socialmente anómalos (ya sean políticos, religiosos o sexuales) y los conflictos existentes principalmente entre el individuo y la sociedad no son trastornos mentales, salvo que la anomalía o el conflicto se deba a una disfunción del individuo como las descritas anteriormente.[181]

En cuanto al concepto de psicopatía, como ya se mencionó surge como un intento de la psiquiatría de explicar el comportamiento persistentemente delictivo a partir de una base Neuropsicopatológica Forense, cuando este tipo de conductas que contravenían las normas legales, sociales y/o morales no se podían explicar por algún otro tipo de trastorno; como en otras ocasiones con otros términos en el pasado, el término se creó para denominar una categoría diagnóstica; lo que equivale a una clasificación-etiquetamiento y posteriormente también una criminalización para aquellos sujetos que aun teniendo un funcionamiento intelectual "supuestamente" normal manifestaban una "supuesta" incapacidad para adquirir los también "supuestos" valores éticos considerados "supuestamente" normales; si se examina el concepto a lo largo de su historia, como ya se expresó, se descubre una confusión originada en un desacuerdo en la forma de definir, evaluar y diagnosticar la psicopatía pues algunos sistemas de clasificación psicopatológica y diagnóstica ponen énfasis en

[181] American Psychiatric Association, DSM-5..., *ob. cit.*, p. 20.

la conducta y otros lo hacen en las características de la personalidad, perdiendo de vista con esto, como ya ha sido referido: "que el problema de fondo ha estado y está en equiparar psicopático con antisocial, cuestión que ha venido sucediendo así; no obstante como ya se mencionó, que por un lado hay autores como Garrido que opinan que son dos conceptos diferentes, y por el otro, que hay autores como McCord y McCord que advierten que no se pueden asociar las conductas delictivas con la psicopatía, lo cual significa que no se puede considerar dentro de sus características a las conductas antisociales"; además, como si lo anterior no fuera suficiente para mostrar que el concepto de psicopatía no es más que un concepto que etiqueta y criminaliza en la gran mayoría de los casos; tenemos que hay estudios que demuestran que las características de personalidad psicopática no están presentes en todos los delincuentes y así mismo que no todos los psicópatas, como consecuencia de haber realizado una conducta antisocial, entran en contacto con el sistema de justicia; no obstante, como ya se expuso: "se sigue utilizando como criterio para identificar a la psicopatía la conducta antisocial, y el grado de daño que esta causa a la sociedad, como medida de peligrosidad del supuesto psicópata; lo anterior se refuerza y legitima en el hecho de que la justicia, el derecho y el sistema penal aceptan el punto de vista positivista basado en un modelo médico, biologicista de que la conducta antisocial puede ser y/o es consecuencia de una anormalidad psicológica y/o psiquiátrica, lo que a su vez ha servido para que a partir del diagnóstico de psicopatía el Estado legitime su intervención-vigilancia a través de la gestión de la vida (biopolítica), derivando a los delincuentes al proceso de conformación y normalización que constituye el sistema de salud mental y representado y aterrizado en la readaptación, reinserción y/o rehabilitación"; retomando la idea ya referida que equipara desde una base Neuropsicopatológica Forense y positivista lo psicopático con lo antisocial, no se debe perder de vista que la conducta delictiva se encuentra definida más que por ser asocial y/o antisocial por el hecho de que es una conducta que aparte de infringir las normas socio jurídicas propende a causar daños y perjuicios a los demás y al entorno; y, a pesar de que ya se explicó, que: «la evidencia en contra, como la de que hay autores que "han encontrado bajas correlaciones entre la psicopatía y la conducta delictiva" y que Hart y Hare han manifestado que "la psicopatía es un trastorno de personalidad que afecta el funcionamiento psicosocial en un número relativamente reducido de personas"; existe una alta asociación empírica en los ambientes jurídico forenses "entre psicopatía y conducta delictiva" llegando aun a obtenerse en el diagnóstico que asocia la psicopatía con la conducta delictiva un "nivel de consenso entre bueno y excelente", debiéndose esta acotación no solo a la "confusión generalizada que se da entre estos dos términos, sino a que el sistema de clasificación que se usa para diagnosticar es el DSM el cual basa sus criterios diagnósticos en características conductuales"».

Como se ha podido constatar, la *Psicopatía* se ha *asociado* desde su origen con la *Conducta Delictiva*; y con un intento de explicar este tipo de conductas, mediante una serie de argumentos de corte *Clínico* que la inscriben en la *Lógica Significante* de los *Modelos Médicos* que la dotan de un inevitable e innegable *Determinismo Biológico*, que con un halo de supuesto fundamento científico justifica los procesos de *Etiquetamiento*, *Estigmatización* y *Criminalización* de los que ha sido objeto el concepto; situación que hace que sea necesaria una constatación de cómo, este, se ajusta realmente a casos reales de conductas delictivas.

Por lo que es inexcusable realizar una revisión de los procesos y validez diagnóstica de la evaluación de la *Psicopatía* que se realiza en personas que han cometido conductas delictivas.

CAPÍTULO IV: PSICOPATÍA VS ETIQUETAMIENTO EN UNA MUESTRA CARCELARIA

Una vez expuestas todas las consideraciones teóricas anteriores, se requiere forzosamente realizar una constatación empírica de la dinámica que se da en cuanto al proceso de evaluación y validez diagnóstica de la *Psicopatía* en poblaciones con conductas delictivas; para comprobar por un lado, cuántos casos de este trastorno se reportan y cuántos de estos están correctamente diagnosticados, así como en función de estos últimos, la incidencia y relación entre *Psicopatía* y conducta delictiva; y por otro lado, qué tanto hay de etiquetamiento y criminalización desde la perspectiva que a la conducta delictiva se le considera una desviación.

A través de la Plataforma Nacional de Transparencia y de Infomex se solicitó por medio de un cuestionario (anexo 1) a los sistemas penitenciarios de todos los Estados de la República Mexicana, así como a los penales Federales de alta seguridad, información relacionada con el número de internos diagnosticados con Trastorno Antisocial de la Personalidad y/o Trastorno Disocial de la Personalidad y/o *Psicopatía*; también se les solicitó informaran sobre los procedimientos, pruebas psicológicas y exámenes psiquiátricos utilizados para arribar a dichos diagnósticos así como el sistema de clasificación diagnostica en el que se basaron.

1. Proceso y evaluación diagnóstica de psicopatía derivado de una conducta delictiva en una muestra carcelaria

Los procesos para la evaluación y clasificación diagnóstica reportados fueron los siguientes:

1) Aguascalientes.- reportó que: "se trata de información inexistente, ya que, de conformidad por lo manifestado por la Dirección General de Reinserción Social, no se cuenta con población recluida en ningún Centro de Reinserción Social en el Estado diagnosticada con trastorno antisocial de la personalidad y/o trastorno disocial de la personalidad y/o psicopatía." (anexo 2).

2) Baja California.- reportó (anexo 3):

Baja California (anexo 3)

PENAL	PRUEBAS/ PROCEDIMIENTO	SISTEMA DE CLASIFICACIÓN
CERESO Mexicali*	Historia clínica psiquiátrica, criterios clínicos del DSM-IV y CIE-10, PCL-R.	DSM-IV CIE-10
CERESO El Hongo	Historia clínica psiquiátrica, criterios clínicos del DSM-IV y CIE-10, PCL-R.	DSM-IV CIE-10
CERESO El Hongo II	Valoración e historia clínica psiquiátrica, criterios clínicos del DSM-IV y CIE-10	DSM-IV y CIE-10
CTA° Tijuana	Bender, Raven, HTP, Machover, Sacks, estudio psicológico inicial, incluido en el diagnóstico integral de la personalidad.	DSM-IV

*CERESO: Centro de Reinserción Social. °CTA: Centro de Tratamiento para Adolescentes.

3) Baja California sur.- reportó que: "pruebas específicas no se utilizan, se apoya en la entrevista clínica y en la prueba de MMPI que es test multifacético de la personalidad de la universidad de Minnesota, se clasifican según el DSM-IV en el eje II de trastornos de la personalidad y el CIE 10 F60-69 en trastornos de la personalidad y del comportamiento adulto: en F60.2 como trastorno Disocial de la personalidad. Para llegar a este diagnóstico se hace una entrevista Clínica completa de la persona interna y se aplica la prueba." (anexo 4).

4) Campeche.- reportó (anexo 5):

Campeche (anexo 5)

PENAL	PRUEBAS/PROCEDIMIENTO	SISTEMA DE CLASIFICACIÓN
CERESO San Fco Kobén	Pruebas Psicológicas: Entrevista psicológica, Observación, HTP, hombre bajo la lluvia, Machover, árbol, Test del dibujo, Bender. Exámenes Psiquiátricos: examen mental, historia clínica, descripción de funciones mentales y funcionamiento psíquico, Anamnesis completa.	CIE-10

5) Ciudad de México.- la Secretaria de Salud de la CDMX que es quien atiende a los internos de los penales de la ciudad, reportó que: «no existen pruebas psicológicas para diagnosticar trastornos de personalidad. En el caso de los exámenes psiquiátricos, se utilizan dos entrevistas estructuradas: examen internacional de trastornos de personalidad (IPDE), y la entrevista clínica estructurada para el DSM-IV-Eje II (SCID-II). Historia clínica y solo en caso de duda entrevistas estructuradas auxiliares…En cuanto al sistema de Clasificación Diagnóstica se utilizan indistintamente uno u otro, ya que, los criterios generales que definen a los trastornos de personalidad son básicamente los mismos en el CIE 10 y en DSM. Lo que en el sistema de clasificación DSM se le llama Trastorno de Personalidad Antisocial, en el sistema CIE se le llama Trastorno Disocial de la Personalidad. En cuanto al término "psicopatía" al no constituir un trastorno *per se*, no se encuentra en ninguno de los sistemas de clasificación (DSM, y CIE).» (anexo 6).

6) Coahuila.- reportó que: «las Técnicas de Diagnóstico utilizadas en los Centros Penitenciarios son: Entrevista Clínica Psicológica, Test Proyectivos D.F.H. y L. Bender, Frases Incompletas "SACKS", Escala de Estrés Postraumático de Beck, Escala de intencionalidad Suicida de Beck, Escala de Depresión de Beck…Además de que se cuenta con el apoyo de la Jurisdicción Sanitaria para la realización de

las valoraciones psiquiátricas...Los manuales DSM-5 y CIE-10.» (anexo 7).

7) Colima.- reportó (anexo 8):

Colima (anexo 8)

PENAL	PRUEBAS/PROCEDIMIENTO	SISTEMA DE CLASIFICACIÓN
CERESO Colima	Entrevista clínica semiestructurada. Pruebas Psicológicas: mini-examen cognoscitivo (mec), Bender, Raven, Machover, Persona bajo la lluvia, árbol de Koch, casa de Buck. Exámenes Psiquiátricos: examen mental, mini mental de Folstein.	CIE-10
CERESO Manzanillo	Pruebas Psicológicas: Raven, Machover, árbol de Bucks, Bender, Sacks, mini mental de Folstein, persona bajo la lluvia. Exámenes psiquiátricos: historia clínica, examen mental, lectura de los reportes de los psicólogos, CIE-10.	DSM-IV DSM-V CIE-10
Reclusorio Preventivo Tecomán	Entrevista estructurada, semiestructurada y abierta, Machover, HTP, Bender, Raven.	DSM-IV

8) Chiapas.- reportó que: "no existe registro en los términos solicitados." (anexo 9).

9) Chihuahua.- reportó que: "se advierte que la información solicitada es de libre acceso al público, por lo que resulta procedente el acceso a la misma, quedando a disposición del solicitante en: Edificio de la Fiscalía General del Estado de Chihuahua, segundo piso. Avenida Vicente Guerrero número 616. Colonia Centro en la ciudad de Chihuahua, Chihuahua. El horario de labores es de las 9:00 a las 15:00 horas de lunes a viernes. De igual forma, se pone a su disposición el número de teléfono (614) 4 29 33 00, extensiones 11454 y 11326, así como el correo: uifgech@gmail.com para que, si usted lo desea, se ponga en contacto con el personal de ésta Unidad de Transparencia." (anexo 10). No negaron la información, pero no se pudo acceder a ella por el impedimento de la distancia.

10) Durango.- reportó (anexo 11):

Durango (anexo 11)

PENAL	PRUEBAS/PROCEDIMIENTO	SISTEMA DE CLASIFICACIÓN
CEDIRESO No. 1	Pruebas y Exámenes Psicológicos y/o Psiquiátricos: entrevista inicial, entrevista de profundidad, historia clínica, revaloraciones, información brindada por familiares o parientes, HTP, persona bajo la lluvia, Bender, Machover, análisis de la dinámica delictiva (además de reincidencias), comportamiento del interno durante el internamiento. Procedimiento y metodología Psicológica y/o Psiquiátrica: procedimiento establecido en DSM-IV, entrevista clínica, aplicación e interpretación de pruebas proyectivas, revisión de conductas observadas en internamiento, revisión de antecedentes proporcionados por interno o familiar directo, relación de expresiones del interno en audiencias.	DSM-IV

11) Guanajuato.- reportó (anexo 12):

Guanajuato (anexo 12)

PENAL	PRUEBAS/ PROCEDIMIENTO	SISTEMA DE CLASIFICACIÓN
Acámbaro	Pruebas Psicológicas: raven, Machover, Bender. Exámenes Psiquiátricos: entrevista clínica, examen mental. Estudios de laboratorio que solicita el psiquiatra: perfil tiroideo, pruebas de función hepática, fentoina sódica en sangre, valproato en sangre, biometría hemática, química sanguínea, antidoping.	DSM-V y CIE
Guanajuato	IDEM	DSM-V y CIE
León	IDEM	DSM-V y CIE
Pénjamo	IDEM	DSM-V y CIE
Salamanca	IDEM	DSM-V y CIE
San Felipe	IDEM	DSM-V y CIE
San Miguel de Allende	IDEM	DSM-V y CIE
Valle de Santiago	IDEM	DSM-V y CIE

12) Guerrero.- reportó (anexo 13):

Guerrero (anexo 13)

PENAL	*PRUEBAS/ PROCEDIMIENTO*	*SISTEMA DE CLASIFICACIÓN*
CERESO Acapulco	Pruebas: Bender, HTP, Machover, Raven. Procedimiento: entrevista inicial y clínica, historia familiar, mini mental, pruebas proyectivas, inventario de depresión de Beck, CIE-10. Sin psiquiatra.	CIE-10
CERESO Chilpancingo	Pruebas: Bender, Machover, HTP, BaYrsit. Procedimiento: entrevista clínica semiestructurada, DSM-V. Sin psiquiatra.	DSM-V
CERESO Ometepec	Pruebas: Machover, bajo la lluvia, Bender, Raven. Procedimiento: planteamiento del problema, establecimiento de un plan, hipótesis, método inductivo-deductivo, observación, análisis y síntesis, interpretación y elaboración de los resultados, entrevista semiestructurada. Sin psiquiatra.	DSM-IV
CERESO Tlapa	Pruebas: HTP, Bender. Procedimiento: entrevista directa psicológica, aplicación de pruebas psicológicas. Sin psiquiatra.	DSM-IV

13) Hidalgo.- reportó que: "para llegar a estos diagnósticos el área médica, psicología y psiquiatría aplican la entrevista y la observación...En todos los penales se utiliza el CIE-10." (anexo 14).

14) Jalisco.- reportó que: "la Fiscalía de Reinserción Social informó que las pruebas psicométricas que se aplican son las siguientes: Bender, test del árbol, Machover, Barsit, Raven, test de los 16 factores de la personalidad, entrevista directa y DSM-V 5° edición." (anexo 15).

15) Estado de México.- reportó que: "las pruebas aplicadas a la población recluida en los centros preventivos y de readaptación social del Estado de México son: Bender, Raven, HTP, Machover, frases incompletas de Sacks, inventario de depresión de Beck, Barsit, test de colores de Lusher, 16 factores de Catell; psiquiátricamente se realiza una entrevista de la cual se obtiene la historia clínico-psiquiátrica en

base a la información que da el mismo paciente o el personal que lo cuida...El procedimiento psicológico es: entrevista al interno y familiares, integración de historia clínica; aplicación, calificación e interpretación de pruebas psicológicas, revisión del historial contenido en el expediente clínico-criminológico. Se usa el CIE-10 y el DSM." (anexo 16).

16) Michoacán.- no se pudo contactar pues no aparece ni en la Plataforma Nacional de Transparencia ni en Infomex.
17) Morelos.- reporto que (anexo 18):

Morelos (anexo 18)

PENAL	*PRUEBAS/ PROCEDIMIENTO*	*SISTEMA DE CLASIFICACIÓN*
CERESO Morelos	Pruebas: Bender, Machover, HTP, Barsit, Gilles Weil, Raven. Metodología: Entrevista, aplicación de pruebas y calificación de baterías.	DSM-IV
CERESO Femenil	Pruebas: Bender, Machover, HTP, Barsit, Gilles Weil, Raven, persona bajo la lluvia. Metodología: Estudio técnico de la personalidad.	DSM-IV
Cuautla	Pruebas: Bender, Machover, HTP, Barsit, Gilles Weil, Raven, persona bajo la lluvia. Metodología: Aplicación de baterías psicológicas, el método de entrevista clínica semiestructurada.	DSM-V
Jojutla	Pruebas: Raven, Bender, Machover, HTP, valoración psiquiátrica. Metodología: Entrevista, aplicación de pruebas psicológicas, valoración psiquiátrica.	DSM-IV
Jonacatepec	Pruebas: Bender, Machover, HTP, Barsit, Gilles Weil, Raven, persona bajo la lluvia. Metodología: Aplicación de baterías psicológicas.	DSM-IV

18) Nayarit.- reportó que: "no es posible remitir la información debido a que se considera información confidencial de acuerdo al artículo 82 de la ley de Transparencia y Acceso a la Información Pública del Estado de Nayarit". (anexo 19).

19) Nuevo León.- reportó que: "conforme a la información presentada por la Agencia de Administración Penitenciaria de la Secretaría de Seguridad Pública del Estado de Nuevo León, se le informa lo siguiente. Pruebas utilizadas en la batería del test: Bender, Machover, H.T.P., persona bajo la lluvia. Metodología: entrevista clínica psicológica, aplicación de pruebas psicológicas, interpretación de pruebas e integración del reporte psicodiagnóstico. El sistema de clasificación (DSM o CIE) es en base a la metodología". (anexo 20).

20) Oaxaca.- reportó (anexo 21):

Oaxaca (anexo 21)

PENAL	PRUEBAS/ PROCEDIMIENTO	SISTEMA DE CLASIFICACIÓN
Penitenciaria	Pruebas: Bender, Machover, 16 factores de la personalidad. Metodología: observación dirigida, entrevista clínica psicológica, aplicación de pruebas psicológicas.	DSM-IV-TR
Tuxtepec	Pruebas: persona bajo la lluvia, HTP, entrevista clínico psicológica. Metodología: test proyectivos, entrevistas clínicas psicológicas, observación de conducta.	DSM-IV
Tehuantepec	Pruebas: valoración psiquiátrica y psicológica, Machover. Metodología: entrevista clínica, observación de la conducta.	DSM-IV
Pochutla	Pruebas: Barsit, Bender, Machover, Sacks. Metodología: examen mental, rendimiento intelectual, rasgos de carácter, mecanismos de defensa, actitud social, adicciones, sexualidad, antecedentes familiares, dinámica de personalidad, impresión diagnostica, pronostico.	NINGUNO
Miahuatlán	Pruebas: Bender, Machover. Metodología: trastornos relacionados con sustancias, criterios para la dependencia de sustancias y abuso de las mismas.	DSM
Juchitán	Pruebas: Bender, Machover, Idare (rasgo-estado), Raven. Metodología: estudio clínico-criminológico, conductas parasociales, factor preparante, factor desencadenante, CIE-10.	DSM-IV y CIE-10
Etla	Pruebas: Bender, Machover, Beta III, 16 factores de personalidad. Metodología: entrevista inicial, examen mental, historia familiar, sintomatología y/o antecedentes heredofamiliares, pruebas psicológicas.	DSM-IV
Cuicatlán	Pruebas: Bender, Machover, Pierre Guilles Weil, entrevista clínica. Metodología: entrevista semiestructurada directa e indirecta, evaluación del área perceptomotora, examen mental, estudios de personalidad.	DSM o CIE
Juquila	Pruebas: Bender, Machover. Metodología: historia clínica, exploración física, entrevista, aplicación de pruebas psicológicas.	DSM-IV
C.I.E.P.PSI.	Pruebas: Bender, Machover, Pierre Guilles Weil, Barsit, Beta II-R. Metodología: entrevista clínica psicológica, estudio psicológico, DSM, descripción, evaluación y tratamiento de Vicente E. Caballo.	DSM-IV-TR
Huajuapan	Pruebas: test psicodiagnostico Gestalt (TPG), Machover, H.T.P., inventario clínico multiaxial Millon II, Sacks, Bender. Metodología: entrevista semiestructurada directa e indirecta, método fenomenológico, evaluación de área perceptomotora, examen mental, estudios de la personalidad.	DSM-V
Tanivet	Pruebas: entrevista clínica, entrevista de habilidades para la vida, escala para evaluar trastorno antisocial de la personalidad. Metodología: evaluación de funciones cognoscitivas, test de calificación de cartas de Wisconsin, Stroop, mini examen cognitivo (MEC).	MCMII-III, CEPER (evalúa personalidad antisocial), MMPI-2
D.E.M.A FISICOS	Pruebas: Bender, Machover, Raven, MMPI, entrevista psiquiátrica, estudio neurológico. Metodología: test de calificación de cartas de Wisconsin, Stroop, mini examen cognitivo (MEC).	DSM-IV

21) Órgano Administrativo Desconcentrado Prevención y Readaptación Social.-

reportó que: "conforme a lo informado por los Centros Federales de Readaptación Social, las pruebas psicológicas son: evaluación cognitiva Montreal, Bender, Beta-III, Machover, H.T.P., test del árbol, persona bajo la lluvia, MMPI-2, test de habilidades mentales primarias, Barsit, Raven, evaluación neuropsicológica breve (NEUROPSI), test domino, test de la familia, Sacks, test de Pierre Guilles Weil, cuestionario de factores de riesgo, Wonderlic, prueba para determinar el coeficiente intelectual Terman-Merril, test de factor G de Cattell, Wais, test de la autobiografía, test no verbal forma A. Exámenes psiquiátricos y pruebas médicas de laboratorio utilizadas para apoyar el diagnóstico: electroencefalograma, tomografía, entrevista clínica psiquiátrica, examen mental. Metodología: entrevista inicial, historia clínica, análisis de resultados psicométricos, observación clínica, observación psicopatológica, correlación interdisciplinaria, análisis mediante el DSM-V. Sistema de clasificación utilizado: DSM IV, DSM IV TR y DSM V, el uso de los manuales fue acorde a los periodos de ingreso en la población penitenciaria. Actualmente se utiliza el DSM V". (Anexo 22).

22) Puebla.- reportó (anexo 23):

Puebla (anexo 23)

CERESO	PRUEBAS PSICOLÓGICAS	EXÁMENES PSIQUIÁTRICOS	PROCEDIMIENTO	SISTEMA DE CLASIFICACIÓN
Puebla	HTP, persona bajo la lluvia, Test del árbol, Machover, Bender, SCID II (estudio de personalidad).	Valoración Psiquiátrica mediante interrogatorio-entrevista sobre estado mental, Diseño de Tratamiento Farmacológico.	Entrevista de ingreso por área psicológica, médica y psiquiátrica.	DSM-V Y CIE-10
Tepexi de Rodríguez	Bender, Machover, HTP, Beta II-R, persona bajo la lluvia, Barsit.	Entrevista clínica, Machover, Bender, Diagnostico por un Médico Psiquiatra.	Entrevista clínica, Análisis técnico psicológico del expediente, valoración diagnostica diferencial por un Médico Psiquiatra.	DSM-IV-TR
Cholula	Persona bajo la lluvia, Bender, Raven.	0	Evaluación y análisis del expediente, Evaluación, diagnostico, prevención y tratamiento de los trastornos.	DSM-V
Tehuacán	MCM-I-III Inventario clínico Multiaxial de Millón-III, IPDE cuestionario de evaluación del DSM-IV, Psicobiografía, Historia clínica, Entrevista semiestructurada, Anamnesis.	0	Mediante trabajo interdisciplinario con el área de trabajo social y jurídico se solicita al Hospital Psiquiátrico Rafael Serrano el Batan de la Ciudad de Puebla, seguimiento con un Psiquiatra.	CIE-10
Acatlán de Osorio	Bender, HTP, Sacks, Barsit.	0	Análisis del expediente único, entrevista directa semiestructurada con enfoque clínico y aplicación de batería psicológica.	DSM-V
Izúcar de Matamoros	Bender, Barsit, HTP.	0	Entrevistas psicológica semi-dirigida, Exploración de las dimensiones verbales y no verbales, terapia individual y grupal, observación interdisciplinaria.	DSM-V
Tepeaca	HTP, Bender, Persona bajo la lluvia, Entrevista directa, Análisis de expediente administrativo.	0	Entrevista directa, Análisis de expediente administrativo, Persona bajo la lluvia, Bender, HTP.	DSM-V Y CEPER
Tetela de Ocampo	Persona bajo la lluvia, Entrevista clínica estructurada y contextualizada al tipo de población general recluida.	0	Entrevista clínica estructurada, Registro de observación, Eventual aplicación del examen proyectivo, consenso con responsables de otras áreas de expertica técnica.	DSM-IV
Teziutlán	HTP, persona bajo la lluvia, test de la familia, Raven, Sacks.	0	Consulta de expediente administrativo, entrevista clínica semiestructurada, Información de la observación por parte del personal Técnico de Seguridad y Custodia.	DSM-IV o V
Tlatlauquitepec	Batería de Test para F60.2 Trastorno Antisocial de la Personalidad, Bender, Terman Merril, HTP.	0	Historia clínica, Consulta de expediente, Entrevista semiestructurada, Observación, Aplicación de batería psicológica, Método inductivo, Correlación interdisciplinaria, Exploración de la personalidad, Diagnóstico, Tratamiento y Seguimiento.	DSM-IV

Nota: el CERESO que informa "0", refiere no tener área psiquiátrica.

23) Querétaro.- reportó en su primera respuesta que: "no es procedente proporcionar la información solicitada, pues...la clasificación de la información como reservada...dicha información constituyen datos inherentes a la seguridad pública del Estado...con su difusión se obstruiría la difusión de los delitos...los datos médicos de los internos son confidenciales...por lo que el público no tendrá acceso a la información que en ellos se contenga". (anexo 24). Ante esta respuesta se manifestó inconformidad y mediante el recurso de revisión se especificó que la información que se pedía no podía tener el carácter de reservada ni de confidencial pues la información, además de no referirse a una persona física identificada o identificable, se refería solo a datos estadísticos, numéricos y genéricos con los que no es posible identificar a nadie y que los sujetos obligados para efectos de atender una solicitud de información, deben elaborar una versión pública en las que se testen las partes o secciones clasificadas, indicando su contenido de manera genérica (anexo 25). En la segunda respuesta respecto al recurso de revisión manifestó que: «los argumentos...vertidos por el recurrente no son suficientes para desvirtuar la fundamentación vertida en la respuesta de información...ni para justificar le sea brindada la información solicitada, pues aunque refiera bajo su muy particular punto de vista, que se trata de "*datos estadísticos, numéricos y genéricos*"...las disposiciones legales referidas justifican la negativa a proporcionar la información solicitada». (anexo 26).

24) Quintana Roo.- reportó (anexo 27):

Quintana Roo (anexo 27)

PENAL	***PRUEBAS/PROCEDIMIENTO***	***SISTEMA DE CLASIFICACIÓN***
CERESO Cancún	No cuenta con psiquíatra se realizan por psiquiatras externos. No cuentan con información del procedimiento.	Ninguno
CERESO Chetumal	Se realiza por psiquíatras externos: mini examen cognoscitivo (MEC-35), cuestionario de PFEIFFER, escala de comportamiento agitado de CORRIGAN, escala breve de evaluación psiquiátrica, escala de agresividad manifiesta, escala de evaluación INSIGHT. No cuentan con información del procedimiento.	DSM-IV y CIE-10

25) <u>San Luis Potosí</u>.- reportó (anexo 28):

San Luis Potosí (anexo 28)

PENAL	PRUEBAS/PROCEDIMIENTO	SISTEMA DE CLASIFICACIÓN
Delegación la Pila	Bender, Machover, persona bajo la lluvia, HTP, test de colores de Lüscher, Raven, cuestionarios de depresión y ansiedad de Beck, autobiografía. Consulta psiquiátrica. <u>Procedimiento</u>: pruebas aplicadas y entrevista, preguntas cara a cara, valoración de contenidos, perspectivas neurológicas, modelo cognitivo hemisférico cerebral, inteligencia emocional, entrevista abierta y dirigida, evaluación clínica por medio de la observación y la aplicación de test y escalas de evaluación psicológica.	DSM-V
Matehuala	IDEM	DSM-IV
Rioverde	IDEM	DSM-V
Cd. Valles	IDEM	DSM-V

26) <u>Sinaloa</u>.- reportó (anexo 29):

Sinaloa (anexo 29)

PENAL	PRUEBAS/ PROCEDIMIENTO	SISTEMA DE CLASIFICACIÓN
"Goros II" Los Mochis	Entrevista estructurada, batería de test, Bender, Machover, inventario de Beck (depresión y ansiedad), MMPI, 16 factores, inventario de rasgos temperamentales de Thurstone. <u>Procedimiento</u>: C.O.C cataloga a través de la batería de test en caso necesario se canaliza área médica.	DSM-V Y CIE-10
"Región del Évora" Angostura	Psiquíatra externo. <u>Procedimiento</u>: al ingresar valoración médica y en caso necesario se canaliza al psiquíatra de centro penitenciario "Aguaruto".	NINGUNO
"Aguaruto" Culiacán	Machover, HTP, Bender, CTP4, Chargoy. <u>Psiquiatría</u>: historia clínica completa, laboratoriales básicos. <u>Procedimiento</u>: al ingresar valoración e historia clínica.	DSM-IV Y CIE-10
"El Castillo" Mazatlán	Bender, bajo la lluvia, HTP, HTP4, Barsit, Raven, entrevista. <u>Procedimiento</u>: entrevista inicial, aplicación de pruebas psicométricas, diagnóstico y canalización psicológica o psiquiátrica para iniciar tratamiento.	DSM-IV Y DSM-V

27) <u>Sonora</u>.- reportó (anexo 30):

Sonora (anexo 30)

PENAL	PRUEBAS PSICOLÓGICAS	EXÁMENES PSIQUIÁTRICOS	PROCEDIMIENTO	SISTEMA DE CLASIFICACIÓN
Caborca	Machover, HTP, persona bajo la lluvia, Raven, Bender, 16 PF, MMPI, test de habilidades mentales, mini examen cognoscitivo.	Sin psiquiatra	Sin dato	Sin dato
Cd. Obregón	16 PF, Bender, Machover, mini examen cognoscitivo, Raven, MMPI, HTP.	Observación directa, somática y mental	Observación directa, somática y mental	DSM-I DSM-III DSM-IV DSM-V
Guaymas	Raven, Machover, Bender, 16 PF.	Sin psiquiatra	Sin dato	Sin dato
Hermosillo I	16 PF, Raven, Machover, HTP, persona bajo la lluvia, inventario de ansiedad de Beck.	MMPI, 16 PF.	Método científico deductivo	DSM-IV-TR CIE-10
Huatabampo	Bender, Raven, 16 PF, Machover, HTP.	Sin psiquiatra	Entrevista, observación, revisión de expediente.	DSM-IV DSM-V
Magdalena	Bender, Raven, HTP, 16 PF. (Pruebas propiedad del psicólogo).	Sin psiquiatra	Observación, entrevista médica y psicológica, historia clínica, entrevista del familiar, revisión de expediente clínico.	Ninguno
Navojoa	Bender, Machover, Raven, HTP, test de depresión mini mental, Raven, Machover, HTP, tes de colores de Lüscher, Sacks.	Sin psiquiatra	Observación, entrevista; aplicación, interpretación y calificación de técnicas e instrumentos, conclusiones, pronostico, intervención.	DSM-V
Nogales varonil	Historia clínica multimodal de Lazarus; historia clínica psicológica, criminológica y psiquiátrica, Machover, MMPI-2 valorando la escala de desviación psicopática, PCL de Hare, test Salamanca, PDQ4, Raven computarizado.		La batería de exámenes y entrevistas se aplica de forma personalizada (3 Hrs).	1) Para trastorno antisocial de la personalidad DSM-V. 2) Para trastorno disocial de la personalidad CIE-10. 3) Para psicopatía CIE-10 y PCL de Hare.
Nogales femenil	Pruebas digitales Machover, HTP, Raven, Sacks, Bender.	Sin psiquiatra pero apoya el de Nogales varonil	Sin dato	DSM-V
San Luis Rio Colorado	HTP, Raven, 16 PF, Bender. (Algunos sin validez por falta de vigencia).	Sin psiquiatra	Exploración física clínica, entrevista con paciente y con familiar, observación, revisión de expediente, historia clínica.	Se desconoce

28) Tabasco.- reportó (anexo 31):

Tabasco (anexo 31)

PENAL	PRUEBAS/PROCEDIMIENTO	SISTEMA DE CLASIFICACIÓN
Cárdenas	Pruebas: Raven, Beta III, Barsit, Bender, Machover, persona bajo la lluvia, HTP, test del árbol, MMPI. Procedimiento: presentación, entrevista, observación, aplicación de pruebas.	DSM-V
Creset	IDEM	DSM-V
Macuspana	IDEM	DSM-V

29) Tamaulipas.- reportó que: «la Subsecretaria de Ejecución de Sanciones y Reinserción Social en el Estado informó a esta unidad de Transparencia lo siguiente: Que en los centros de Ejecución de Sanciones del Estado de Tamaulipas *no existen personas privadas de la libertad* con los padecimientos de "*Trastorno Antisocial de la Personalidad*" y/o "*Trastorno Disocial de la Personalidad*" y/o "*Psicopatías*"». (anexo 32).

30) Tlaxcala.- reportó (anexo 33):

Tlaxcala (anexo 33)

PENAL	PRUEBAS/PROCEDIMIENTO	SISTEMA DE CLASIFICACIÓN
Centro de Reinserción social de Tlaxcala	Bender, HTP, 16 factores de personalidad.	DSM-IV
Centro de Reinserción Social Regional de Apizaco	Bender, HTP, 16 factores de personalidad.	DSM-IV

31) Veracruz.- reportó (anexo 34):

Veracruz (anexo 34)

PENAL	PRUEBAS/PROCEDIMIENTO	SISTEMA DE CLASIFICACIÓN
Chicontepec	Pruebas: Bender, Raven, Machover, escala de autoestima de Ronsenberg, mini examen cognoscitivo, MMPI-2 para evaluar psicopatía. Procedimiento: entrevista clínica, aplicación de pruebas psicológicas y psicométricas, DSM-IV.	DSM-IV-R
Tuxpan	IDEM	DSM-IV-R
Pacho Viejo	IDEM	DSM-IV-R
Amatlán de los Reyes	IDEM	DSM-IV-R
Jalacingo	IDEM	DSM-IV-R
Zongolica	IDEM	DSM-IV-R
Acayucan	IDEM	DSM-IV-R
Coatzacoalcos	IDEM	DSM-IV-R

32) Yucatán.- reportó que: "comunico que esta Autoridad Penitenciaria no cuenta con dicha información, toda vez que los referidos internos son canalizados al Hospital Psiquiátrico de Yucatán, donde se realizan todas las pruebas psicológicas y exámenes psiquiátricos que diagnostiquen sus médicos tratantes, por lo anterior, todos los instrumentos utilizados, procedimiento y/o metodología psicología o psiquiátrica obran en los archivos del Hospital Psiquiátrico del Estado de Yucatán". (anexo 35). En función de la respuesta anterior se procedió a solicitar la información a los Servicios de Salud de Yucatán; quien reportó: «en el hospital Psiquiátrico "Yucatán" contamos con una unidad de usuarios procesados la cual se encuentra en el área de hospitalización, en donde están en internamiento cinco usuarios que llevan algún proceso legal en su contra, los diagnósticos de dichas personas son los siguientes: esquizofrenia paranoide, trastorno afectivo bipolar, trastorno psicótico residual y trastorno psicótico de comienzo tardío inducido por alcohol u otras sustancias psicótropas,

esquizofrenia residual. Estos diagnósticos están clasificados de acuerdo con el sistema del CIE-10. Por lo que esta es la única información que esta institución puede proporcionar al Ciudadano, ya que no encontramos datos suficientes para responder los puntos...de dicha solicitud». (anexo 35 Bis).

33) Zacatecas.- reportó que: "al respecto me permito informar que las pruebas psicológicas o baterías de test que se utilizan son: Machover, Bender, Raven, persona bajo la lluvia...historial clínico y familiar del paciente...entrevistas, examen mental...DSM-V...en caso de requerir algún examen tangible para llegar a este diagnóstico, es posible el uso del Mini (Mini International Neuropsychiatric interview), el cual cuenta con un aparato para detección de dicho trastorno [Trastorno Antisocial de la Personalidad]". (anexo 36).

Conocer los procedimientos, pruebas psicológicas, exámenes psiquiátricos y qué sistema de clasificación diagnóstica se utilizaron para arribar a un diagnóstico permite establecer el grado de validez de éste; lo anterior cobra relevancia en el sentido que no todas las formas y procedimientos permiten llegar de manera fidedigna a un correcto diagnóstico, pues dependiendo de la técnica y/o procedimiento se estará midiendo en mayor o menor grado lo que se pretende medir.

2. Validez del diagnóstico de psicopatía derivado de una conducta delictiva en una muestra carcelaria

La validez en psicología es un concepto íntimamente ligado con las pruebas psicométricas y se refiere concretamente, a que, si realmente la prueba y/o instrumento mide lo que pretende medir; para establecer esto hay una serie de tipos de validez:

1) *Validez de Criterio*.- significa que el resultado que arroja el instrumento de medición se compara con un criterio externo que permita verificar que se midió lo que se pretendía; a través de obtener un coeficiente de correlación alto, entre el resultado de la medición y el criterio; se divide en *Validez Concurrente* y *Validez Predictiva*, en la primera el criterio se ubica en el presente y en la segunda se ubica en el futuro.
2) *Validez de Contenido*.- se refiere a que lo que se va a medir debe estar contenido en el instrumento.

3) Validez de Constructo.- significa que se debe establecer el grado de correlación entre los resultados de medir con el instrumento correspondiente dos constructos; entendiéndose que un constructo es un concepto abstracto; o sea, no empírico y por tanto no observable. Cuando un concepto no es observable se debe, para definirlo y medirlo, desarrollar una definición operacional que consiste en describir y establecer las operaciones o acciones que permiten inferirlo; también se debe diferenciar entre concepto y método pues el grado de correlación obtenido debe ser producto del concepto (constructo) y no de la forma de medir (método); se divide en *Validez Convergente* y *Validez Divergente o Discriminante*, la primera es cuando el coeficiente de correlación es alto y la segunda cuando éste es bajo.

Tenemos entonces que la *Validez* es un concepto del cual se pueden tener tres diferentes tipos de *Evidencia*; *Evidencia* relacionada con el criterio, con el contenido o con el constructo; y, la *Validez* de un instrumento de medición psicométrica se evalúa sobre la base de estos tipos de evidencia.

La validez junto al coeficiente de validez ligado a cada instrumento de medición psicométrica garantizan en mayor o menor grado, si se está midiendo ya no correctamente, sino lo que se está pretendiendo medir; en cuanto a qué tan correcta es la medición, concediendo que se está midiendo realmente lo que se pretende medir; cada instrumento tiene además un índice de confiabilidad que indica si el instrumento cada vez que mide lo hace de la misma forma; para el caso específico de la *Psicopatía* el instrumento que se considera más adecuado actualmente es la Escala de Psicopatía de Hare o "*Psychopathy Checklist*" (PCL) en sus distintas versiones; así mismo, aunque el MMPI-2 (Inventario Multifásico de la Personalidad Minnesota versión 2) en el perfil de escalas básicas su escala número 4 "DP" llamada "*Desviación Psicopática*" sirve en principio para valorar *Psicopatía*; y no obstante, que este último instrumento al contar con más de 40 años de investigación garantiza en general una adecuada validez y confiabilidad, al respecto de evaluar *Psicopatía* hay investigaciones que encontraron que la validez en varios de sus tipos en la escala "DP"; es pobre y cuestionable:

> La escala DP del MMPI-2...su consistencia interna, la homogeneidad de los ítems y la validez de contenido son pobres. Ambas facetas de su validez de criterio son también pobres. La validez discriminante y la validez convergente son cuestionables...La escala *DP* parece medir un constructo razonablemente estable; infelizmente la identidad de este

> constructo no está aún clara. Una cosa es evidente: la escala *DP* es una medida pobre del modelo bifactorial de la psicopatía[182]

Por otro lado; otras investigaciones sobre la misma cuestión han encontrado que para la evaluación de la *Psicopatía* con este instrumento, se mejora la validez si se combina la escala "DP" con la escala "Ma" (manía):

> En la matriz de correlación obtenida se destacan las significativas correlaciones entre las escala DP y la escala Ma (y su suma) y la puntuación total de la PCL-R...Estos hallazgos tienen aspectos coincidentes con previos y aspectos contrastantes con previos estudios revisados por Hare (Hare, 2003): en el presente estudio, si bien presentan el mismo signo, las correlaciones son notablemente más altas que las revisadas por Hare (Hare, 2003) y Moltó, Poy y Torrubia (Moltó et al. 2000)[183]

En este mismo sentido, y como ya también han mencionado otros autores, hay que destacar que las escalas del MMPI más relacionadas con el constructo teórico de *Psicopatía* asociado con la PCL-R, son, aparte de las escalas básicas de "*Desviación Psicopática*" y "*Manía*"; ya mencionadas, las escalas suplementarias de "*Antisocialidad*" y "*Cinismo*"; las investigaciones han encontrado que:

> Al elaborar el modelo multivariado de regresión logística se destaca que una combinación de escalas del MMPI 2 pronostica una amplia mayoría de los casos de psicopatía diagnosticados con la PCL-R, lo que también apoya la validez concurrente...Los resultados obtenidos son congruentes y respaldan la validez concurrente de la PCL R con el MMPI, en tanto éste aporte perfiles confiables.[184]

Todo lo anterior significa que si se utiliza el MMPI-2 como instrumento en el proceso de evaluar *Psicopatía*, el procedimiento debe incluir, además de verificar que el perfil obtenido con el instrumento es confiable, la combinación de las escalas mencionadas, pues en el caso de limitarse solo a la escala de "*Desviación Psicopática*"; el resultado, al carecer de la debida validez sería muy cuestionable.

Otros factores a considerar; además del instrumento de evaluación, para establecer parámetros que coadyuven a determinar la validez del diagnóstico y el posible etiquetamiento relacionados con el concepto de *Psicopatía*, son revisar la relación entre el número de internos totales y el número de diagnosticados

---

[182] Hart, S. D; Cox, D. N., y Hare, R. D. "Escala de Evaluación de la Psicopatía de Hare: versión de cribado"., pp. 74-75.

[183] Folino, Jorge O., y Mendicoa, Gastón., *ob. cit.*, pp. 49-50.

[184] Ídem.

así como que el Sistema de Clasificación Diagnostica utilizado éste en concordancia con el diagnóstico reportado; lo cual sobre la base de la información proporcionada por los Estados, se resume a continuación:

1) Aguascalientes.- reportó que: "no se cuenta con población recluida en ningún Centro de Reinserción Social en el Estado diagnosticada con trastorno antisocial de la personalidad y/o trastorno disocial de la personalidad y/o psicopatía." (anexo 2).

Aguascalientes (anexo 2)

PENAL	POBLACIÓN	DIAGNOSTICADOS
CERESO varonil Aguascalientes	760	0
CERESO varonil El Llano	388	0
CERESO femenil	94	0
TOTAL	1242	0

2) Baja California.- reportó (anexo 3 y 3 bis):

Baja California (anexo 3 y 3 bis)

PENAL	POBLACIÓN			DIAGNOSTICADOS			SISTEMA/METODO
	HOMBRES	MUJERES	TOTAL	H	M	PSTA[1]	
CERESO Mexicali	2725	169	2894	3	0	1	DSM-IV y CIE-10 PCL-R
CERESO Tijuana	3745	304	4049	0	0	-	
CERESO Ensenada	1060	63	1123	0	0	-	
CERESO El Hongo	3856	0	3856	45	0	21	DSM-IV y CIE-10 PCL-R
CERESO El Hongo II	752	0	752	27	0	-	DSM-IV y CIE-10
CTA Mexicali	35	1	36	0	0	-	
CTA Tijuana	34	1	35	3	0	-	NO REPORTO NINGUNO
CTA Ensenada	23	0	23	0	0	-	
TOTAL	12,230	538	12,768	78	0	22	

[1]Psicopatía.

Como se puede apreciar solo los CERESOS Mexicali y el Hongo utilizan un instrumento adecuado (PCL-R) para evaluar específicamente *Psicopatía* combinado con un sistema de Clasificación Diagnostica (CIE-10) que establece criterios más adecuados para este tipo de diagnóstico; se debe destacar que no obstante el número de diagnosticados con Psicopatía es muy pequeño con relación a la población.

3) Baja California sur.- reportó (anexo 4):

Baja California sur (anexo 4)

CERESO	POBLACIÓN			DIAGNOSTICADOS		SISTEMA/METODO
	H	M	TOTAL	H	M	
La Paz	705	58	763	15	0	DSM-IV y CIE-10 MMPI
Cd. Constitución	139	9	148	02	0	DSM-IV y CIE-10 MMPI
Loreto	28	0	28	0	0	-
Sta. Rosalía	163	1	164	0	0	-
San José del Cabo	444	0	444	18	0	DSM-IV y CIE-10 MMPI
TOTAL	1479	68	1547	35	0	

Por un lado, el reporte no es puntual en cuanto a las entidades diagnósticas, y aunque utilizan el MMPI, no especifican si es el 1 o el 2, pero en el caso de que fuera el 2, no están utilizando la combinación de escalas requeridas pues si fuera así estarían reportando también la PCL.

4) Campeche.- reportó (anexo 5):

Campeche (anexo 5)

CERESO	POBLACIÓN			DIAGNOSTICADOS				SISTEMA/ METODO
	HOMBRES	MUJERES	TOTAL	TAP[1]		TDP[2]		
				H	M	H	M	
San Francisco Kobén	1,072	43	1,115	13	1	2	0	CIE-10
Cd. del Carmen	307	15	322	0	0	0	0	ninguno
TOTAL	1,379	58	1,437	13	1	2	0	

[1]Trastorno Antisocial de la Personalidad. [2]Trastorno Disocial de la Personalidad.

Como se puede observar los diagnosticados con algún trastorno de la personalidad son pocos pero no queda en esto todo el problema, pues como ya se mencionó el diagnóstico de Trastorno Disocial corresponde al CIE mientras que el de Antisocial al DSM; aquí reportan 2 diagnósticos de Trastorno Disocial y 14 de Trastorno Antisocial de 16 diagnosticados a través del uso del CIE; lo cual sugiere una mala aplicación y uso del sistema diagnóstico; así mismo no se reporta ningún diagnóstico de *Psicopatía*.

5) <u>Ciudad de México</u>.- la Subsecretaria del Sistema Penitenciario de la CDMX reportó (anexo 6 bis):

CDMX (anexo 6 bis)

<table>
<tr><th>PENAL</th><th>POBLACIÓN</th><th>DIAGNOSTICADOS</th><th>SISTEMA/METODO</th></tr>
<tr><td>Reclusorio Preventivo Varonil Norte</td><td>8,987</td><td rowspan="13">La Secretaria de Salud de la CDMX responde: "no es posible proporcionar la información que requiere, toda vez que no se encuentra en los acervos de esta Secretaria procesada con esas variables". (anexo 6)</td><td rowspan="13">La Secretaria de Salud de la CDMX responde: «se utilizan indistintamente uno y otro, ya que, los criterios generales que definen a los trastornos de personalidad son básicamente los mismos en el CIE-10 y en el DSM. Lo que en el sistema de clasificación DSM se le llama Trastorno de Personalidad Antisocial, en el sistema CIE se le llama Trastorno Disocial de la Personalidad. En cuanto al término "Psicopatía" al no constituir un trastorno per se, no se encuentra en ninguno de los sistemas de clasificación (DSM, y CIE)». (anexo 6).</td></tr>
<tr><td>Reclusorio Preventivo Varonil Oriente</td><td>10,700</td></tr>
<tr><td>Reclusorio Preventivo Varonil Sur</td><td>4,701</td></tr>
<tr><td>Penitenciaria del DF (Varonil)</td><td>2,707</td></tr>
<tr><td>Centro de Readaptación Social Varonil Santa Martha</td><td>1,975</td></tr>
<tr><td>Centro Varonil de Rehabilitación Psicosocial</td><td>275</td></tr>
<tr><td>Centro de Ejecución de Sanciones Penales Varonil Norte</td><td>178</td></tr>
<tr><td>Centro de Ejecución de Sanciones Penales Varonil Oriente</td><td>174</td></tr>
<tr><td>Institución Abierta "Casa de Medio Camino" Sur</td><td>31</td></tr>
<tr><td>Centro Varonil de Seguridad Penitenciaria I</td><td>234</td></tr>
<tr><td>Centro Varonil de Seguridad Penitenciaria II</td><td>197</td></tr>
<tr><td>Centro Femenil Santa Martha</td><td>1,385</td></tr>
<tr><td>Centro Femenil de Readaptación Social (Tepepan)</td><td>209</td></tr>
<tr><td>TOTAL</td><td>31,753</td></tr>
</table>

Por la respuesta obtenida se puede ver por un lado que existe una confusión y desconocimiento signados por el hecho de equiparar los criterios y diagnósticos del DSM y el CIE; lo cual no es así, "pues como ya se citó los criterios de uno se basan en conductas y los del otro en características psíquicas y de personalidad"; y por el otro que se descarta a la *Psicopatía* como un diagnóstico viable pues al no encontrarse enlistado en ninguno de los sistemas de clasificación se considera que no constituye un trastorno *per se*; no obstante, que como ya se expuso: "hay investigaciones que demuestran que la psicopatía sí existe y que al margen de los sistemas de clasificación se le puede evaluar de manera confiable".

6) <u>Coahuila</u>.- la Comisión Estatal de Seguridad reportó que: "la información solicitada se considera confidencial...pero en aras de la transparencia se brinda la siguiente información: total de población en los penales del Estado es de 2077 hombres y 101 mujeres en cuanto a la población diagnosticada con Trastorno Antisocial de la Personalidad y/o Trastorno Disocial de la Personalidad y/o Psicopatía el total es de 193". (anexo 7).
Con base a las pruebas y procedimientos reportados se puede presuponer; que, si existen en esta cifra de 193, diagnósticos de *Psicopatía*, el procedimiento no es el idóneo, por lo que esos diagnósticos serían cuestionables.

7) <u>Colima</u>.- reportó (anexo 8):

Colima (anexo 8)

PENAL	POBLACIÓN			DIAGNOSTICADOS						SISTEMA/METODO
	HOMBRES	MUJERES	TOTAL	TAP[1]		TDP[2]		PSTA[3]		
				H	M	H	M	H	M	
CERESO Colima	1,629	112	1,741	10	0	0	0	0	0	CIE-10
CERESO Manzanillo	523	0	523	07	0	0	0	04	0	DSM-IV DSM-V CIE-10
Reclusorio Preventivo Tecomán	131	01	132	71	1	50	0	10	0	DSM-IV
TOTAL	**2,283**	**113**	**2,396**	**88**	**1**	**50**	**0**	**14**	**0**	

[1]Trastorno Antisocial de la Personalidad. [2]Trastorno Disocial de la Personalidad. [3]Psicopatía.

Aunque reportan individuos diagnosticados en los tres diagnósticos posibles en relación a la conducta antisocial para el diagnóstico de *Psicopatía* que es el que para el caso es de nuestro interés no reportan (anexo 8) ningún instrumento específico como el MMPI o el PCL lo cual aparte de derivar en que este diagnóstico sea bastante cuestionable en cuanto a su validez, provoca que no se pueda dejar de señalar que solo el .59% de individuos fue diagnosticado con *Psicopatía* proporción que al ser menor al 1% es muy pequeña en relación a la población total.

8) Chiapas.- reportó que: "la población penitenciaria masculina es de 4,135 y la femenina 176 dando como total de población recluida 4,311 en cuanto a la demás información y datos solicitados manifestó que no existe registro en los términos solicitados." (anexo 9).

9) Chihuahua.- reportó: "se advierte que la información solicitada es de libre acceso al público, por lo que resulta procedente el acceso a la misma, quedando a disposición del solicitante en: Edificio de la Fiscalía General del Estado de Chihuahua, segundo piso. Avenida Vicente Guerrero número 616. Colonia Centro en la ciudad de Chihuahua, Chihuahua. El horario de labores es de las 9:00 a las 15:00 horas de lunes a viernes. De igual forma, se pone a su disposición el número de teléfono (614) 4 29 33 00, extensiones 11454 y 11326, así como el correo: uifgech@gmail.com para que, si usted lo desea, se ponga en contacto con el personal de ésta Unidad de Transparencia." (anexo 10). No negaron la información, pero no se pudo acceder a ella por el impedimento de la distancia; ya que se puso a disposición *in situ*.

10) Durango.- reportó (anexo 11):

Durango (anexo 11)

PENAL	POBLACIÓN			DIAGNOSTICADOS		SISTEMA/METODO
				TAP[1]		
	HOMBRES	MUJERES	TOTAL	H	M	
CERESO 1	2,383	162	2,545	0	0	DSM-IV
CEDIRESO 1	98	8	106	01	0	
CEDIRESO 2	184	15	199	0	0	
TOTAL	2,665	185	2,850	01	0	

[1] Trastorno Antisocial de la Personalidad.

Solo existe un diagnosticado como Trastorno Antisocial de la Personalidad derivado del uso del DSM-IV el cual define sus criterios para este diagnóstico a partir de conductas y como ya se explicó las conductas antisociales no son definitorias de un trastorno.

11) Guanajuato.- reportó (anexo 12):

Guanajuato (anexo 12)

PENAL	POBLACIÓN	DIAGNOSTICADOS TAP[1] H	DIAGNOSTICADOS TAP[1] M	SISTEMA/ METODO
Acámbaro	Inf. Reservada	2	0	DSM-V y CIE
Celaya	IDEM	0	0	
Guanajuato	IDEM	12	1	
Irapuato	IDEM	0	0	
León	IDEM	17	3	
Pénjamo	IDEM	11	0	
Salamanca	IDEM	4	0	
San Felipe	IDEM	4	0	
San Miguel de Allende	IDEM	9	0	
Valle de Santiago	IDEM	52	6	
TOTAL	-	111	10	

[1]Trastorno Antisocial de la Personalidad.

12) Guerrero.- reportó (anexo 13):

Guerrero (anexo 13)

PENAL	POBLACIÓN			DIAGNOSTICADOS TAP[1]		SISTEMA/ METODO
	HOMBRES	MUJERES	TOTAL	H	M	
Acapulco	2,034	114	2,146	200	15	CIE-10
Arcelia	52	06	58	0	0	NO REPORTADO
Ayutla	93	0	93	0	0	NO REPORTADO
Coyuca de Catalán	96	06	102	0	0	NO REPORTADO
Chilapa	133	08	141	0	0	NO REPORTADO
Chilpancingo	852	74	928	75	05	DSM-V
Iguala	398	28	426	0	0	NO REPORTADO
La Unión	126	07	133	0	0	NO REPORTADO
Ometepec	125	04	129	03	0	DSM-IV
San Luis Acatlán	67	0	67	0	0	NO REPORTADO
Taxco	82	06	88	0	0	NO REPORTADO
Tecpan	133	13	146	0	0	NO REPORTADO
Teloloapan	57	02	59	0	0	NO REPORTADO
Tlapa	209	08	217	0	0	DSM-IV
Zihuatanejo	124	08	132	0	0	NO REPORTADO
TOTAL	4,581	284	4,865	278	20	

[1]Trastorno Antisocial de la Personalidad.

El sistema de clasificación CIE diagnostica Trastorno Disocial no Antisocial por lo que el diagnostico reportado para el penal de Acapulco es cuestionable; por otro lado, no reportan diagnósticos de *Psicopatía*.

13) Hidalgo.- reportó que (anexo 14):

Hidalgo (anexo 14)

PENAL	POBLACIÓN			DIAGNOSTICADOS		SISTEMA/ METODO
	H	M	TOTAL	H	M	
Actopan	155	7	162	0	0	CIE-10
Apan	48	8	56	0	0	
Huasteca Hidalguense	276	13	289	0	0	
Huichapan	71	5	76	0	0	
Ixmiquilpan	139	10	149	0	0	
Jacala	82	2	84	0	0	
Mixquiahuala	65	5	70	0	0	
Molango	152	4	156	0	0	
Pachuca	1242	126	1368	01*	0	
Tenango de Doria	123	11	134	0	0	
Tula de Allende	511	41	552	0	0	
Tulancingo	479	37	516	0	0	
Atotonilco	25	1	26	0	0	
Metztitlán	16	0	16	0	0	
Tizayuca	95	11	106	0	0	
Zacualtipan	20	0	20	0	0	
Zimapan	10	0	10	0	0	
TOTAL	3509	281	3790	01	0	

*No especifican el diagnóstico.

14) Jalisco.- en relación a los diagnósticos de Trastorno Antisocial de la Personalidad y/o Trastorno Disocial de la Personalidad y/o Psicopatía reportó que: "la Fiscalía de Reinserción Social manifestó que después de una minuciosa y exhaustiva búsqueda de la información pretendida, no se contó con una base de datos, que cumpla con las especificaciones que el solicitante de la información refiere...Ello en razón de que no se captura en los términos y forma solicitados...emitió la correspondiente Declaratoria de Inexistencia de Información en las bases de datos y archivos de este sujeto obligado...y de la cual se llevó a cabo una búsqueda exhaustiva". (anexo 15).

15) Estado de México.- reportó que (anexo 16):

Estado de México (anexo 16)

PENAL	POBLACIÓN			DIAGNOSTICADOS TAP[1]		SISTEMA/ METODO
	H	M	TOTAL	H	M	
Ecatepec	4,173	219	4,392	120	04	DSM
Nezahualcóyotl Bordo	3,991	199	4,190	112	03	
Tlalnepantla	3,379	166	3,545	116	03	
Almoloya de Juárez	3,153	317	3,470	187	34	
Chalco Mixquic	2,706	158	2,864	26	-	
Cuautitlán	1,103	89	1,192	113	11	
Texcoco	969	82	1,051	28	-	
Otumba Tepachico	1,004	-	1,004	450	-	
Tenango del Valle	875	1	876	54	-	
Tenancingo	489	19	508	07	-	
Zumpango	413	31	444	13	-	
Valle de Bravo	377	-	377	17	-	
Ixtlahuaca	345	23	368	13	-	
Jilotepec	301	12	313	116	02	
Sultepec	257	3	260	18	-	
Temascaltepec	218	24	242	14	1	
El Oro	217	08	225	07	-	
Nezahualcóyotl Sur	-	191	191	-	06	
Nezahualcóyotl Norte	49	-	49	13	-	
Penitenciaría Modelo	170	-	170	13	-	
Lerma	147	-	147	10	-	
Otumba	-	83	83	-	13	
TOTAL	24,336	1,625	25,961	1,447	77	

[1]Trastorno Antisocial de la Personalidad.

Como se ha venido mencionando el diagnostico de Trastorno Antisocial de la Personalidad se emite a partir de un criterio conductual y las conductas no definen un Trastorno; así mismo no se reporta ningún diagnóstico de *Psicopatía*.

16) Michoacán.- no se pudo contactar pues no aparece ni en la Plataforma Nacional de Transparencia ni en Infomex.
17) Morelos.- reportó que (anexo 18):

Morelos (anexo 18)

PENAL	POBLACIÓN			DIAGNOSTICADOS				SISTEMA/ METODO
	HOMBRES	MUJERES	TOTAL	TAP[1]		PSTA[2]		
				H	M	H	M	
CERESO Morelos	2,613	0	2,613	167	0	-	-	DSM-IV
CERESO Femenil	0	116	116	0	14	-	01	DSM-IV
Cuautla	338	32	370	02		-	-	DSM-V
Jojutla	29	215	244	08	01	-	-	DSM-IV
Jonacatepec	96	0	96	04	-	-	-	DSM-IV
TOTAL	3,076	363	3,439	-	-	-	01	

[1]Trastorno Antisocial de la Personalidad. [2]Psicopatía.

Aunque reportan a una persona del sexo femenino diagnosticada con *Psicopatía*; podemos considerar totalmente inválido este diagnóstico, pues por un lado manifiestan que el Sistema de Clasificación Diagnostica es el DSM-IV, donde, los criterios diagnósticos para este tipo de trastorno están basados en características conductuales y no de personalidad; y, por otro lado, no reportan haber utilizado ni la PCL, ni el MMPI y ni el CIE los cuales son más acordes con este tipo de diagnóstico.

18) Nayarit.- reportó que (anexo 19): "no es posible remitir la información debido a que se considera información confidencial".

19) Nuevo León.- reportó que (anexo 20):

Nuevo León (anexo 20)

CERESO	POBLACIÓN			DIAGNOSTICADOS[1]		SISTEMA/ METODO
	HOMBRES	MUJERES	TOTAL	HOMBRES	MUJERES	
Topo Chico	2,776	431	3,207	0	0	Reporta que: "en base a la metodología".
Apodaca	1,916*		1,916	06*		
Cadereyta	2,081*		2,081	0*		
TOTAL	-	-	7,204	-	-	

*No especifica sexo. [1]No especifica diagnóstico.

Al no especificar metodología específica ni tipo de diagnóstico los 6 diagnósticos que reportan son bastante cuestionables.

20) Oaxaca.- reportó (anexo 21):

Oaxaca (anexo 21)

PENAL	POBLACIÓN H	POBLACIÓN M	POBLACIÓN TOTAL	DIAGNOSTICADOS TAP[1] o TDP[2] o PSTA[3] H	DIAGNOSTICADOS TAP[1] o TDP[2] o PSTA[3] M	SISTEMA/ METODO
Penitenciaria	1,022	0	1,022	24	-	DSM-IV-TR
Tuxtepec	267	0	267	02	-	DSM-IV
Tehuantepec	395	05	400	02	-	DSM-IV
Pochutla	265	0	265	06	-	NINGUNO
Miahuatlán	448	0	448	01	-	DSM
Módulo	39	0	39	-	-	-
Matías Romero	190	0	190	01	-	-
Juchitán	169	0	169	02	-	DSM-IV
Etla	278	0	278	181	-	DSM-IV
Cuicatlán	188	0	188	07	-	DSM o CIE
Cosolapa	102	0	102	-	-	-
Juquila	160	0	160	04	-	DSM-IV
C.I.E.P.PSI.	98	0	98	14	-	DSM-IV-TR
Huajuapan	59	0	59	12	-	DSM-V
Tlaxiaco	50	0	50	-	-	-
Tanivet	0	189	189	-	02	MCMII-III, CEPER, MMPI-2
D.E.M.A FISICOS	49	04	53	19	02	DSM-IV
TOTAL	3,778	198	3,976	275	04	

[1]Trastorno Antisocial de la Personalidad. [2]Trastorno Disocial de la Personalidad. [3]Psicopatía.

Aunque lo reportado no define el diagnostico específico en la mayoría de los centros la población diagnosticada es baja en relación al total; no obstante que en el penal de Etla la población diagnosticada rebasa el 50% la objeción al diagnóstico se daría en el hecho de que se utiliza el DSM-IV el cual se basa en conductas y estas no son definitorias de un trastorno; por otro lado a pesar de que Cuicatlán utiliza el CIE y Tanivet el MMPI-2 y de ambas formas los diagnósticos obtenidos estarían más del lado de una *Psicopatía* para diagnosticarla no se está utilizando la metodología específica; en cuanto a todos los demás centros, por la metodología utilizada un buen diagnóstico de *Psicopatía* no puede estar presente.

21) Órgano Administrativo Desconcentrado Prevención y Readaptación Social.- reportó (anexo 22 y 22 Bis):

Órgano Administrativo Desconcentrado Prevención y Readaptación Social (anexo 22 y 22 bis)

PENAL	POBLACIÓN			DIAGNOSTICADOS						SISTEMA/METODO
	H	M	TOTAL	TAP[1]		TDP[2]		PSTA[3]		
				H	M	H	M	H	M	
CEFERESO 1 Altiplano	800	0	800	189	0	0	0	0	0	Reporto: "DSM IV, DSM IV TR y DSM V, el uso de los manuales fue acorde a los periodos de ingreso en la población penitenciaria. Actualmente se utiliza el DSM V". MMPI-2.
CEFERESO 2 Occidente	1,032	0	1,032	123	0	0	0	0	0	
CEFERESO 3 Noreste	-	-	-	0	0	0	0	0	0	
CEFERESO 4 Noroeste	2,830	0	2,830	588	0	0	0	1	0	
CEFERESO 5 Oriente	2,543	0	2,543	261	0	0	0	0	0	
CEFERESO 6 Sureste	391	0	391	45	0	0	0	0	0	
CEFERESO 7 Nor-Noroeste	414	0	414	19	0	0	0	0	0	
CEFERESO 8 Norponiente	627	0	627	119	0	0	0	0	0	
CEFERESO 9 Norte	817	0	817	48	0	0	0	0	0	
CEFERESO 11 CPS Sonora	2,257	0	2,257	2103	0	3	0	116	0	
CEFERESO 12 CPS Guanajuato	2,364	0	2,364	116	0	0	0	0	0	
CEFERESO 13 CPS Oaxaca	2,030	0	2,030	125	0	0	0	0	0	
CEFERESO 14 CPS Durango	2,458	0	2,458	311	0	0	0	40	0	
CEFERESO 15 CPS Chiapas	2,023	0	2,023	201	0	0	0	0	0	
CEFERESO 16 CPS Morelos (Femenil)	0	1,260	1,260	0	104	0	0	0	0	
CEFEREPSI	270	0	270	54	0	0	0	0	0	
Complejo Penitenciario Islas Marías (CEFERESO Morelos)	979	22	1,001	554	0	0	0	0	0	
Complejo Penitenciario Islas Marías (Bugambilias)				58	1	0	0	0	0	
Complejo Penitenciario Islas Marías (Aserradero)				173	0	0	0	0	0	
Complejo Penitenciario Islas Marías (Laguna del Toro)				155	0	0	0	0	0	
TOTAL	21,835	1,282	23,117	5,242	105	03	0	157	0	

[1]Trastorno Antisocial de la Personalidad. [2]Trastorno Disocial de la Personalidad. [3]Psicopatía.

El alto número de diagnosticados como Trastorno Antisocial de la Personalidad se entiende porque el sistema de Clasificación utilizado es el DSM el cual se basa para este diagnóstico en criterios conductuales pero ya se ha explicado que las conductas Antisociales no son definitorias de un Trastorno; en cuanto a los otros dos tipos de diagnóstico reportados estos son dudosos pues no se reporta ningún método ni Sistema de Clasificación Diagnóstica del cual pueda derivarse éste tipo de diagnósticos; para el caso concreto de los CEFERESOS 4, 11 y 14 que específicamente reportan *psicopatía*; este diagnóstico es cuestionable porque no utilizan el CIE, y aunque si utilizan el MMPI-2, la validez en este instrumento; basándose solo en la escala de "*Desviación Psicopática*", como ya se explicó, es muy baja, por lo que este diagnóstico es muy cuestionable (si tuvieran conocimiento de las escalas del instrumento que deben combinarse para obtener la validez necesaria para diagnosticar *Psicopatía* estarían reportando también la PCL).

Mención aparte merece el CEFERESO 11 CPS Sonora pues de una población total de 2,257 tiene diagnosticados a 2,222 individuos (2,103 con TAP, 3 con TDP y 116 con PSTA); es decir, 35 de 2,222 no tienen diagnóstico, los de TAP por el sistema de clasificación utilizado aunque cuestionables pueden estar justificados pero los de TDP y PSTA son bastante cuestionables pues no se reporta metodología específica para el caso; así mismo este centro manifiesta una alta tendencia a diagnosticar lo cual podría estar mostrando una alta perspectiva clínica con base en un modelo medico positivista.

22) Puebla.- reportó (anexo 23):

Puebla (anexo 23)

CERESO	POBLACIÓN			DIAGNOSTICADOS*		SISTEMA/ METODO
	H	M	TOTAL	H	M	
PUEBLA	2991	271	3262	7	0	DSM-V y CIE-10
TEPEXI DE RODRÍGUEZ	794	0	794	281	0	DSM-IV-TR
CIUDAD SERDÁN	242	26	268	-	-	-
CHOLULA	527	25	552	56	3	DSM-V
HUAUCHINANGO	278	23	301	-	-	-
TEHUACÁN	448	28	476	149	19	CIE-10
ACATLÁN DE OSORIO	89	4	93	11	2	DSM-V
ATLIXCO	194	11	205	-	-	-
CHIAUTLA DE TAPIA	35	2	37	-	-	-
CHIGNAHUAPAN	49	2	51	-	-	-
HUEJOTZINGO	256	14	270	-	-	-
IZÚCAR DE MATAMOROS	159	15	174	9	2	DSM-V
LIBRES	42	1	43	-	-	-
TECALI DE HERRERA	44	0	44	-	-	-
TECAMACHALCO	102	2	104	-	-	-
TEPEACA	237	21	258	34	0	DSM-V y CEPER
TETELA DE OCAMPO	43	0	43	2	0	DSM-IV
TEZIUTLÁN	91	6	97	10	0	DSM-IV o V
TLATLAUQUITEPEC	42	3	45	3	0	DSM-IV
XICOTEPEC DE JUÁREZ	122	1	123	-	-	-
ZACAPOAXTLA	72	5	77	-	-	-
ZACATLÁN	129	7	136	1	0	-
Total	6986	467	7453	563	26	

*No especifica diagnóstico.

Aunque no se especifica el tipo de diagnóstico para el caso de los CERESOS Puebla y Tehuacán al reportar al CIE-10 podría darse el caso de que algunos de los diagnósticos tendieran a Psicopatía; en cuanto a Tepeaca, aunque reporta un instrumento que contiene una escala que evalúa personalidad antisocial (CEPER) éste tiende a características conductuales y no de personalidad; en todo caso para ambas situaciones un diagnóstico de Psicopatía es bastante cuestionable.

23) Querétaro.- reportó que: "no era procedente proporcionar la información solicitada porque estaba clasificada como reservada y confidencial al recurso de revisión contesto lo mismo". (anexos 24, 25 y 26).

24) Quintana Roo.- reportó (anexo 27):

Quintana Roo (anexo 27)

PENAL	POBLACIÓN			DIAGNOSTICADOS TAP[1] o TDP[2]		SISTEMA/ METODO
	H	M	TOTAL	H	M	
CERESO Cancún	1,694	84	1,778	04	01	NINGUNO
CERESO Chetumal	864	52	916	15	02	DSM-IV y CIE-10
Centro de Retención de Solidaridad	614	19	633	0	0	-
Centro de Retención de Cozumel	118	08	126	0	0	-
Centro de Retención de Felipe Carrillo Puerto	61	01	62	0	0	-
Centro de Retención de Isla Mujeres	05	0	05	0	0	-
TOTAL	3,356	164	3,520	19	03	

[1]Trastorno Antisocial de la Personalidad. [2]Trastorno Disocial de la Personalidad.

Solo reportan dos tipos de diagnósticos los cuales son congruentes con el sistema de clasificación que se utiliza; en cuanto a la *Psicopatía* ni la reportan como opción diagnostica ni es un diagnóstico viable a partir de los criterios utilizados.

25) San Luis Potosí.- reportó (anexo 28):

San Luis Potosí (anexo 28)

PENAL	POBLACIÓN			DIAGNOSTICADOS						SISTEMA/ METODO
				TAP[1]		TDP[2]		PSTA[3]		
	H	M	TOTAL	H	M	H	M	H	M	
Delegación la Pila	1,416	59	1,475	298	27	0	0	0	0	DSM-V
Matehuala	164	10	174	28	0	0	0	0	0	DSM-IV
Rioverde	287	11	298	14	04	0	0	0	0	DSM-V
Tamazunchale	95	05	100	0	0	0	0	0	0	-
Tancanhuitz	138	03	141	0	0	0	0	0	0	-
Cd. Valles	368	14	382	135	03	0	0	0	0	DSM-V
TOTAL	2,468	102	2,570	475	34	0	0	0	0	

[1]Trastorno Antisocial de la Personalidad. [2]Trastorno Disocial de la Personalidad. [3]Psicopatía.

El diagnóstico de TAP está justificado por el sistema de clasificación que se utiliza; por otro lado, no reportan ningún diagnóstico de Trastorno Disocial o de *Psicopatía*, los cuales debido al sistema utilizado no estarían justificados.

26) Sinaloa.- reportó (anexo 29):

Sinaloa (anexo 29)

PENAL	POBLACIÓN			DIAGNOSTICADOS*		SISTEMA/ METODO
	H	M	TOTAL	H	M	
"Goros II" Los Mochis	1,304	42	1,346	338	8	DSM-V, CIE-10, MMPI
"Región del Évora" Angostura	87	03	90	03	0	NINGUNO
"Aguaruto" Culiacán	2,374	67	2,441	30	10	DSM-IV CIE-10
"El Castillo" Mazatlán	1,454	80	1,534	22	01	DSM-IV DSM-V
TOTAL	5,219	192	5,411	393	19	

*No especifica diagnóstico.

Aunque no especifica el tipo de diagnóstico los sistemas de Clasificación Diagnostica reportados justifican los diagnósticos de Trastorno Antisocial y Disocial de la Personalidad, en el caso de la *Psicopatía*; un posible diagnóstico por parte del penal Goros II, aunque posiblemente válido pues reporta el MMPI sería cuestionable.

27) Sonora.- reportó (anexo 30):

Sonora (anexo 30)

PENAL	POBLACIÓN			DIAGNOSTICADOS TAP*		SISTEMA/ METODO
	H	M	TOTAL	H	M	
Agua Prieta	302	04	306	0	0	-
Caborca	279	0	279	01	0	MMPI
Cd. Obregón	1,213	86	1,299	16	0	DSM-I DSM-III DSM-IV DSM-V MMPI
Guaymas	498	25	523	04	0	-
Hermosillo I	2,627	74	2,701	30	08	DSM-IV-TR CIE-10 MMPI
Hermosillo II	506	0	506	0	0	Se desconoce
Huatabampo	183	05	188	71	05	DSM-IV DSM-V
Magdalena	76	0	76	04	0	Ninguno
Navojoa	216	0	216	08	0	DSM-V
Nogales varonil	1,093	0	1,093	148	0	1) Para trastorno antisocial de la personalidad DSM-V. 2) Para trastorno disocial de la personalidad CIE-10. 3) Para psicopatía CIE-10, PCL de Hare y escala de Desviación Psicopática del MMPI-2.
Nogales femenil	0	105	105	0	01	DSM-V y apoyo del psiquiatra del varonil
Puerto Peñasco	136	02	138	0	0	-
San Luis Rio Colorado	555	34	589	01	02	Se desconoce
TOTAL	7,684	335	8,019	283	16	

*Trastorno Antisocial de la Personalidad.

Aunque en el reporte manifiestan que el diagnóstico de los internos es de Trastorno Antisocial de la Personalidad por el sistema utilizado en la mayoría de los casos solo quedan justificados diagnósticos de Trastorno Antisocial o de Disocial de la Personalidad; para el caso del penal Nogales Varonil por el sistema que informan se puede decir sin temor a equivocarse que en este lugar comprenden y realmente hacen diferencia en los diagnósticos en función del método y sistema empleado, por tal razón se le pidió a este penal especificara el diagnóstico de cada uno de los 148 que reportaba a lo cual respondió (anexo 30-Bis): "con Trastorno Antisocial de la Personalidad son 10 internos...con Trastorno Disocial de la Personalidad son 130 internos...con *Psicopatía* son 8 internos"; lo cual muestra que utilizando un procedimiento más adecuado como es el PCL la correlación entre *Psicopatía* y conducta delictiva; como ya se hizo referencia: "es baja".

28) Tabasco.- reportó (anexo 31):

Tabasco (anexo 31)

PENAL	POBLACIÓN			DIAGNOSTICADOS TAP[1] o TDP[2] o PSTA[3]		SISTEMA/ METODO
	H	M	TOTAL	H	M	
Cárdenas	443	29	472	08	0	DSM-V, MMPI
Centla	32	01	33	-	-	-
Creset	1,973	116	2,089	03	0	DSM-V, MMPI
Comalcalco	460	17	477	-	-	-
Cunduacán	57	0	57	-	-	-
Huimanguillo	313	08	321	-	-	-
Macuspana	179	08	187	04	0	DSM-V, MMPI
Tacotalpa	45	0	45	-	-	-
Tenosique	196	05	201	-	-	-
TOTAL	3,698	184	3,882	15	0	

[1]Trastorno Antisocial de la Personalidad. [2]Trastorno Disocial de la Personalidad. [3]Psicopatía.

Aunque en su reporte no especifican el tipo de diagnóstico se puede inferir a juzgar por el Sistema de Clasificación Diagnostica utilizado (DSM-V) que si especificara diagnóstico y el sistema de clasificación ha sido bien utilizado éste sería de "Trastorno Antisocial de la Personalidad"; no se omite destacar que si el diagnóstico fuera de Trastorno Disocial o de *Psicopatía* estos serían cuestionables pues del sistema reportado no se pueden derivar estos diagnósticos incluso en los casos que se reportó el MMPI.

29) Tamaulipas.- reportó que (anexo 32):

Tamaulipas (anexo 32)

PENAL	POBLACIÓN			DIAGNOSTICADOS	SISTEMA/ METODO
	H	M	TOTAL		
Nuevo Laredo	1,077	59	1,136	Reporto: Que en los centros de Ejecución de Sanciones del Estado de Tamaulipas *no existen personas privadas de la libertad* con los padecimientos de "TAP[1]" y/o "TDP[2]" y/o "PSTA[3]"». (Anexo 32).	
Reynosa	1,626	70	1,696		
Matamoros	714	51	765		
Victoria	1,071	78	1,149		
Tula	36	-	36		
Altamira	866	40	906		
Jaumave	09	-	09		
TOTAL	5,399	298	5,697		

[1]Trastorno Antisocial de la Personalidad. [2]Trastorno Disocial de la Personalidad. [3]Psicopatía.

30) Tlaxcala.- reportó (anexo 33):

Tlaxcala (anexo 33)

PENAL	POBLACIÓN			DIAGNOSTICADOS TAP[1] o TDP[2] o PSTA[3]		SISTEMA/ METODO
	H	M	TOTAL	H	M	
Centro de Reinserción Social de Tlaxcala	312	0	312	07	0	DSM-IV
Centro de Reinserción Social Regional de Apizaco	322	62	384	07	0	DSM-IV
TOTAL	634	62	696	14	0	

[1]Trastorno Antisocial de la Personalidad. [2]Trastorno Disocial de la Personalidad. [3]Psicopatía.

En el reporte no especifican diagnóstico, pero por el Sistema De Clasificación Diagnostica utilizado cualquier diagnóstico distinto a Trastorno Antisocial de la Personalidad seria cuestionable.

31) Veracruz.- reportó (anexo 34):

Veracruz (anexo 34)

PENAL	POBLACIÓN			DIAGNOSTICADOS						SISTEMA/ METODO
				TAP[1]		TDP[2]		PSTA[3]		
	H	M	TOTAL	H	M	H	M	H	M	
Pánuco	95	03	98	-	-	-	-	-	-	
Ozuluama	69	01	70	-	-	-	-	-	-	
Tantoyuca	135	03	138	-	-	-	-	-	-	
Tuxpan	572	28	600	26	03			15	0	DSM-IV-R y MMPI-2*
Chicontepec	80	03	83	29	0					DSM-IV-R y MMPI-2*
Huayacocotla	39	03	42	-	-	-	-	-	-	
Poza Rica	326	22	348	-	-	-	-	-	-	
Papantla	303	12	315	-	-	-	-	-	-	
Misantla	301	11	312	-	-	-	-	-	-	
Jalacingo	183	08	191	07	01	-	-	-	-	DSM-IV-R y MMPI-2*
Pacho Viejo	654	36	690	34	0	-	-	-	-	DSM-IV-R y MMPI-2*
Amatlán de los Reyes	963	78	1,041	398	36	-	-	-	-	DSM-IV-R y MMPI-2*
Zongolica	144	03	147	05	0	-	-	-	-	DSM-IV-R y MMPI-2*
Módulo de 72 hrs de Veracruz	86	09	95	-	-	-	-	-	-	
Cosamaloapan	460	20	480	-	-	-	-	-	-	
San Andrés Tuxtla	398	19	417	-	-	-	-	-	-	
Acayucan	396	24	420	09	0	-	-	-	-	DSM-IV-R y MMPI-2*
Coatzacoalcos	1,609	100	1,709	257	17	74	13	21	01	DSM-IV-R y MMPI-2*
TOTAL	6,813	383	7,196	765	57	74	13	36	01	

[1]Trastorno Antisocial de la Personalidad. [2]Trastorno Disocial de la Personalidad. [3]Psicopatía. *Evaluar Psicopatía.

Aunque reportan 37 casos de *Psicopatía* y el MMPI-2 tiene una escala para evaluarla el Sistema De Clasificación Diagnostica utilizado

(DSM-IV-R) no contiene este diagnóstico, así como que el instrumento más adecuado para evaluarla es el PCL de Hare el cual no fue utilizado por lo que este diagnóstico es cuestionable.

32) Yucatán.- en el anexo 35 reporta lo que se indica en el cuadro manifestando que los internos son canalizados al Hospital Psiquiátrico de Yucatán, por lo que se desconoce más información pues ésta obra en los archivos del Hospital Psiquiátrico del Estado de Yucatán. En el anexo 35 Bis los Servicios de Salud de Yucatán; manifiestan que tienen en internamiento cinco usuarios que llevan algún proceso legal en su contra, y que los diagnósticos son los siguientes: esquizofrenia paranoide; trastorno afectivo bipolar; trastorno psicótico residual y trastorno psicótico de comienzo tardío inducido por alcohol u otras sustancias psicótropas y dos con esquizofrenia residual. Clasificados de acuerdo con el CIE-10; y que no cuentan con datos suficientes para responder a los puntos de la solicitud de información.

Yucatán (anexo 35)

PENAL	*POBLACIÓN*			*DIAGNOSTICADOS* Trastorno de la Personalidad*		*SISTEMA/ METODO*
	H	M	TOTAL	H	M	
CERESO Femenil del Edo	0	13	13	0	0	-
CERESO Mérida	1,196	33	1,229	145	04	-
CERESO Oriente Ebtún, Valladolid	124	04	128	0	0	-
CERESO Sur Tekax	92	08	100	0	0	-
TOTAL	**1,412**	**58**	**1,470**	**145**	**04**	

*No especifica más. (Anexo 35)

En función del reporte el cual aparte de ambiguo muestra una clara falta de coordinación se puede establecer que cualquier diagnóstico es cuestionable destacando que bajo estas condiciones es muy poco probable que se tenga algún buen diagnóstico de *Psicopatía*.

33) <u>Zacatecas</u>.- reportó (anexo 36):

Zacatecas (anexo 36)

PENAL	POBLACIÓN			DIAGNOSTICADOS	SISTEMA/ METODO
	H	M	TOTAL		
Establecimiento de Calera de V.R.	30	-	30	Reporto: "no existen internos diagnosticados con el Trastorno Disocial de la Personalidad. Respecto al Trastorno de la Personalidad Antisocial y/o Psicopatía...al psicópata, se le diagnostica, según el DSM-IV...como un Trastorno Antisocial de la Personalidad, que <u>en esta área no se diagnostica</u>...como médico psiquiatra interconsultante...teniendo bajo seguimiento actualmente a un aproximado de 60 pacientes, de los cuales 10 cumplen con criterios para Trastorno Antisocial de la Personalidad".	Reporto: "de la población recluida en el penal recluida con Trastorno Antisocial de la Personalidad...se utilizó la clasificación del DSM 5, por ser la más reciente y con vigencia actual; de igual, modo, la clasificación del CIE 10 también es factible".
Establecimiento de Concepción del Oro	14	-	14		
Establecimiento de Jalpa	23	-	23		
Establecimiento de Jerez de García Salinas	33	-	33		
Establecimiento de Juchipila	07	-	07		
Establecimiento de Loreto	20	-	20		
Establecimiento de Miguel Auza	18	-	18		
Establecimiento de Nochistlan de M	08	-	08		
Establecimiento de Ojocaliente	33	-	33		
Establecimiento de Pinos	25	-	25		
Establecimiento de Rio Grande	28	01	29		
Establecimiento de Sombrerete	29	-	29		
Establecimiento del Teúl de G.O.	05	-	05		
Establecimiento de Tlaltenango de S.R.	28	-	28		
Establecimiento de Valparaíso	14	-	14		
Establecimiento de Villanueva	12	01	13		
CERERESO Femenil	0	86	86		
CERERESO de Fresnillo	258	01	259		
CERERESO Varonil	864		864		
TOTAL	1,449	89	1,538		

Reporta que existen 10 individuos que cumplen con los criterios para ser diagnosticados con Trastorno Antisocial de la Personalidad; sin embargo, por otro lado, menciona que al psicópata se le califica en el DSM-IV como Trastorno Antisocial de la personalidad aclarando que en el área esto no se valora a la vez que informa que, aunque se usó el

> DSM 5 para arribar a esta diagnosis el uso del CIE 10 también es factible. Todo lo anterior configura una serie de incongruencias pues por un lado diagnostican y por otro lado dicen que no lo hacen, por otro lado equiparan *Psicopatía* con Trastorno Antisocial ignorando que como ya se mencionó la primera se evalúa en función de características psíquicas de personalidad y el segundo en función de características conductuales y es en este mismo error en el que incurren al equipar los Sistemas de Clasificación Diagnostica DSM y CIE; razones todas por las cuales hacen muy cuestionable cualquier diagnóstico reportado.

En el cuadro siguiente se hace una relación de penales en función de la presencia aislada, conjunta o cualquier combinación de los siguientes tres criterios: *1)* Reportaron evaluar *Psicopatía*. *2)* Reportaron pruebas que: *a)* Son específicas para evaluar *Psicopatía*, como la PCL; *b)* Dependiendo del uso y aplicación se podría obtener una aceptable evaluación de la *Psicopatía*, como el MMPI; *c)* Evalúan dentro de sus escalas personalidad antisocial, como el CEPER (Cuestionario Exploratorio de la Personalidad) o el MCMI-III (Inventario Clínico Multiaxial de Millon versión 3). *3)* Reportaron diagnósticos de *Psicopatía*.

La PCL y el MMPI ya se han mencionado; al respecto del CEPER y del MCMI cabe decir que aunque ambos contienen una escala para evaluar personalidad antisocial la controversia está *en que fueron adaptados para seguir los criterios del DSM-IV*[185]; los cuales, para este tipo de diagnósticos están basados en conductas y no en características de personalidad; sin embargo, hay que puntualizar que como se puede inferir del cuadro el instrumento de elección reportado para tal fin no siempre fue el adecuado, pues, solo los penales Mexicali y El Hongo de Baja California, y el Nogales varonil de Sonora reportaron un instrumento adecuado y específico como lo es la PCL, cabe precisar que la mayoría de los penales Estatales no cumplieron estos criterios lo cual los excluyo de este cuadro:

---

[185] Véase. González Cifuentes, Carlos Eduardo y Vera Maldonado, Luis A. «Validación y propiedades Psicométricas del "Cuestionario Exploratorio de la Personalidad-III" (CEPER-III) en Colombia», p. 51.; Millon, Theodore; Davis, Roger y Millon, Carrie (2007). "Ficha Técnica del Inventario Clínico Multiaxial de Millon-III (MCMI-III)", p. 16.

ESTADO	PENAL	FORMA DE EVALUAR PSICOPATÍA	POBLACIÓN			DIAGNOSTICOS						EFECTIVOS
						TOTAL			PSICOPATIA			
			H	M	T	H	M	T	H	M	T	TOTAL
Baja California	Mexicali	DSM Mexicali - IV, CIE-10 y PCL-R	2,725	169	2,894	3	0	3	1	0	1	1
	El Hongo	DSM-IV, CIE-10 y PCL-R	3,856	0	3,856	45	0	45	21	0	21	21
Baja California Sur	La Paz	DSM-IV, CIE-10 MMPI	705	58	763	15	0	15	-	-	-	0
	Cd. Constitución	DSM-IV, CIE-10 MMPI	139	9	148	2	0	2	-	-	-	0
	San José del Cabo	DSM-IV, CIE-10 MMPI	444	0	444	18	0	18	-	-	-	0
Colima	Manzanillo	DSM-IV, DSM-V, CIE-10	523	0	523	11	0	11	4	0	4	0
	Tecomán	DSM-IV	131	1	132	131	1	132	10	0	10	0
Morelos	CERESO Femenil	DSM-IV	0	116	116	0	15	15	0	1	1	0
Oaxaca	Tanivet	MCMI-III, CEPER, MMPI-2	0	189	189	-	2	2	-	-	-	0
Órgano Administrativo Desconcentrado Prevención y Readaptación Social	CEFERESO 4 Noroeste	DSM y MMPI-2	2,830	0	2,830	589	0	589	1	0	1	0
	CEFERESO 11 CPS Sonora	DSM y MMPI-2	2,257	0	2,257	2,222	0	2,222	116	0	116	0
	CEFERESO 14 CPS Durango	DSM y MMPI-2	2,458	0	2,458	351	0	351	40	0	40	0
Puebla	Tepeaca	DSM-V, CEPER	237	21	258	34	0	34	-	-	-	0
Sinaloa	Goros II	DSM-V, CIE-10, MMPI	1,304	42	1,346	338	8	346	-	-	-	0
Sonora	Caborca	MMPI	279	0	279	1	0	1	-	-	-	0
	Cd. Obregón	DSM, MMPI	1,213	86	1,299	16	0	16	-	-	-	0
	Hermosillo I	DSM-IV-TR, CIE-10, MMPI	2,627	74	2,701	30	8	38	-	-	-	0
	Nogales varonil	PCL, CIE-10 y escala de Desviación Psicopática del MMPI-2	1,093	0	1,093	148	0	148	8	-	8	8
	Nogales femenil	DSM-V y se apoya en psiquiatra de Nogales varonil	0	105	105	0	1	1	-	-	-	0
Tabasco	Cardenas	DSM-V, MMPI	443	29	472	8	0	8	-	-	-	0
	Creset	DSM-V, MMPI	1,973	116	2,089	3	0	3	-	-	-	0
	Macuspana	DSM-V, MMPI	179	8	187	4	0	4	-	-	-	0
Veracruz	Tuxpan	DSM-IV-R y MMPI-2 para evaluar Psicopatía	572	28	600	41	3	44	15	0	15	0
	Chicontepec	IDEM	80	3	83	29	0	29	-	-	-	0
	Jalacingo	IDEM	183	8	191	7	1	8	-	-	-	0
	Pacho Viejo	IDEM	654	36	690	34	0	34	-	-	-	0
	Amatlán de los Reyes	IDEM	963	78	1,041	398	36	434	-	-	-	0
	Zongolica	IDEM	144	3	147	5	0	5	-	-	-	0
	Acayucan	IDEM	396	24	420	9	0	9	-	-	-	0
	Coatzacoalcos	IDEM	1,609	100	1,709	352	31	383	21	1	22	0
TOTAL	30	-	30,017	1,303	31,320	4,844	106	4,950	237	2	239	30

*Cuadro de elaboración propia con la información proporcionada por cada Estado.

Como se puede apreciar; en una población de 31,320 internos correspondiente a 30 penales de los cuales 27 son penales Estatales y 3 son penales Federales de Alta Seguridad, se encuentran, por un lado, 4,950 personas con algún diagnóstico relacionado con la conducta antisocial; es decir, *Diagnósticos* como: "*Trastorno Antisocial de la Personalidad*" o "*Trastorno Disocial de la Personalidad*"; y, por otro lado 239 personas diagnosticadas con *Psicopatía*; en concreto, de éstas 5,189 (4,950+239) personas diagnosticadas solo 239 cuentan con un *Diagnóstico Específico* a *Psicopatía*; de las cuales, haciendo un análisis de los criterios y pruebas reportadas para su evaluación se establece que solo *30 Diagnósticos* se pueden considerar como *Aceptables* y *Creíbles*; cabe resaltar que esta población de 31,320 no representa al total de las personas recluidas en todos los penales del país; esto es, el número total de población sobre el cual *solo hay 30 Diagnósticos validos* a *Psicopatía* es todavía mayor; pues asciende, considerando solo la información que aquí se obtuvo a 180,286 internos, siendo este dato no exhaustivo pues hay Estados y penales que no proporcionaron información.

Sobre la base de los datos concretizados y resumidos en el cuadro y párrafo anteriores, se puede afirmar que en la mayoría de los casos (239) en los que se informó la existencia de diagnósticos de *Psicopatía* solo un número reducido (30) del total reportado calificó para ser considerado como un diagnóstico efectivo (30 de 239); esto significa que, el número de diagnósticos que se ajustaron correctamente al concepto por estar bien fundamentados y realizados sobre la base de los constructos y andamiaje teórico que constituye y construye el concepto; contrario a lo que se cree, es pequeño, cuestión que refleja que la tendencia a suponer y creer que las personas que delinquen en su mayoría son psicópatas solo constituye la construcción de un proceso de Etiquetamiento-Criminalización; hecho que es independiente de la discusión de si el concepto, más allá de que sea un trastorno, describe y refleja verdaderas características de personalidad atribuibles; a través de determinados procesos estigmatizantes que Etiquetan y Criminalizan, a ciertas personas en función de pertenecer o no ha determinado grupo.

Con los datos anteriores; como punto de partida, se procede a realizar una corroboración estadística que permita establecer la "*Independencia*" o "*Dependencia*" entre las variables "*Interno*" y "*Psicopatía*", para sustentar la "*Afirmación*" o "*Negación*" de la "*Relación*" que se considera existe entre las "*Conductas Antisocia-*

les" "*Tipificadas como Delito*" y la "*Psicopatía*"; para tal efecto se realizan unas *Tablas de Contingencia* con sus respectivas gráficas y se calcula el estadístico "X^2" (Chi, o Xi, o Ji cuadrado) en función de cinco situaciones (anexo 37): **1)** 180,286 *Internos* y 239 *Diagnósticos* a *Psicopatía*; **2)** 31,320 *Internos* y 239 *Diagnósticos* a *Psicopatía*; **3)** 18,468 *Internos* y 239 *Diagnósticos* a *Psicopatía*; **4)** 18,468 *Internos* y 30 *Diagnósticos* a *Psicopatía*; **5)** 7,843 *Internos* y 30 *Diagnósticos* a *Psicopatía*.

CHI CUADRADA SOBRE DX DE PSICOPATÍA

NOTA:

- **180,286=** Población total de los penales que dieron información.
- **31,320=** Población total que fue evaluada para obtener algún diagnostico asociado al delito, criminalidad y/o conducta antisocial (Psicopatía, Trastorno Antisocial y/o Trastorno Disocial).
- **18,468=** Población total de donde se obtienen los 239 diagnósticos de Psicopatía.
- **7,843=** Población total de donde se obtienen los 30 diagnósticos considerados validos de 239 reportados.
- **239=** Numero de diagnósticos de Psicopatía reportados.
- **30=** Numero de diagnósticos de Psicopatía considerados validos de 239 reportados.
- **Variable Interno=** Individuo privado de su libertad recluido en un penal por la comisión de una conducta Antisocial Tipificada como Delito.
- Los números en la primera fila de la tabla se refieren al porcentaje de probabilidad; es decir: 0,5= 50% y de la misma forma 0,05= 5%.
- Los números en la segunda fila de la tabla se refieren a la chi cuadrada de tabla con un grado de libertad en función del porcentaje de probabilidad.

CASO 1:

180,286 internos y 239 diagnósticos a psicopatía

El valor de chi cuadrada (X^2) calculado es de **9.74003408** y el valor de X^2 de tabla es de **3.8415** la regla dice que cuando el X^2 calculado es mayor que el X^2 de tabla significa que hay relación o dependencia entre las variables; al mirar la tabla se puede observar que la probabilidad de cometer error al rechazar que las variables son independientes esta entre el **.1% y el .25%** (pues el valor de X^2 calculado está comprendido dentro de estos parámetros); puesto que el **nivel de significancia** que estamos manejando es del **0.05** (lo cual significa que la probabilidad prevista; porque se está manejando y contemplando, de cometer error al rechazar que las variables son independientes es aceptable hasta un rango del **5%**) podemos rechazar la hipótesis de independencia entre las variables y aceptar la hipótesis de que si hay dependencia entre las variables con bastante margen de seguridad de no estar cometiendo un error grave aclarando de que en función de los valores considerados (**239 si y 180,047 no**) la relación entre las variables "Interno" y "Psicopatía" queda a favor de la interpretación que: "**SER INTERNO NO SIGNIFICA SER PSICÓPATA**".

POBLACION TOTAL= 180,286

DIAGNOSTICADOS= 239

OBSERVADO	INTERNO				
PSICOPATÍA	HOMBRE	MUJER	TOTAL		
CON PSICOPATÍA	237	2	239	0.00132567	239=.1%
SIN PSICOPATÍA	170,324	9,723	180,047	0.99867433	180,047=99.9%
TOTAL	170,561	9,725	180,286	1.00	180,286=100%

CALCULADO	INTERNO		
PSICOPATÍA	H	M	
SI	0.52470109	9.2024209	
NO	0.0006965	0.01221558	Xi-cuadrado
TOTAL	0.5253976	9.21463648	9.74003408

ESPERADO	INTERNO		
PSICOPATÍA	HOMBRE	MUJER	TOTAL
CON PSICOPATÍA	226.1078453	12.89215469	239
SIN PSICOPATÍA	170,334.89215	9,712.10785	180,047
TOTAL	170,561	9,725	180,286

gl=(n-1)(k-1)= (2-1)(2-1)=1X1=1

Xi-cuadrado de tablas 1° de libertad nivel de significancia de .05= 3.8415

Xi cuadrado tabla= 3.8415 si existe dependencia

Xi cuadrado calculado= 9.74003408

	.1%	.25%	.5%	1%	2.5%	5%	10%	15%	20%	25%	30%	35%	40%	45%	50%
v/p	0,001	0,0025	0,005	0,01	0,025	0,05	0,1	0,15	0,2	0,25	0,3	0,35	0,4	0,45	0,5
1	10,8274	9,1404	7,8794	6,6349	5,0239	3,8415	2,7055	2,0722	1,6424	1,3233	1,0742	0,8735	0,7083	0,5707	0,4549

OBSERVADO INT 180,286 DX 239

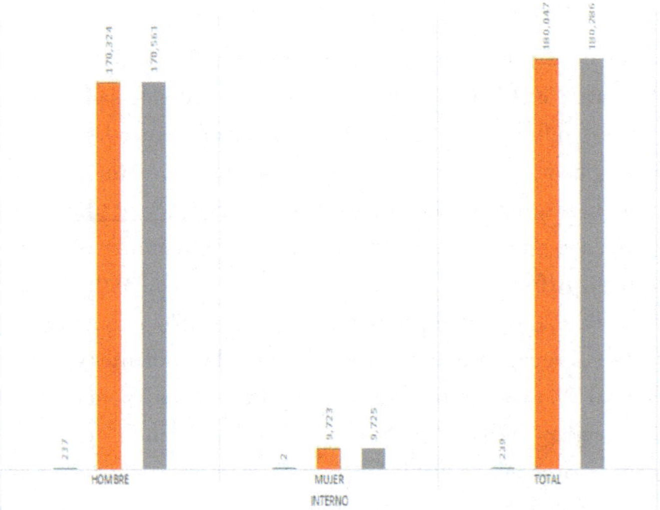

	HOMBRE	MUJER	TOTAL
CON PSICOPATÍA	237	2	239
SIN PSICOPATÍA	170,324	9,723	180,047
TOTAL	170,561	9,725	180,286

ESPERADO INT180,286 DX 239

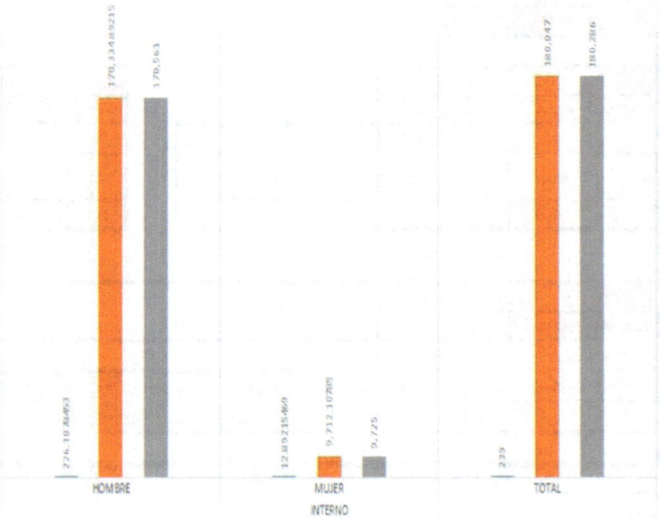

	HOMBRE	MUJER	TOTAL
CON PSICOPATÍA	226.1078453	12.89215469	239
SIN PSICOPATÍA	170,334.89215	9,712.10785	180,047
TOTAL	170,561	9,725	180,286

Caso 2:

31,320 internos y 239 diagnósticos a psicopatía

El valor de chi cuadrada (X^2) calculado es de **6.67171707** y el valor de X^2 de tabla es de **3.8415** la regla dice que cuando el X^2 calculado es mayor que el X^2 de tabla significa que hay relación o dependencia entre las variables; al mirar la tabla se puede observar que la probabilidad de cometer error al rechazar que las variables son independientes esta entre el **.5% y el 1%** (pues el valor de X^2 calculado está comprendido dentro de estos parámetros); puesto que el **nivel de significancia** que estamos manejando es del **0.05** (lo cual significa que la probabilidad prevista; porque se está manejando y contemplando, de cometer error al rechazar que las variables son independientes es aceptable hasta un rango del **5%**) podemos rechazar la hipótesis de independencia entre las variables y aceptar la hipótesis de que si hay dependencia entre las variables con bastante margen de seguridad de no estar cometiendo un error grave aclarando de que en función de los valores considerados (**239 si y 31,081 no**) la relación entre las variables "Interno" y "Psicopatía" queda a favor de la interpretación que: "**SER INTERNO NO SIGNIFICA SER PSICÓPATA**".

POBLACION TOTAL= 31,320

DIAGNOSTICADOS= 239

OBSERVADO	INTERNO				
PSICOPATÍA	HOMBRES	MUJERES	TOTAL		
CON PSICOPATÍA	237	2	239	0.01	239= 1%
SIN PSICOPATÍA	29,780	1,301	31,081	0.99	31,081= 99%
TOTAL	30,017	1,303	31,320	1.00	31,320= 100%

CALCULADO	INTERNO		
PSICOPATÍA	H	M	
SI	0.27544412	6.3453617	
NO	0.00211805	0.0487932	Xi-cuadrado
TOTAL	0.27756218	6.3941549	6.67171707

ESPERADO	INTERNO		
PSICOPATÍA	HOMBRES	MUJERES	TOTAL
CON PSICOPATÍA	229.0569285	9.94307152	239
SIN PSICOPATÍA	29,787.94	1,293.06	31,081.00
TOTAL	30,017	1,303	31,320

gl=(n-1)(k-1)= (2-1)(2-)=1X1=1

Xi-cuadrado de tablas 1° de libertad nivel de significancia de .05= 3.8415

Xi cuadrado tabla= 3.8415 si existe dependencia

Xi cuadrado calculado= 6.67171707

	.1%	.25%	.5%	1%	2.5%	5%	10%	15%	20%	25%	30%	35%	40%	45%	50%
v/p	0,001	0,0025	0,005	0,01	0,025	0,05	0,1	0,15	0,2	0,25	0,3	0,35	0,4	0,45	0,5
1	10,8274	9,1404	7,8794	6,6349	5,0239	3,8415	2,7055	2,0722	1,6424	1,3233	1,0742	0,8735	0,7083	0,5707	0,4549

OBSERVADO INT 31,320 DX 239

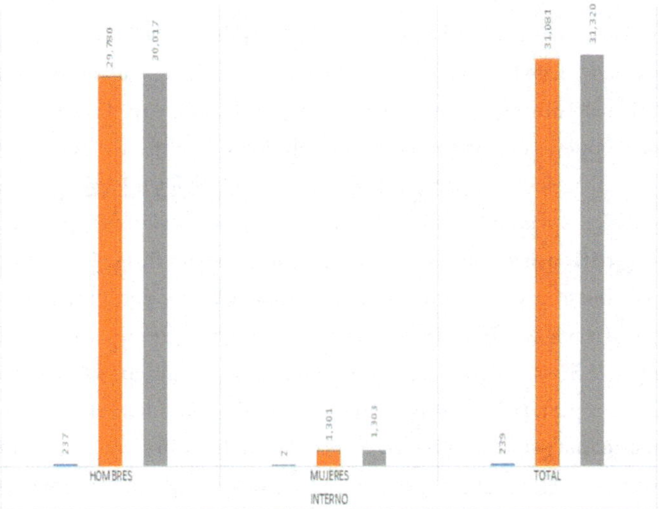

	HOMBRES	MUJERES	TOTAL
CON PSICOPATÍA	237	2	239
SIN PSICOPATÍA	29,780	1,301	31,081
TOTAL	30,017	1,303	31,320

ESPERADO INT 31,320 DX 239

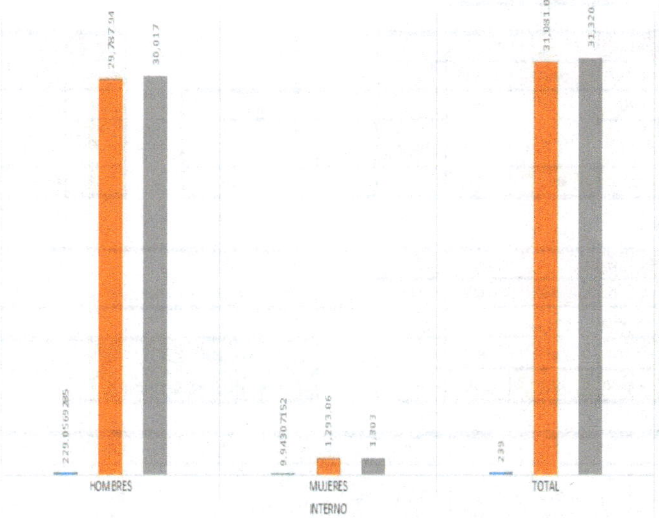

	HOMBRES	MUJERES	TOTAL
CON PSICOPATÍA	229.0569285	9.94307152	239
SIN PSICOPATÍA	29,787.94	1,293.06	31,081.00
TOTAL	30,017	1,303	31,320

Caso 3:

18,468 internos y 239 diagnósticos a psicopatía

El valor de chi cuadrada (X^2) calculado es de **2.18076467** y el valor de X^2 de tabla es de **3.8415** la regla dice que cuando el X^2 calculado es menor que el X^2 de tabla significa que no hay relación o dependencia entre las variables (esto es que las variables son independientes); al mirar la tabla se puede observar que la probabilidad de cometer error al rechazar que las variables son independientes esta entre el **10% y el 15%** (pues el valor de x^2 calculado está comprendido dentro de estos parámetros); puesto que el **nivel de significancia** que estamos manejando es del **0.05** (lo cual significa que la probabilidad prevista; porque se está manejando y contemplando, de cometer error al rechazar que las variables son independientes es aceptable hasta un rango del **5%**) debemos aceptar la hipótesis de independencia entre las variables y rechazar la hipótesis de que si hay dependencia entre las variables con bastante margen de seguridad de no estar cometiendo un error grave aclarando de que en función de los valores considerados (**239 si y 18,229 no**) la independencia entre las variables "Interno" y "Psicopatía" queda a favor de la interpretación que: "**SER INTERNO NO SIGNIFICA SER PSICÓPATA**".

POBLACION TOTAL= 18,468

DIAGNOSTICADOS= 239

OBSERVADO	INTERNO				
PSICOPATÍA	HOMBRE	MUJER	TOTAL		
CON PSICOPATÍA	237	2	239	0.01294130	239=1.29413%
SIN PSICOPATÍA	17,817	412	18,229	0.987059	18,229=98.7059%
TOTAL	18,054	414	18,468	1	18,468=100%

CALCULADO	INTERNO		
PSICOPATÍA	H	M	
SI	0.04825388	2.10428885	
NO	0.00063266	0.02758928	Xi-cuadrado
TOTAL	0.04888654	2.13187814	2.18076467

ESPERADO	INTERNO		
PSICOPATÍA	H	M	TOTAL
CON PSICOPATÍA	233.6423002	5.357699805	239
SIN PSICOPATÍA	17,820.3577	408.642300	18,229
TOTAL	18,054	414	18,468

gl=(n-1)(k-1)= (2-1)(2-1)=1X1=1

Xi-cuadrado de tablas 1 grado de libertad y nivel de significancia de .05= 3.8415

Xi cuadrado tabla= 3.8415 no existe dependencia

Xi cuadrado calculado= 2.18076467

	.1%	.25%	.5%	1%	2.5%	5%	10%	15%	20%	25%	30%	35%	40%	45%	50%
v/p	0,001	0,0025	0,005	0,01	0,025	0,05	0,1	0,15	0,2	0,25	0,3	0,35	0,4	0,45	0,5
1	10,8274	9,1404	7,8794	6,6349	5,0239	3,8415	2,7055	2,0722	1,6424	1,3233	1,0742	0,8735	0,7083	0,5707	0,4549

OBSERVADO INT 18,468 DX 239

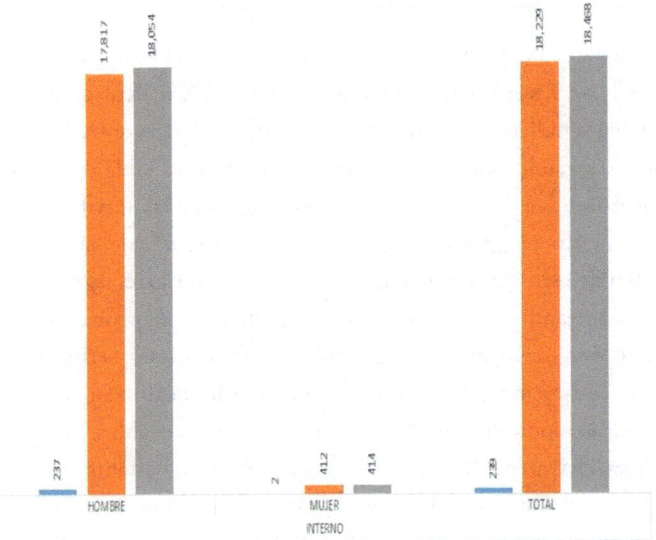

	HOMBRE	MUJER	TOTAL
CON PSICOPATÍA	237	2	239
SIN PSICOPATÍA	17,817	412	18,229
TOTAL	18,054	414	18,468

ESPERADO INT 18,468 DX 239

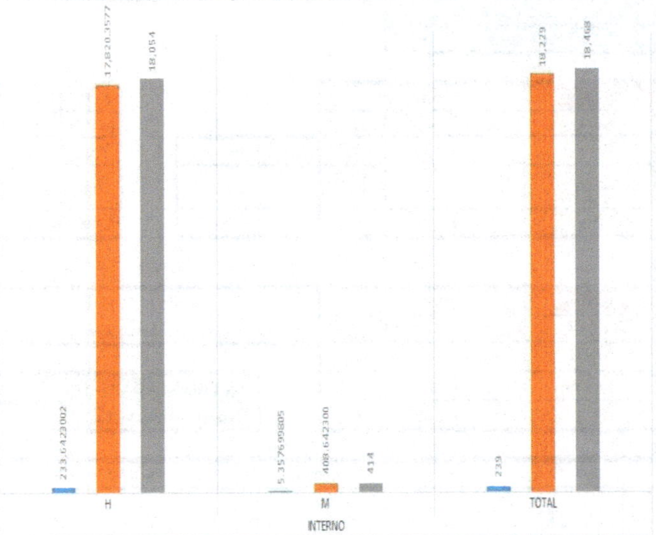

	H	M	TOTAL
CON PSICOPATÍA	233.6423002	5.357699805	239
SIN PSICOPATÍA	17,820.3577	408.642300	18,229
TOTAL	18,054	414	18,468

Caso 4:

18,468 internos y 30 diagnósticos a psicopatía

El valor de chi cuadrada (X^2) calculado es de **0.68905551** y el valor de X^2 de tabla es de **3.8415** la regla dice que cuando el X^2 calculado es menor que el X^2 de tabla significa que no hay relación o dependencia entre las variables (esto es que las variables son independientes); al mirar la tabla se puede observar que la probabilidad de cometer error al rechazar que las variables son independientes esta entre el <u>**40% y el 45%**</u> (pues el valor de x^2 calculado está comprendido dentro de estos parámetros); puesto que el **nivel de significancia** que estamos manejando es del **0.05** (lo cual significa que la probabilidad prevista; porque se está manejando y contemplando, de cometer error al rechazar que las variables son independientes es aceptable hasta un rango del **5%**) debemos aceptar la hipótesis de independencia entre las variables y rechazar la hipótesis de que si hay dependencia entre las variables con bastante margen de seguridad de no estar cometiendo un error grave aclarando de que <u>en función de los valores considerados</u> (<u>**30 si y 18,438 no**</u>) <u>la independencia entre las variables "Interno" y "Psicopatía"</u> queda a favor de la interpretación que: "<u>**SER INTERNO NO SIGNIFICA SER PSICÓPATA**</u>".

POBLACION TOTAL= 18,468

DIAGNOSTICADOS= 30

OBSERVADO	INTERNO				
PSICOPATÍA	H	M	TOTAL		
CON PSICOPATÍA	30	0	30	0.00162443	30=.162443%
SIN PSICOPATÍA	18,024	414	18,438	0.998376	18,438=99.8376%
TOTAL	18,054	414	18,468	1	18,468=100%

CALCULADO	INTERNO		
PSICOPATÍA	H	M	
SI	0.01542157	0.67251462	
NO	2.5092E-05	0.00109423	Xi-cuadrado
TOTAL	0.01544666	0.67360885	0.68905551

ESPERADO	INTERNO		
PSICOPATÍA	H	M	TOTAL
CON PSICOPATÍA	29.32748538	0.67251462	30
SIN PSICOPATÍA	18,024.6725	413.327485	18,438
TOTAL	18,054	414	18,468

gl=(n-1)(k-1)= (2-1)(2-1)=1X1=1

Xi-cuadrado de tablas 1 grado de libertad y nivel de significancia de .05= 3.8415

Xi cuadrado tabla= 3.8415	no existe dependencia
Xi cuadrado calculado= 0.68905551	

	.1%	.25%	.5%	1%	2.5%	5%	10%	15%	20%	25%	30%	35%	40%	45%	50%
v/p	0,001	0,0025	0,005	0,01	0,025	0,05	0,1	0,15	0,2	0,25	0,3	0,35	0,4	0,45	0,5
1	10,8274	9,1404	7,8794	6,6349	5,0239	3,8415	2,7055	2,0722	1,6424	1,3233	1,0742	0,8735	0,7083	0,5707	0,4549

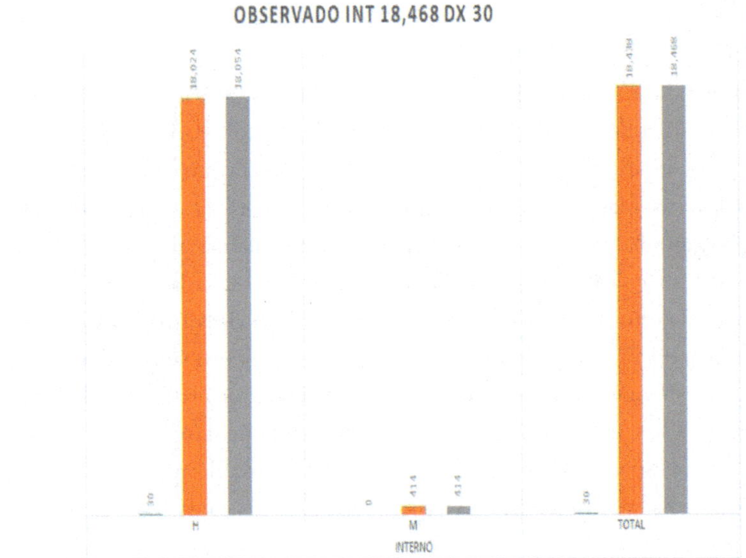

	H	M	TOTAL
CON PSICOPATÍA	30	0	30
SIN PSICOPATÍA	18,024	414	18,438
TOTAL	18,054	414	18,468

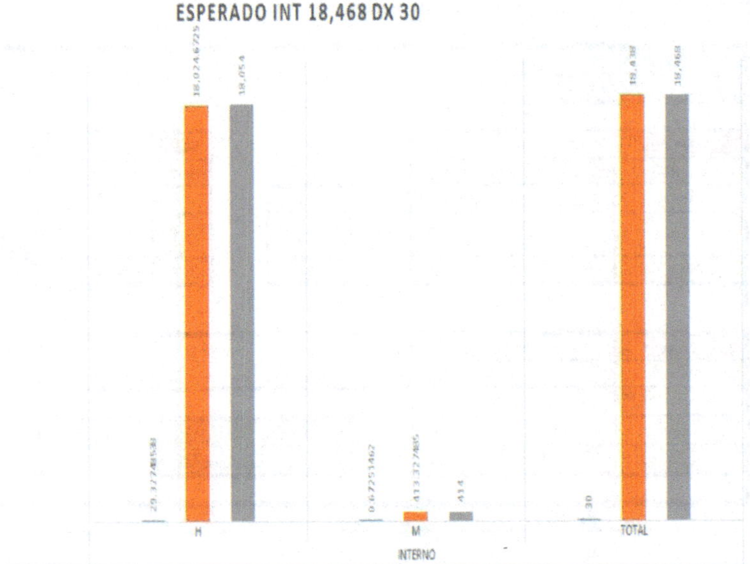

	H	M	TOTAL
CON PSICOPATÍA	29.32748538	0.67251462	30
SIN PSICOPATÍA	18,024.6725	413.327485	18,438
TOTAL	18,054	414	18,468

Caso 5:

7,843 internos y 30 diagnósticos a psicopatía

El valor de chi cuadrada (X^2) calculado es de **0.66320922** y el valor de X^2 de tabla es de **3.8415** la regla dice que cuando el X^2 calculado es menor que el X^2 de tabla significa que no hay relación o dependencia entre las variables (esto es que las variables son independientes); al mirar la tabla se puede observar que la probabilidad de cometer error al rechazar que las variables son independientes esta entre el **40% y el 45%** (pues el valor de x^2 calculado está comprendido dentro de estos parámetros); puesto que el **nivel de significancia** que estamos manejando es del **0.05** (lo cual significa que la probabilidad prevista; porque se está manejando y contemplando, de cometer error al rechazar que las variables son independientes es aceptable hasta un rango del **5%**) debemos aceptar la hipótesis de independencia entre las variables y rechazar la hipótesis de que si hay dependencia entre las variables con bastante margen de seguridad de no estar cometiendo un error grave aclarando de que en función de los valores considerados (**30 si y 7,813 no**) la independencia entre las variables "Interno" y "Psicopatía" queda a favor de la interpretación que: "**SER INTERNO NO SIGNIFICA SER PSICÓPATA**".

POBLACION TOTAL= 7,843

DIAGNOSTICADOS= 30

OBSERVADO	INTERNO				
PSICOPATÍA	H	M	TOTAL		
CON PSICOPATÍA	30	0	30	0.00382507	30=.382507%
SIN PSICOPATÍA	7,644	169	7,813	0.996175	7,813=99.6175%
TOTAL	7,674	169	7,843	1	7,843=100%

CALCULADO	INTERNO		
PSICOPATÍA	H	M	
SI	0.01423609	0.64643631	
NO	5.4663E-05	0.00248216	Xi-cuadrado
TOTAL	0.01429075	0.64891847	0.66320922

ESPERADO	INTERNO		
PSICOPATÍA	H	M	TOTAL
CON PSICOPATÍA	29.35356369	0.646436313	30
SIN PSICOPATÍA	7,644.6464	168.353564	7,813
TOTAL	7,674	169	7,843

gl=(n-1)(k-1)= (2-1)(2-1)=1X1=1

Xi-cuadrado de tablas 1 grado de libertad y nivel de significancia de .05= 3.8415

Xi cuadrado tabla= 3.8415 no existe dependencia

Xi cuadrado calculado= 0.66320922

	.1%	.25%	.5%	1%	2.5%	5%	10%	15%	20%	25%	30%	35%	40%	45%	50%
v/p	0,001	0,0025	0,005	0,01	0,025	0,05	0,1	0,15	0,2	0,25	0,3	0,35	0,4	0,45	0,5
1	10,8274	9,1404	7,8794	6,6349	5,0239	3,8415	2,7055	2,0722	1,6424	1,3233	1,0742	0,8735	0,7083	0,5707	0,4549

OBSERVADO INT 7,843 DX 30

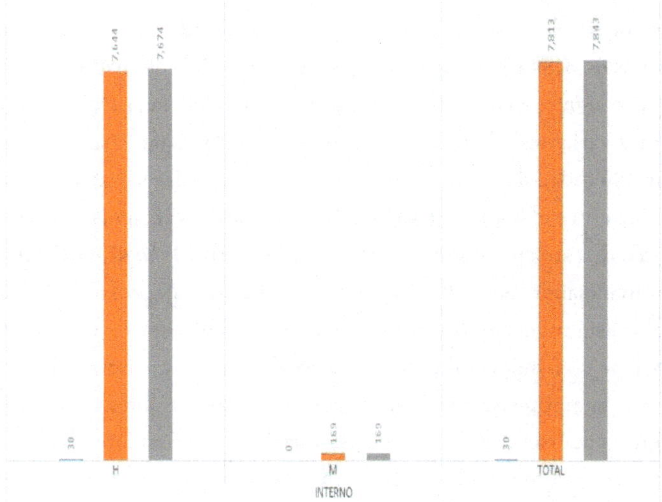

	H	M	TOTAL
CON PSICOPATÍA	30	0	30
SIN PSICOPATÍA	7,644	169	7,813
TOTAL	7,674	169	7,843

ESPERADO INT 7,843 DX 30

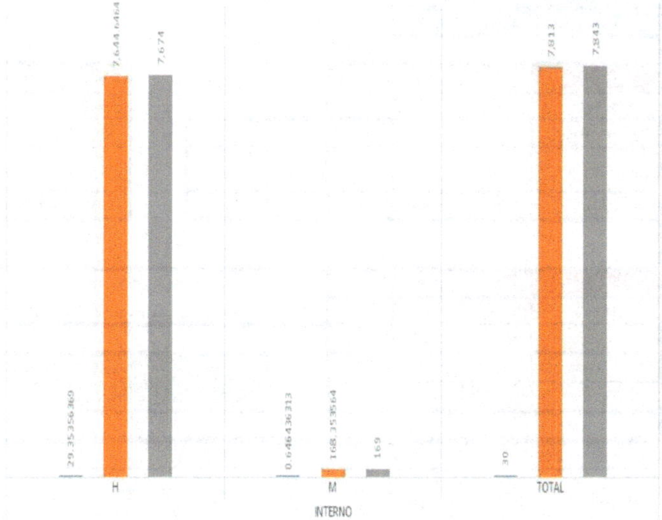

	H	M	TOTAL
CON PSICOPATÍA	29.35356369	0.646436313	30
SIN PSICOPATÍA	7,644.6464	168.353564	7,813
TOTAL	7,674	169	7,843

La *Xi Cuadrada Calculada* (anexo 37) para la primera situación donde hay 180,286 internos y 239 diagnósticos a *Psicopatía* es $X^2=9.74003408$; para la segunda situación donde hay 31,320 internos y 239 diagnósticos a *Psicopatía* es $X^2=6.67171707$; para la tercera situación donde hay 18,468 internos y 239 diagnósticos a *Psicopatía* es $X^2=2.18076467$; para la cuarta situación donde hay 18,468 internos y 30 diagnósticos a *Psicopatía* es $X^2=0.68905551$; para la quinta situación donde hay 7,843 internos y 30 diagnósticos a *Psicopatía* es $X^2=0.66320922$; y, al ser la *Xi Cuadrada de Tabla* de $X^2=3.8415$ (anexo 37); tenemos como ya se estableció que en los dos primeros casos si hay relación-dependencia entre las variables interno-psicopatía pero en función de los valores considerados (número de internos, número de diagnósticos y valores respectivos de la *Xi Cuadrada* de tabla y la calculada) la dependencia entre las variables "Interno" y "Psicopatía" queda a favor de la interpretación que: "**SER INTERNO NO SIGNIFICA SER PSICÓPATA**", así mismo para los tres siguientes casos quedo establecido que no hay relación de dependencia entre las variables por lo que son independientes entre sí y esto en relación y función de los valores considerados (número de internos, número de diagnósticos y valores respectivos de la *Xi Cuadrada* de tabla y la calculada) permite establecer que la independencia entre las variables "Interno" y "Psicopatía" queda a favor de la interpretación que: "**SER INTERNO NO SIGNIFICA SER PSICÓPATA**". Lo anterior es suficiente evidencia estadística para afirmar que: "no hay *Relación* entre la *Psicopatía* y las *Conductas Antisociales Tipificadas como Delito*".

3. Diagnóstico de psicopatía vs etiquetamiento-criminalización derivado de una conducta delictiva en una muestra carcelaria

Como se puede apreciar; a lo largo del planteamiento que se ha venido construyendo aquí, la tendencia a asociar coloquialmente a la psicopatía con la conducta antisocial refleja por un lado una clara influencia teoricista basada en corrientes positivistas clínicas, destacando que el teoricismo; al igual que el historicismo, solo refleja la posición vigente del momento perdiendo de vista que las verdades y valores son relativos a la hegemonía de la época y de los sujetos que generan la teoría; es decir no son manifestación de algo absoluto y/o universal, y por otro lado que: "cuando la autoridad jurídica autoriza el castigo sin poderle dar sentido busca para dárselo la entrada en el ámbito Jurídico-Político de la palabra del discurso médico lo que le permite legitimar el discurso de higiene pública y a través de éste y por extensión legitimar también el castigo produciendo así una pedagogía penal que apuntala un control Biopolítico que tiene su punto de capitonado en la fusión anatomopolítica que se da entre la Psiquiatría y el Derecho"[186].

Desde la consideración de que las verdades y valores son relativos a la hegemonía de la época podemos traer a colación que la conciencia de la realidad es una ideología impuesta por quien detenta el poder:

> La ontología de la ideología está en la conciencia de la realidad impuesta como norma obligatoria por un sujeto particular o colectivo dominante. De esta forma se ocultan los intereses reales de quien ejerce y mantiene el poder. Por lo tanto podemos definir a la ideología como: El conjunto de contenidos de una particular conciencia de la realidad, objetivados durante un determinado tiempo, espacio y circunstancias históricas, que han sido institucionalizados por quien ha tenido el poder para hacerlo y que se mantienen a través de las generaciones, mediante sistemas de controles sociales formales e informales, derivados de mecanismos de sumisión y obediencia jerárquicas.[187]

No obstante; todo lo planteado a lo largo de este trabajo, tenemos entonces por otro lado que la *Psicopatía* y su asociación coloquial con la conducta antisocial más allá:

1. De ser solo un discurso argumentativo que justifica y legitima una ideología *Intromisiva* e *Irruptiva* basada en un modelo médico biologicista que permite al Estado legitimar su biopolítica de intervención-vigilancia (mediante criterios higiénico-sanitarios que etiquetan y controlan la salud y la enfermedad a través de la prevención y la rehabilitación respectivamente; y, junto con esta última todas las ideologías "re" como lo son la readaptación y la reinserción); lo que se puede acreditar con observar el número reducido de diagnósticos de *Psicopatía* independientemente de que estos sean diagnósticos válidos o no válidos.
2. Es también un conjunto de características psíquicas y de personalidad que: "Si", se encuentran presentes en determinados individuos y que no necesariamente implican psicopatología y/o anormalidad alguna en cuanto a concepto, pues como ya se mencionó citando a Foucault: ¿por qué el criterio para interpretar y evaluar todo lo que se sale de lo esta-

---

[186] Conferencia. Vargas Garfias, Laura. La Hermandad Del Control: Psiquiatría y Derecho Penal.
[187] Sánchez Sandoval, Augusto. Epistemologías y sociología jurídica del poder., p. 64.

blecido se tiende a situarlo siempre en el límite entre salud mental y locura? ¿Por qué no se puede aceptar la idea de que hay personas absolutamente capaces de cometer homicidios, infligir mutilaciones o daños de cualquier tipo a terceros sin experimentar sentimiento de culpa o escrúpulo de conciencia algunos?

Lo anterior; para el caso significa que, aunque existen personas que reúnen y manifiestan todas las características y criterios que definen literalmente a la *Psicopatía*, esto no señala ni significa que exista una "Anormalidad" o un "Trastorno" *per se*; pues la *Psicopatía* es más una condición que define una forma de ser y estar:

> El psicópata no tiene una psicopatía como quien tiene gripe o un trastorno temporal, sino que es psicópata, es decir, es una manera de ser, de estar y relacionarse con el mundo, una condición. En este sentido, el psicópata no está trastornado, es decir, reducir la psicopatía a un trastorno de personalidad asocial supone un gran y grave error de comprensión clínica y fenomenológica de la psicopatología humana. La psicopatía, en cuanto que patología caractereológica, es estable puesto que refiere a una forma de ser y de estar en el mundo y, por lo tanto, el diluirla bajo el término de trastorno sin justificación clínica alguna se aleja profundamente del espíritu científico de la psiquiatría en tanto que denominada ciencia médica. La psicopatía, tal y como fue descrita por Cleckley (1988) abarca características de personalidad tales como la manipulación, la mentira, el egocentrismo (narcisismo), falta de remordimientos y de culpa. No se limita a la conducta criminal sino que también está presente en personas aparentemente normales y bien integradas en la sociedad como cónyuges, padres, jefes, abogados, políticos, empresarios, directores ejecutivos (Bursten, 1973). La investigación actual sobre las características psicológicas de la psicopatía en contextos no forenses, confirma más la existencia de un estilo de personalidad que no está solamente presente en los criminales sino también en personas de éxito social, lo que confirma la tesis de Cleckley y refuta la de la psiquiatría actual sobre el trastorno de personalidad aplicado a los delincuentes y criminales.[188]

La cuestión, inadvertidamente, de fondo estriba en el punto ciego que se da en el cruce de los puntos de encuentro que tienen la *Hegemonía Positivista* y sus *Paradigmas* (Categorización, Generalización, Conmensurabilidad y Simplificación); dicha conjunción impronta en los sujetos, además de una tendencia a

[188] Jáuregui Balenciaga, Inmaculada. *Psicopatía, ideología y sociedad.*, pp. 6-7.

pensar aun en "Términos de Objetividad"[189], una interpretación vertical, reduccionista y simplista que junto con la necesidad subsecuente de no asumirse como sujeto en falta obliga a que en las interpretaciones se tienda un puente entre/con las teorías positivistas más que Explicatorías Justificatorías basadas en el conflicto de no poder aceptar ciertas características de personalidad, que, si bien, no son ni las más deseables y adecuadas tampoco tienen nada de "Anormal" ni de "Psicopatológico" como para justificar su inclusión en un discurso Médico-Jurídico basado en criterios Higiénico-Sanitarios de dinámica Biologicista de Salud.

En cuanto a lo considerado como "Normal/Anormal"; como ya se mencionó se toman como parámetros de partida dos criterios para definir la "Normalidad", uno "Estadístico" que se basa en el término medio y uno "Normativo" que se basa en la creación previa de un "modelo ideal"; esto es, un "Deber Ser", de tal forma que quienes se ajusten a estos parámetros serán "Normales"; es insoslayable dejar de puntualizar que ambas consideraciones derivan en cierta forma de un "consenso social" por lo que los criterios para definir una supuesta realidad de "Normalidad" dependen más de una interpretación cambiante, aleatoria y arbitraria asociada a un consenso social, que de una supuesta realidad independiente de los sujetos que la crean, pues el Positivismo ha vendido la idea de que la *realidad existe* fuera y de forma independiente del sujeto, de manera *Objetiva*, *Medible*, *Verificable* e incluso *Predecible*; a la vez, que en forma paralela se pierde de vista que en el saber no necesariamente está la verdad:

> Así la ciencia se funda sobre un implícito, inconsciente, que es aquel de poder, dividir, saber y verdad, confundiendo la verdad con el saber y finalmente colonizando la verdad con el saber. El individuo moderno científico olvida primero que es él quien enuncia, es decir, que ha habido enunciación para quedarse solamente con lo enunciado como existiendo independientemente de quien enuncia. [...] Llega así la ciencia a confundir lo real con lo simbólico [...]. La pretendida ciencia es pues una ideología cientifista, porque tiene una pretensión totalizante y totalizadora.[190]

---

[189] Cuando se piensa en Términos de Objetividad se pierde de vista que lo Objetivo no es absoluto sino relativo en cuanto a lo que a imparcialidad corresponde pues solo se hace referencia a las condiciones bajo las cuales se emite un juicio.

[190] *Ibídem.*, pp.12-13.

Ya algunos autores[191] han probado empíricamente la imposibilidad de poder delimitar entre *lo normal lo anormal y lo psicopatológico* pues aparte de no haber pruebas concluyentes para dicha delimitación tampoco existe un *Punto de Capitonado* Conceptual; pues la conceptualización de la Enfermedad Mental va y viene y no solo se crean o se destruyen conceptos al respecto; sino que, incluso se inventan en relación estrecha a la corriente social, moral, económica y política de la época; así mismo ya también Foucault[192] evidenció cómo en la clasificación y quehacer psiquiátrico apuntalados en los conceptos de normalidad y anormalidad se juega una *Moralidad Embestida de Cientificidad* pues al contarnos la historia de la enfermedad mental denuncia cómo el concepto de locura es diferente y sufre modificaciones a lo largo de su historia (desde antes de la edad media hasta el siglo XX), con lo cual destaca cómo los conceptos de normalidad, anormalidad y psicopatología van modificándose en función de los cambios morales, económicos, culturales, sociales y políticos, lo que para el caso consiste en que: "la noción de síntoma psíquico está, pues, indisolublemente ligada al contexto social, y particularmente al contexto ético, en que se la formula"[193]; puesto que:

> El concepto de enfermedad, ya sea orgánica o mental, implica el apartamiento respecto de una norma claramente definida [...] ¿respecto de qué norma se estima que la enfermedad mental constituye un apartamiento? No es fácil responder a esta pregunta, pero sea cual fuere dicha norma podemos estar seguros de esto: forzosamente debe estar expresada en función de conceptos psicosociales, éticos y jurídicos.[194]

---

[191] Véase. Rosenhan, David. On Being Sane in Insane Places. Demuestra la imposibilidad de delimitar entre normalidad y anormalidad a través por una parte de enviar colaboradores sanos o "pseudopacientes" que simularon alucinaciones acústicas a hospitales psiquiátricos los cuales no sólo fueron admitidos y diagnosticados con enfermedades psiquiátricas sino que no fueron detectados y se les creyó que manifestaban síntomas de enfermedad mental real; y, no obstante, que después de su internamiento se comportaron con normalidad y comunicaron a los médicos que se encontraban bien y que ya no sufrían alucinaciones; aparte de que algunos permanecieron recluidos durante meses, a todos se les obligo a reconocer que padecían alguna enfermedad mental y a aceptar medicarse con antipsicóticos como condición para ser dados de alta. Posteriormente; y por otra parte, al hacerse pública esta situación un hospital psiquiátrico desafió a Rosenhan a enviar "pseudopacientes" para que su personal los detectara; después de aceptar el desafío y de incluso no enviar a nadie, el hospital reporto haber detectado "pseudopacientes". Este estudio concluyó que en los hospitales psiquiátricos no se podía distinguir entre los cuerdos y los locos destacando los peligros de la Despersonalización y el Etiquetamiento.

[192] Véase. Historia de la locura en la época clásica. Tomo I y tomo II.

[193] Szasz, Thomas S. Ideología y enfermedad mental., p. 24.

[194] *Ibídem*. p 25.

Esta relación de interacción de influencia de lo "Social sobre lo Psicológico"[195] ya ha sido observada por diferentes autores; quienes han Descubierto una Conexión estrecha en la dinámica que se da entre la estructura Económico-Política y la enfermedad, siendo esta de tal manera que Variaciones en esta estructura producen Alteraciones en la salud; de tal forma que hay autores que han llegado a la conclusión de que hay una estrecha Relación entre el desarrollo de la civilización y el incremento de *Enfermedades Mentales*, por otro lado, pero en el mismo orden de ideas ya Freud[196] Exhibió que la cultura conlleva la condición de afectar la psique; de tal manera y alcance, que Horney[197] muestra que las neurosis en los individuos son consecuencia directa del amalgamiento entre la historia individual de cada quien y de la cultura en la que se vive. Y, es en estos sentidos, como bien menciona Inmaculada Jáuregui que la noción de enfermedad mental es un mito-metáfora que no puede ni debe confundirse con la realidad[198].

"Ya diversas investigaciones realizadas desde los años 70 han generado que se distinga entre *Psicópatas Criminales* y *Psicópatas Integrados*; destacando que la diferencia entre ambos tipos de *Psicópatas* se encuentra en la concreta comisión de delitos, pues la estructura básica de personalidad es la misma para ambos tipos de *Psicópatas*, cabe aclarar que por definición el carácter antisocial de la personalidad y conducta se observa en todos los delincuentes independientemente de que sean estos *Psicópatas* o no, destacando que este carácter antisocial no siempre ni necesariamente se encuentra en los ya mencionados *Psicópatas Integrados*. Estas investigaciones han posibilitado una reformulación del concepto que a través de su separación respecto de la visión Médico-Psiquiátrica conlleva a que la *Psicopatía* haya realizado un pasaje de ser un "*Concepto*" nosológico excesivamente amplio y más difuso que básico; a ser: un "*Constructo*" psicológico válido y fiable que a través de una adecuada operacionalización (como ya se mencionó un constructo es un concepto abstracto; o sea, no empírico y por tanto no observable. Cuando un concepto no es observable se debe, para definirlo y medirlo, desarrollar una definición operacional que consiste en describir y establecer las operaciones o acciones que permiten inferirlo;

---

195 Véase. De las Heras, Javier. *La sociedad neurótica de nuestro tiempo*. (Obra completa).
196 Véase. Freud, Sigmund. *El malestar en la cultura*., pp. 65-140.
197 Véase. Horney, Karen. La personalidad neurótica de nuestro tiempo. (Obra completa).
198 Véase., *ob. cit.*, p. 2.

también se debe diferenciar entre concepto y método, pues el grado de correlación obtenido debe ser producto del concepto-constructo y no de la forma de medir-método) adquiere un auténtico valor empírico, pues antes, desde la visión Médico-Psiquiátrica era meramente sólo un concepto descriptivo a nivel clínico; no obstante lo anterior y que ya se ha demostrado en reiteradas ocasiones que la *Psicopatía* no es sinónimo de criminalidad y en consecuencia no es la misma entidad que el Trastorno Antisocial de la Personalidad sigue existiendo un disenso significativo entre ciertos sectores clínicos y el gremio de investigadores en cuanto a lo que el estudio y conceptualización (que es más un "*Constructo*" que un "*Concepto*") de la *Psicopatía* se refiere."[199]

Como se puede apreciar, la conceptualización de la *Psicopatía* como un Trastorno Mental y/o de la Personalidad cuya característica central son las Conductas Antisociales y/o Delictivas constituye para todos los casos sin cabida a excepción un proceso dual de Criminalización y Etiquetamiento.

---

[199] Véase. Pozueco Romero, J. M., Romero Guillena, S. L., Casas Barquero, N. Psicopatía, violencia y criminalidad: un análisis psicológico-forense, psiquiátrico-legal y criminológico (Parte I)., pp. 123-136.

CONCLUSIONES

1. La *clasificación* consiste en una serie de métodos que buscan construir grupos y/o categorías a las que se les dan entidades en función a propiedades, atributos, características y/o relaciones comunes; este proceso de asignar una entidad a una categoría del conjunto de clasificación no pasa de no ser más que un sistema de *identificación* (que *per se* conlleva un "Proceso de Etiquetamiento"); en medicina y en psicopatología, el proceso de asignación de determinados atributos clínicos, o de pacientes que manifiestan dichos atributos, a una categoría del sistema de clasificación se conoce como *diagnóstico*. En cuanto al *diagnóstico* de *Psicopatía* no se puede establecer este a partir de conductas antisociales y/o delictivas.
2. La "*Desviación*" es un "*Estigma*" que se da por su relación con una supuesta "*Anormalidad*" siendo estos conceptos un "*Etiquetamiento*" que se construye socialmente a través de un proceso de "*Estigmatización*" producido en función de una "Estructura Normativa"; la cual, es Establecida por quien tiene *"Poder de Definición"*.
3. Los conceptos de anormalidad, desviación, etiquetamiento y estigmatización se encuentran relacionados entre sí, en función a su *construcción* y *definición*, y en función a la representación de una *rotulación-etiquetamiento*. En cuanto al concepto de *Psicopatía* éste se constituye en:
    a. Un *Proceso De Etiquetamiento*; por un lado, en el sentido de que es un estigma que se legitima como tal a partir de una supuesta desviación la cual a su vez se legitima a partir de una supuesta anormalidad; y por el otro, en el sentido de que es un Diagnóstico que surge de una Clasificación Diagnóstica y/o Psicopatológica que asigna una entidad a partir de ciertas características y/o atributos.
    b. Un *Proceso de Criminalización*; en cuanto a que generalmente se le tiende a asociar necesariamente con las conductas antisociales y/o crimino-delictivas.
4. La gran mayoría de las personas que se encuentran sentenciadas a reclusión por haber incurrido en una conducta antisocial tipificada como delito, no reúne las características necesarias para ser *Diagnosticada* como

Psicópata, en los casos (que son minoría) en los que se derivan *Diagnósticos* que dentro de sus criterios incluyen a las *Conductas Antisociales*, la mayoría de estos o no son a *Psicopatía*, o, en el caso de si ser a *Psicopatía*; ésta debido al proceso Diagnóstico, ha sido mal Diagnosticada, siendo los casos en donde la *Psicopatía* si ha sido bien Diagnosticada una gran minoría.

5. Asociar a las personas que presentan conductas antisociales, tipificadas o no como delito, con la *Psicopatía*, no es más que un proceso conjunto de *Etiquetamiento* y *Criminalización*; puesto que no existe evidencia que demuestre que hay una relación entre la comisión de *Conductas Antisociales Tipificadas* como *Delito* y la *Psicopatía*.

PROPUESTAS

1. Se debe actuar con prudencia y cautela ante los reportes oficiales de la desviación; en el sentido de que el "*análisis*" interaccionista relativiza las definiciones de la desviación; y en que, estos análisis son etiquetados por las autoridades convencionales.
2. Es necesario y obligado abrir vías de acceso a la realidad, que permitan aprehenderla sin prescindir cualitativamente de su complejidad recalcando el hecho de que las Teorías de la Complejidad: "Como epistemologías, proporcionan un nuevo modo de aprehender la realidad y ayudan a una comprensión menos reductora de los procesos básicos del comportamiento y la realidad social"; no entenderlo y verlo así implica una limitación que equivale a realizar aproximaciones convencionales, verticales y breves; pero sobre todo, reduccionistas, que permiten solo procesar información mas no significados; decantándose de este modo por la simplicidad cuantitativa.
3. Se debe dejar de considerar a la *Psicopatía* como un trastorno de personalidad que se debe y puede curar y más bien aceptarla como lo que es: un conjunto de características de personalidad que aparte de no representar ninguna *Anormalidad/Desviación* y/o *Psicopatología* en una sociedad con otra escala de valores; estas características, serían no solo aceptables sino hasta deseables.
4. Como en algunos casos en "ambientes judiciales el diagnóstico de *Psicopatía* inclina el criterio del juez a sentenciar en función de la mayor duración de la pena por la presunción de una supuesta alta peligrosidad y una mayor probabilidad y riesgo de reincidencia"[200]; se debe reconsiderar la forma en que esta fue evaluada y en caso necesario evaluar correctamente y si la legislación lo permite reajustar la pena en los casos que lo ameriten.

---

[200] Véase. Escobar-Córdoba, Franklin. *La evaluación diagnóstica de la psicopatía*, pp. 101-102.

FUENTES DE INFORMACIÓN

Bibliografía

Arendt, Hannah. *Eichman en Jerusalén: Un estudio sobre la banalidad del mal.* Lumen. Traducido por Carlos Ribalta. Barcelona, España 2003.

Amuchategui Requena, Irma Griselda. *Derecho penal.* Oxford University Press Harla México, 1990.

Baratta, Alessandro. *Criminología Crítica y Crítica del Derecho Penal: Introducción a la sociología jurídico-penal.* Siglo veintiuno. Traducido por Álvaro Búnster. Buenos Aires, Argentina 2004.

Becker, Howard S. *Outsiders: hacia una sociología de la desviación.* Siglo veintiuno. Traducido por Jaime Arrambide. Buenos Aires, Argentina 2009.

Belloch, Amparo y *et. Al. Manual de Psicopatología Volumen 1 y 2*. McGrawHill. (no registrado fecha ni país)

Bergalli, Roberto y *et. Al. El Pensamiento Criminológico I: Un análisis crítico.* TEMIS, S. A., Bogotá, Colombia 1983.

Bobbio, Norberto. *El futuro de la democracia.* Fondo de Cultura Económica. Traducido por José F Fernández Santillán. México 1986.

Cajas, Juan. *Los desviados: Cartografía urbana y criminalización de la vida cotidiana.* Porrúa, México 2009.

De las Heras, Javier. *La sociedad neurótica de nuestro tiempo.* Espasa Calpe, Madrid 2005.

Degano, Jorge Alejandro y *et. Al.*, "El Sujeto y la Ley: y otros temas Psicológico Forenses". Homo Sapiens. Rosario, Argentina 1993.

Downes, David, y Paul Rock. *Sociología de la Desviación.* Gedisa, S.A., México 2011.

Foucault, Michel. *Defender la sociedad.* Fondo de Cultura Económica. 1° edición 2° reimpresión. Traducido por Horacio Pons. Buenos Aires, Argentina 2001.

—. *Historia de la locura en la época clásica I.* Fondo de Cultura Económica. Traducido por Juan José Utrilla. Ciudad de México, 1998.

—. *Historia de la locura en la época clásica II.* Fondo de Cultura Económica. Traducido por Juan José Utrilla. Ciudad de México, 1998.

—. *Los anormales.* Fondo de Cultura Económica. 1° edición 4° reimpresión. Traducido por Horacio Pons. Buenos Aires, Argentina 2007.

—. *Vigilar y castigar: nacimiento de la prisión.* Siglo Veintiuno. Traducido por Aurelio Garzon del Camino. Buenos Aires, Argentina 2002.

Freud, Sigmund. «El malestar en la cultura.» En *Obras completas Volumen XXI*, de Sigmund Freud. Amorrortu. Traducido por José L Etcheverry. Buenos Aires, Argentina 1992.

Gaines, A. D. Cultural definitions, behavior and the person in American psychiatry. En A. Marsella y G. White, *Cultural conceptions of mental health and therapy*. Dordrecht: D. Reidel. 1982.

—. Cultural constructivism: Sickness histories and the understanding of ethnomedicines beyond critical medical anthropologies. En B. Pfleiderer y G. Bibeau, *Anthropologies of medicine: A colloquium on North American and Western European perspectives*. Wiesbaden: Vieweg. 1991.

Garrido Genovés, Vicente, y Patricia López Lucio. *El rastro del asesino: El perfil psicológico de los criminales en la investigación policial.* Ariel, Barcelona, España 2006.

Gilman, S. *Disease and representation: images of illness from madness to AIDS*. Cornell University Press. Nueva York 1988.

Goffman, Erving. *Estigma: La identidad deteriorada.* Amorrortu. Traducido por Leonor Guinsberg. Buenos Aires, Argentina 2006.

Horney, Karen. *La personalidad neurótica de nuestro tiempo.* Traducido por Ludovico Rosenthal. Paidós, Barcelona 1985.

Kleinman, A. *Rethinking psychiatry: From cultural category to personal experience*. MacMillan. Nueva York 1988.

Lacan, Jacques. *Escritos I*. Siglo Veintiuno. Traducido por Tomás Segovia y Armando Suárez. Madrid 2013.

Larrauri, Elena. *La herencia de la criminología crítica*. Siglo XXI. Madrid, España 2000.

Low, S. The diagnosis and treatment of nervous in Costa Rica. En M. Lock y D. Gordon, *Biomedicine Examined*. Dordrecht: Kluwer Academic 1988.

Martin, Barclay. *Psicología Anormal*. El Manual Moderno, S. A. Traducido por Armando Velázquez Huerta. México 1976.

Norbeck, E., y Lock, M. *Health, illness and medical care in Japan*. University Press of Hawaii. Honolulu 1988.

Perles Novas, Fabiola. *Psicología jurídica*. Ediciones Aljibe, Granada, España 2002.

Sánchez Sandoval, Augusto. *Epistemologías y sociología jurídica del poder*. Universidad Nacional Autónoma de México; Estado de México 2012.

Sarbin, T. The sciencific status of the mental illness mataphor. En S. Plog y R. Edgerton, *Changing perspectives in mental illness*. Holt, Rinehart and Winston. Nueva York 1969.

Scheff, T. *Being mentally ill: A sociological theory*. Aldine. Chicago 1966.

Sobral, Jorge y *et. Al*. *Manual de Psicología Jurídica*. Paidós, Barcelona, España 1994.

Stoff, David M., y *et. Al*. *Conducta Antisocial: Causas, evaluación y tratamiento, Volumen 1*. *Biblioteca de Psicología*. OXFORD UNIVERSITY PRESS. Traducido por Gustavo Pelcastre Ortega y José Luis Núñez Herrejón. México 2002.

Szasz, Thomas S. *Ideología y enfermedad mental*. Traducido por Leandro Wolfson. Amorrortu, Buenos Aires, 2001.

—. *The myth of mental illness*. Hoeber-Harper. Nueva York 1961.

Taylor, Ian y *et. Al. La nueva criminología: Contribución a una teoría social de la conducta desviada*. Amorrortu. Traducido por Adolfo Crosa. Buenos Aires, Argentina 1997.

Townsend, J. *Cultural conceptions and mental illness*. University of Chicago Press. Chicago 1978.

Conferencias

Vargas Garfias, Laura. *La Hermandad Del Control: Psiquiatría y Derecho Penal.* 11 de octubre de 2016. https://www.youtube.com/watch?v=iGu-nzabi-o&t=10s (último acceso: 18 de septiembre de 2017).

Diccionarios

«Diccionario de Pedagogía y Psicología.» Cultural, Madrid, España 2002.

«Diccionario de Psicología.» Vol. AH. Ediciones ORBIS, Barcelona, España 1986.

Farré Martí, Josep Ma y *et. Al. Enciclopedia de la Psicología.* Vol. 4. OCEANO, Barcelona, España 2006.

Entrevistas

Foucault, Michel. *El poder, una bestia magnífica: sobre el poder, la prisión y la vida*, Siglo Veintiuno, Buenos Aires, Argentina 2012. (Entrevista de Bauer, Jerry. «Michel Foucault. Conversación sin complejos con el filósofo que analiza las "estructuras del poder".»). (edición al cuidado de Edgardo Castro). Traducido por Horacio Pons.

Legendre, Pierre. *El discurso jurídico. Perspectiva psicoanalítica y otros abordajes epistemológicos.* (Entrevista de Enrique Kozicki. "Discurso jurídico y discurso psicoanalítico. El derecho como texto sin sujeto."), Hachette, Buenos Aires, Argentina 1982.

M. Reed, Geoffrey. «INFOCOP.» (Entrevista de Gualberto Buela-Casal. "*CIE-11 o DSM-V ¿cuál debemos utilizar? Entrevista al director de la clasificación de los Trastornos Mentales y del Comportamiento de la CIE-11*

(OMS).") 11 de abril de 2012. http://www.infocop.es/view_article.asp?id=3922 (último acceso: 15 de mayo de 2017).

Hemerografía

Aguilar Cárceles, Marta María. «La inadecuada identificación de la psicopatía con el trastorno antisocial de la personalidad.» *Revista Electrónica de Ciencia Penal y Criminología*, nº 19-13. Murcia, España 2017.

Álvarez-Villareal, Lina Marcela. «Reseña de "Vigilar y castigar. El nacimiento de la prisión" de Michel Foucault.» Editado por Universidad de La Sabana. *Díkaion* 23, nº 18. Colombia, 2009.

American Psychiatric Association. *Manual diagnóstico y estadístico de los trastornos mentales (DSM-5).* 5. Traducido por Dra. Alexandra Bagney Lifante, y otros. Editorial Medica panamericana. España, 2014.

—. *Manual diagnóstico y estadístico de los trastornos mentales (DSM-IV-R).* 4. Traducido por Tomàs de Flores i Formenti, y otros. Masson, Barcelona,1995.

Barbour-McMullen, J.; Coid, J., y Howard, R. The psychometric identification of psychopathy in mentally abnormal offenders. *Personality and Individual Differences*, 9. 1988. (Sin dato de país).

Blackburn, R. «Conceptions of psychopathy and personality disorder: The origins of Confusion.» Editado por Klose L. *Proceedings of the Forth Symposium on Violence and Aggression.* Saskatoon: University of Saskatchewan, Canada and Regional Psychiatric Centre, 1992. (Memoria de simposium).

Bravo, Omar Alejandro. «La construcción institucional del "loco Peligroso".» *Universitas Psychologica* 9, nº 1. Enero-abril 2010. (Sin dato de país).

Campos Marín, Ricardo. «Criminalidad y locura en la restauración. El proceso del cura Galeote (1886-1888).» *Frenia Revista de Historia de la Psiquiatría* III, nº 2. Madrid, España, 2003.

Del Barrio, Victoria. «Raíces y evolución del DSM.» Editado por Publicacions de la Universitat de València. *Revista de Historia de la Psicología* 30, nº 2-3. España, 2009.

DeLamater, John. «On The Nature of Deviance.» *Social Forces* 46, nº 4. Junio, 1968). (Sin dato de país).

Escobar-Córdoba, Franklin. «La evaluación diagnóstica de la psicopatía.» *Revista de la Facultad de Medicina* 58, nº 2 Bogotá, Colombia 2010.

Esteban Martínez, Cristina, y Carmen Molero Moreno. «Evolución histórica y cronológica del concepto de Psicopatía/Trastorno Antisocial de la Personalidad.» Editado por Publicacions de la Universitat de València. *Revista de Historia de la Psicología* volumen 17, nº 1-2. España, 1996.

Farmer, P. A. "Nueva approach to psychiatric diagnosis: Acultural or anglicized? First Contact, 6, 11-14. 1980. (sin dato de país).

Foa Torres, Jorge. «Psicoanálisis y derecho: elementos para una crítica lacaniana de la ideología jurídica.» *Crítica Jurídica*, nº 35, Cordoba, Argentina 2013.

Folino, Jorge O, y Gastón Mendicoa. «La Psicopatía, el MMPI y la Hare PCL R.» *Alcmeon, Revista Argentina de Clínica Neuropsiquiátrica* 13, nº 2. Argentina, 2006.

González Cifuentes, Carlos Eduardo y *et. Al.* «Validación y propiedades Psicométricas del "Cuestionario Exploratorio de la Personalidad-III" (CEPER-III) en Colombia.» *Behavioral Psychology / Psicología Conductual* 23, nº 1. Colombia, 2015.

Howard, R. C. One concept or two? A reply to Raine. *Personality and Individual Differences*, 9 (4), 829-830. 1988. (sin dato de país).

Jáuregui Balenciaga, Inmaculada. «Psicopatía, ideología y sociedad.» *Nómadas. Revista Crítica de Ciencias Sociales y Jurídicas*. 1-18. España, 2008.

Korstanje, Maximiliano E. «Reseña de "Defender la Sociedad" de Michel Foucault.» *Nómadas. Critical Journal of Social and Juridical Sciences* 25, nº 1. Roma, Italia 2010.

Lacan, Jacques. «Decir a Medias.» *Lust: Temas de Psicoanálisis.* Vol. 0. S.f. (sin dato de país).

Lock, M. DSM-III as a culture-bound construct. *Culture, Medicine and Psychiatry*, 11, 35-42. 1987. (sin dato de país).

López Magro, Carolina, y José Ignacio Robles Sánchez. «Aproximación Histórica al concepto de psicopatía.» Editado por Universidad Complutense de Madrid. *Psicopatología Clínica, Legal y Forense* 5. España, 2005.

Macho Stadler, Marta. «¿Qué es la Topología?» *SIGMA*, nº 20. España 2002.

Munné Matamala, Frederic. «Las Teorías de la Complejidad y sus Implicaciones en las Ciencias del Comportamiento.» *Revista Interamericana de Psicología* 29, nº 1. Barcelona, España 1995.

Murphy, J. Psychiatric labeling in cross-cultural perspective. *Science*, 191, 1019-1028. 1976. (sin dato de país).

Organización Mundial de la Salud. *Clasificación estadística internacional de enfermedades y problemas relacionados con la salud (CIE-10)*. 2003. Traducido por Centro Venezolano de Clasificación de Enfermedades. Vol. 1. Organización Panamericana de la Salud, s.f. (sin dato de país).

Pegoraro, Juan S. «Inseguridad y Violencia en el marco del Control Social.» *Espacio Abierto* 10, nº 3. Venezuela, 2001.

Pozueco Romero, J M, S L Romero Guillena, y N Casas Barquero. «Psicopatía, violencia y criminalidad: un análisis psicológico-forense, psiquiátrico-legal y criminológico (Parte I).» *Cuadernos de Medicina Forense* 17, nº 3. Málaga, España 2011.

Raine, A. Psychopathy: A single or a dual concept? *Personality and Individual Differences*, 9 (4), 825-827. 1988. (Sin dato de país).

Rosenhan, David. «On Being Sane in Insane Places.» *Science* 179, nº 4070. USA, 1973.

Schejter, Virginia. «¿Qué es la intervención institucional?: La psicología institucional como perspectiva de conocimiento.» *TRAMAS: Subjetividad y Procesos Sociales*, nº 25. México, 2005.

Van Dijk, Teun Adrianus. «El análisis crítico del discurso.» *Anthropos*, nº 186. Barcelona, España 1999.

Waxler, N. Culture and mental illness: A social labeling perspective. *Journal of Nervous and Mental Disease*, 159, 379-395. 1974. (Sin dato de país).

—. Is outcome for schizophrenia better in nonindustrial countries? *Journal of Nervous and Mental Disease*, 167, 144-158. 1979. (Sin dato de país).

Witto Mättig, Sergio. «Reseña de "Los anormales" de Michael Foucault.» *Polis, Revista de la Universidad Bolivariana* 1, nº 3. Santiago, Chile 2002.

Mesografía

Foucault, Michel. «documents.mx.» *La verdad y las formas jurídicas.* S.f. http://documents.mx/download/link/la-verdad-y-las-formas-juridicaspdf-michel-foucault (último acceso: 08 de septiembre de 2016).

Hare, Robert D. «SCRIBD.» *Escala Hare.* Junio de 1985. https://es.scribd.com/doc/6760074/TEMA-9-Escala-Hare-a (último acceso: 09 de junio de 2017).

Hart, S. D., D. N. Cox, y R. D. Hare. «Escala de Evaluación de la Psicopatía de Hare: versión de cribado PCL-SV Manual.» *Ministerio Público Fiscalía de la Nación (Perú).* S.f. http://www.mpfn.gob.pe/escuela/contenido/actividades/docs/3389_10._manual.pdf (último acceso: 4 de julio de 2017).

Laurent, Éric. «Psicoanálisis Inédito.» *Pensar con su alma o hablar con su cuerpo.* 08 de mayo de 2016. http://www.psicoanalisisinedito.com/2016/05/eric-laurent-pensar-con-su-alma-o.html (último acceso: 15 de mayo de 2017).

Millon, Theodore; Davis, Roger y Millon, Carrie (2007). Ficha Técnica del Inventario Clínico Multiaxial de Millon-III (MCMI-III). IDOCPUB (diciembre, 2019) https://idoc.pub/documents/inventario-clinico-multiaxial-de-millon-iii-mcmi-iii-th-millon-davis-y-c-millon-ylyx7q5zodnm (último acceso: 31 de enero de 2023).

Pegoraro, Juan S. *La violencia, el orden social y el control social penal.* S.f. http://www.catedras.fsoc.uba.ar/pegoraro/Materiales/Pegoraro_Violencia_orden_social_control_social.PDF (último acceso: 13 de junio de 2016).

—. *Notas sobre el Poder de Castigar.* S.f. http://catedras.fsoc.uba.ar/pegoraro/Materiales/Notas_sobre_el_Poder_de_Castigar.pdf (último acceso: 13 de junio de 2016).

Pérez, Daniel. *¿Inhumanos o Antihumanos? Psicópatas cotidianos.* 28 de septiembre de 2011. http://juegosucio-psicopatia.blogspot.mx/2011/09/historia-del-concepto-de-psicopatia.html (último acceso: 19 de diciembre de 2015).

Read, John, y Comisión de Ciudadanos por los Derechos Humanos. «Feeling Sad? It Doesn't Mean You're Sick.» *ANTROPOSMODERNO-SEUDO CIENCIA: Los Diagnósticos Falsos de la Psiquiatría.* 14 de abril de 2009. http://antroposmoderno.com/word/psiquia_0140409.pdf (último acceso: 24 de agosto de 2016).

Soriano Giménez, Juan Carlos. *La psicopatía, Teoría de Raine y Hare.* 20 de junio de 2010. https://psicologiaforenseuned.wordpress.com/category/teoría-de-reine-y-hare/ (último acceso: 19 de diciembre de 2015).

Vaquera, Gustavo. *Hacia una Epistemología de la Psicología Jurídica.* S.f. http://psicologiajuridica.org/psj186.html (último acceso: 30 de junio de 2016).

—. «El sujeto transgresor de la ley: aportes psicoanalíticos para penalistas y criminólogos.» *PSICOLOGIA JURIDICA Y FORENSE-ASOCIACION LATINOAMERICANA DE PSICOLOGIA JURIDICA Y FORENSE.* S.f. http://psicologiajuridica.org/psj110.html (último acceso: 08 de junio de 2014)

ANEXOS

Nota

Se trató en la medida de lo posible; y hasta donde lo permitieron los documentos originales[201] enviados por las dependencias a las que se les solicito la información, darle a cada imagen de las contenidas en éste apartado (de Anexos) la mayor legibilidad, claridad y nitidez; no obstante los esfuerzos, no en todos los casos se logró, y siendo que en formato PDF se obtuvo la mejor versión en cuanto a legibilidad, claridad y nitidez; se invita al lector, que lo considere necesario, a ***solicitar el archivo "PDF de Anexos"*** al **teléfono 55 3781 2203** y/o al **correo pabloortiz@exalumno.unam.mx**; agradeciéndole, al lector, de antemano su comprensión y paciencia ante éste inconveniente.

[201] Siendo de origen; en los casos en que se presenta, la falta de Legibilidad, Nitidez y Claridad.

ANEXO 1

PREGUNTAS PENALES DEL ESTADO

1. ¿Cuál es el total de población recluida de internos masculina y femenina **en conjunto** en los **penales** y/o centros penitenciarios del **Estado**? (número total en conjunto por todos los penales del Estado)
2. ¿Cuál es el total de población recluida de internos masculina y femenina **en cada uno** de los **penales** y/o centros penitenciarios del **Estado**? (número total por cada penal y sexo)
3. ¿Cuánta población recluida masculina y femenina **en cada uno** de los **penales** y/o centros penitenciarios del **Estado** por penal se encuentra diagnosticada con "Trastorno Antisocial de la Personalidad" y/o con "Trastorno Disocial de la Personalidad" y/o con "Psicopatía"? (número total por cada penal y sexo)
4. ¿De la población recluida en penales del **Estado** y que se encuentra diagnosticada con "Trastorno Antisocial de la Personalidad" y/o con "Trastorno Disocial de la Personalidad" y/o con "Psicopatía" **que pruebas psicológicas** (específicamente el nombre de todas y cada una de las pruebas utilizadas en la batería de test) y **que exámenes psiquiátricos** (específicamente el nombre de todos y cada uno de los exámenes psiquiátricos y pruebas médicas de laboratorio) **se utilizaron** por penal para llegar a cualquiera de estos diagnósticos? (por penal)
5. ¿De la población recluida en penales del **Estado** y que se encuentra diagnosticada con "Trastorno Antisocial de la Personalidad" y/o con "Trastorno Disocial de la Personalidad" y/o con "Psicopatía" **que procedimiento** y/o metodología psicológica y/o psiquiátrica **se utilizaron** para llegar a cualquiera de estos diagnósticos? (por penal)

6. ¿De la población recluida en penales del **Estado** y que se encuentra diagnosticada con "Trastorno Antisocial de la Personalidad" y/o con "Trastorno Disocial de la Personalidad" y/o con "Psicopatía" **que Sistema de Clasificación** (**DSM o CIE**) **se utilizó** para llegar a cualquiera de estos diagnósticos? (por penal)

7. ¿Cuáles son los datos por penal de cada uno de los responsables (nombre, teléfono, correo electrónico, etc.) para solicitar información relacionada con los 6 puntos anteriores en base a la transparencia?

PREGUNTAS PENALES CIUDAD DE MÉXICO

1. ¿Cuál es el total de población recluida de internos masculina y femenina **en conjunto** en los **penales** y/o centros penitenciarios de la **Ciudad de México**? (número total en conjunto por todos los penales de la Ciudad)

2. ¿Cuál es el total de población recluida de internos masculina y femenina **en cada uno** de los **penales** y/o centros penitenciarios de la **Ciudad de México**? (número total por cada penal y sexo)

3. ¿Cuánta población recluida masculina y femenina **en cada uno** de los **penales** y/o centros penitenciarios de la **Ciudad de México** por penal se encuentra diagnosticada con "Trastorno Antisocial de la Personalidad" y/o con "Trastorno Disocial de la Personalidad" y/o con "Psicopatía"? (número total por cada penal y sexo)

4. ¿De la población recluida en penales de la **Ciudad de México** y que se encuentra diagnosticada con "Trastorno Antisocial de la Personalidad" y/o con "Trastorno Disocial de la Personalidad" y/o con "Psicopatía" **que pruebas psicológicas** (específicamente el nombre de todas y cada una de las pruebas utilizadas en la batería de test) y **que exámenes psiquiátricos** (específicamente el nombre de todos y cada uno de los exámenes psiquiátricos y pruebas médicas de laboratorio) **se utilizaron** por penal para llegar a cualquiera de estos diagnósticos? (por penal)

5. ¿De la población recluida en penales de la **Ciudad de México** y que se encuentra diagnosticada con "Trastorno Antisocial de la Personalidad" y/o con "Trastorno Disocial de la Personalidad" y/o con "Psicopatía" **que procedimiento** y/o metodología psicológica y/o psiquiátrica **se utilizaron** para llegar a cualquiera de estos diagnósticos? (por penal)

6. ¿De la población recluida en penales de la **Ciudad de México** y que se encuentra diagnosticada con "Trastorno Antisocial de la Personalidad" y/o con "Trastorno Disocial de la Personalidad" y/o con "Psicopatía" **que Sistema de Clasificación** (**DSM o CIE**) **se utilizó** para llegar a cualquiera de estos diagnósticos? (por penal)

PREGUNTAS PENALES FEDERALES

1. ¿Cuál es el total de población recluida de internos masculina y femenina **en conjunto** en los **penales** y/o centros penitenciarios **federales** (Centros Federales de Readaptación Social) de la república mexicana? (número total por todos los penales federales en conjunto y por sexo)

2. ¿Cuál es el total de población recluida de internos masculina y femenina **en cada uno** de los **penales** y/o centros penitenciarios **federales** (Centros Federales de Readaptación Social) de la república mexicana? (número total por cada penal y sexo)

3. ¿Cuánta población recluida masculina y femenina **en cada uno** de los **penales** y/o centros penitenciarios **federales** (Centros Federales de Readaptación Social) de la república mexicana se encuentra diagnosticada con "Trastorno Antisocial de la Personalidad" y/o con "Trastorno Disocial de la Personalidad" y/o con "Psicopatía"? (número total por cada penal y sexo)

4. ¿De la población recluida en **penales federales** y que se encuentra diagnosticada con "Trastorno Antisocial de la Personalidad" y/o con "Trastorno Disocial de la Personalidad" y/o con "Psicopatía" **que pruebas psicológicas** (específicamente el nombre de todas y cada una de las pruebas utilizadas en la batería de test) y **que exámenes psiquiátricos** (específicamente el nombre de todos y cada uno de los exámenes psiquiátricos y pruebas médicas de laboratorio) **se utilizaron** para llegar a cualquiera de estos diagnósticos?

5. ¿De la población recluida en **penales federales** y que se encuentra diagnosticada con "Trastorno Antisocial de la Personalidad" y/o con "Trastorno Disocial de la Personalidad" y/o con "Psicopatía" **que procedimiento** y/o metodología psicológica y/o psiquiátrica **se utilizaron** para llegar a cualquiera de estos diagnósticos?

6. ¿De la población recluida en **penales federales** y que se encuentra diagnosticada con "Trastorno Antisocial de la Personalidad" y/o con "Trastorno Disocial de la Personalidad" y/o con "Psicopatía" **que Sistema de Clasificación** (**DSM o CIE**) **se utilizó** para llegar a cualquiera de estos diagnósticos?

ANEXO 2

AGUASCALIENTES
GOBIERNO DEL ESTADO

SECRETARIA DE SEGURIDAD PÚBLICA DEL ESTADO DE AGUASCALIENTES

PROCEDIMIENTO DE ACCESO A LA INFORMACIÓN PAI.0040...

Aguascalientes, Aguascalientes; a los veinticinco días del mes de enero del año dos mil diecisiete. Vista la solicitud registrada ante el Sistema de Solicitudes de Acceso a la Información-Infomex con el número 36304 presentada por **MARIO MEDINA** el quince de enero del año en curso; Así mismo señala como medio para recibir notificaciones el correo electrónico pabloortiz@exalumno.unam.mx; consecuentemente con fundamento en lo dispuesto en los artículos 1, 2 fracción IX, 4, 6, 10, primer párrafo, 11 primer párrafo, 12, 44 y 71, de la Ley de Transparencia y Acceso a la Información Pública del Estado de Aguascalientes y sus Municipios, téngase por recibida la solicitud de referencia, ábrase expediente y regístrese en el Libro de Gobierno con el número **PAI.0040.36304/17**. Por otra parte, se le tiene como designado de su parte el correo electrónico para recibir y oír notificaciones. Ahora bien, de conformidad con lo establecido en los artículos 71 y 72 de la Ley de Transparencia y Acceso a la Información Pública del Estado de Aguascalientes y sus Municipios en atención a la solicitud planteada le informo al día de hoy lo siguiente:

No.	Nombre del Centro	Población
1	Centro de Reinserción Social Para Varones "Aguascalientes"	760
2	Centro de Reinserción Social Para Varones "El Llano"	388
3	Centro de Reinserción Social Para Mujeres	94
TOTAL		1242

Ahora bien, respecto a los puntos 3, 4, 5,6, de conformidad con el artículo 72 de la ley de marras, se trata de información inexistente, ya que de conformidad con lo manifestado por la Dirección General de Reinserción Social, no se cuenta con población recluida en ningún Centro de Reinserción Social en el Estado diagnosticada con trastorno antisocial de la personalidad y/o trastorno disocial de la personalidad y/o psicopatía.

Por Ultimo en cuanto a los Responsables de cada uno de los Centros de Reinserción Social, la información es la siguiente:

Centro de Reinserción Social	Titular	Teléfono
CERESO para Varones "Aguascalientes"	Lic. Ma. Del Socorro Gaspar Rivera	449-976-40-62 y/o 976-40-83
CERESO para Varones "El Llano"	Lic. Alejandra Ruvalcaba García	449-918-70-25 y/o 918-70-16
CERESO para Mujeres	Lic. Cristela Moreno Moreno	449-976-40-73 y/o 976-40-84

Esta Secretaría de Seguridad Pública da por cumplido el deber de acceso a la información pública.---

Dígasele al solicitante que en contra del presente acuerdo procede de manera opcional el recurso de revisión ante el superior de esta Unidad de Enlace o el de inconformidad ante el Instituto de Transparencia del Estado de Aguascalientes previsto por los artículos 56, 57, 58, 59 y 60 de la Ley en la materia. ----------------

Notifíquese al solicitante por correo electrónico; así mismo se habilitan horas inhábiles para la realización de la notificación del presente al interesado, lo anterior con fundamento en el artículo 39 tercer párrafo de la Ley en cita, en relación con el artículo 34 de la Ley del Procedimiento Administrativo del Estado de Aguascalientes, toda vez que la práctica de la notificación será a en su correo electrónico. ----------

Así lo proveyó y firma el suscrito Lic. Raúl Cardona González, Titular de la Unidad de Transparencia de la Secretaría de Seguridad Pública del Estado, en ejercicio de las atribuciones que le confiere los artículos 45 fracciones II, IV y V de la ley General de Transparencia y acceso a la Información y el artículo 71 párrafo tercero de la Ley de Transparencia y Acceso a la Información Pública del Estado de Aguascalientes y sus Municipios.---

GOBIERNO DEL ESTADO DE AGUASCALIENTES
SECRETARIA DE SEGURIDAD PÚBLICA
UNIDAD DE TRANSPARENCIA

ANEXO 3

BAJA CALIFORNIA
GOBIERNO DEL ESTADO

SECRETARÍA DE SEGURIDAD PÚBLICA DEL ESTADO
UNIDAD DE TRANSPARENCIA
INFORME DE RESPUESTA

SOLICITUD NÚMERO 170284

INFORME

Solicitud: 170284

PREGUNTA:

Solicito la siguiente información en relación al sistema penitenciario del Estado (el mismo cuestionario lo envio como archivo adjunto); le doy las gracias de antemano.

1. **¿Cuál es el total de población recluida de internos masculina y femenina en conjunto en los penales y/o centros penitenciarios del Estado? (número total en conjunto por todos los penales del Estado)**
2. **¿Cuál es el total de población recluida de internos masculina y femenina en cada uno de los penales y/o centros penitenciarios del Estado? (número total por cada penal y sexo)**
3. **¿Cuánta población recluida masculina y femenina en cada uno de los penales y/o centros penitenciarios del Estado por penal se encuentra diagnosticada con "Trastorno Antisocial de la Personalidad" y/o con "Trastorno Disocial de la Personalidad" y/o con "Psicopatia"? (número total por cada penal y sexo)**
4. **¿De la población recluida en penales del Estado y que se encuentra diagnosticada con "Trastorno Antisocial de la Personalidad" y/o con "Trastorno Disocial de la Personalidad" y/o con "Psicopatia" que pruebas psicológicas (específicamente el nombre de todas y cada una de las pruebas utilizadas en la batería de test) y que exámenes psiquiátricos (específicamente el nombre de todos y cada uno de los exámenes psiquiátricos y pruebas médicas de laboratorio) se utilizaron por penal para llegar a cualquiera de estos diagnósticos? (por penal)**
5. **¿De la población recluida en penales del Estado y que se encuentra diagnosticada con "Trastorno Antisocial de la Personalidad" y/o con "Trastorno Disocial de la Personalidad" y/o con "Psicopatia" que procedimiento y/o metodología psicológica y/o psiquiátrica se utilizaron para llegar a cualquiera de estos diagnósticos? (por penal)**
6. **¿De la población recluida en penales del Estado y que se encuentra diagnosticada con "Trastorno Antisocial de la Personalidad" y/o con "Trastorno Disocial de la Personalidad" y/o con "Psicopatia" que Sistema de Clasificación (DSM o CIE) se utilizó para llegar a cualquiera de estos diagnósticos? (por penal)**
7. **¿Cuáles son los datos por penal de cada uno de los responsables (nombre, teléfono, correo electrónico, etc.) para solicitar información relacionada con los 6 puntos anteriores en base a la transparencia?**

RESPUESTA:
Antecediendo un cordial saludo, y en atención a la consulta ciudadana recibida a través del Sistema de Acceso a la Información Pública para el Estado de Baja California (SAIPBC) relativa al folio UCT-170284, me permito proporcionar a Usted.

Dudas o Comentarios:
Av. Pioneros # 1010, Centro Cívico, Mexicali, Baja California, México
C.P. 21000, Teléfonos: (686)558 77 18 y 20, (686)558 10 00 ext. 8100 Email: uct@baja.gob.mx

SOLICITUD NÚMERO 170284

1. **¿Cuál es el total de población recluida de internos masculina y femenina en conjunto en los penales y/o centros penitenciarios del Estado? (número total en conjunto por todos los penales del Estado).**
   El total de la población recluida masculina y femenina en los diversos Centros de Reinserción Social y Centros de Tratamiento para Adolescentes del Estado, es de 12 mil 768 internos

2. **¿Cuál es el total de población recluida de internos masculina y femenina en cada uno de los penales y/o centros penitenciarios del Estado? (número total por cada penal y sexo).**

CENTRO	HOMBRES	MUJERES	TOTAL
CERESO MEXICALI	2725	169	2894
CERESO TIJUANA	3745	304	4049
CERESO ENSENADA	1060	63	1123
CERESO EL HONGO	3856	0	3856
CERESO EL HONGO II	752	0	752
CTA MEXICALI	35	1	36
CTA TIJUANA	34	1	35
CTA ENSENADA	23	0	23

* CERESO: Centro de Reinserción Social

* CTA Centro de Tratamiento para Adolescentes

3. **¿Cuánta población recluida masculina y femenina en cada uno de los penales y/o centros penitenciarios del Estado por penal se encuentra diagnosticada con "Trastorno Antisocial de la Personalidad" y/o con "Trastorno Disocial de la Personalidad" y/o con "Psicopatía"? (número total por cada penal y sexo).**

CENTRO	CANTIDAD DE RECLUSOS (AS) DIAGNOSTICADOS	SEXO
CERESO MEXICALI	3 RECLUSOS	MASCULINO
CERESO TIJUANA	0 RECLUSOS	--------------

SOLICITUD NÚMERO 170284

CERESO ENSENADA	0 RECLUSOS	--------------
CERESO EL HONGO	45 RECLUSOS	MASCULINO
CERESO EL HONGO II	27 RECLUSOS	MASCULINO
CTA MEXICALI	0 RECLUSOS	--------------
CTA TIJUANA	3 RECLUSOS	MASCULINO
CTA ENSENADA	0 RECLUSOS	--------------

4. ¿De la población recluida en penales del Estado y que se encuentra diagnosticada con "Trastorno Antisocial de la Personalidad" y/o con "Trastorno Disocial de la Personalidad" y/o con "Psicopatía" que pruebas psicológicas (específicamente el nombre de todas y cada una de las pruebas utilizadas en la batería de test) y que exámenes psiquiátricos (específicamente el nombre de todos y cada uno de los exámenes psiquiátricos y pruebas médicas de laboratorio) se utilizaron por penal para llegar a cualquiera de estos diagnósticos? (por penal)

- CERESO MEXICALI: Para llegar a los diagnósticos señalados se utilizó la escala PCL-R.
- CERESO EL HONGO: Para llegar a los diagnósticos señalados se utilizó la escala PCL-R.
- CERESO EL HONGO II: Para llegar a los diagnósticos señalados se utilizó la valoración psiquiátrica, apoyado con la Historia Clínica Psiquiátrica, y Criterios diagnósticos incluidos en el DSM-IV y CIE-10, de forma indistinta.
- CTA TIJUANA: Para llegar a los diagnósticos señalados se utilizaron las pruebas test Bender, Raven, HTP, Machover y test de frases incompletas de Sacks.

5. De la población recluida en penales del Estado y que se encuentra diagnosticada con "Trastorno Antisocial de la Personalidad" y/o con "Trastorno Disocial de la Personalidad" y/o con "Psicopatía" que procedimiento y/o metodología psicológica y/o psiquiátrica se utilizaron para llegar a cualquiera de estos diagnósticos? (por penal)

- CERESO MEXICALI: Se utilizó como procedimiento la Historia clínica psiquiátrica y los criterios clínicos de El DSM-IV y CIE-10.
- CERESO EL HONGO: Se utilizó como procedimiento la Historia clínica psiquiátrica y los criterios clínicos de El DSM-IV y CIE-10.
- CERESO EL HONGO II: Se utilizó como procedimiento Historia clínica psiquiátrica y los criterios clínicos de El DSM-IV y CIE-10.
- CTA TIJUANA: Se utilizó como procedimiento el estudio psicológico inicial que está incluido en el diagnóstico integral de personalidad.

SOLICITUD NÚMERO 170284

6. **¿De la población recluida en penales del Estado y que se encuentra diagnosticada con "Trastorno Antisocial de la Personalidad" y/o con "Trastorno Disocial de la Personalidad" y/o con "Psicopatía" que Sistema de Clasificación (DSM o CIE) se utilizó para llegar a cualquiera de estos diagnósticos? (por penal)**

CENTRO	SISTEMA DE CLASIFICACIÓN
CERESO MEXICALI	DSM-IV y CIE-10
CERESO EL HONGO	DMS-IV y CIE-10
CERESO EL HONGO II	DSM-IV y CIE-10
CTA TIJUANA	DSM-IV

7. **¿Cuáles son los datos por penal de cada uno de los responsables (nombre, teléfono, correo electrónico, etc.) para solicitar información relacionada con los 6 puntos anteriores en base a la transparencia?**

   Cualquier solicitud relacionada con alguno de los Centros de Reinserción Social o Centros de Tratamiento para adolescentes del Estado, puede ser dirigida al Lic. David Limón Grijalva, Subsecretario del Sistema Estatal Penitenciario, al correo electrónico mgonzalez@c4bc.gob.mx, teléfono (686) 837-3940.

Fuente: Secretaría de Seguridad Pública del Estado de Baja California, a través de la Subsecretaría del Sistema Estatal Penitenciario.

ANEXO 3 BIS

BAJA CALIFORNIA

SECRETARIA DE SEGURIDAD PUBLICA DEL ESTADO
UNIDAD DE TRANSPARENCIA
INFORME DE RESPUESTA

SOLICITUD NÚMERO 172888

I N F O R M E

Solicitud: 172888

PREGUNTA:

Solicito me amplíen la informacion a la respuesta que me dieron a mi SOLICITUD NÚMERO 170284. Me responden que en Cereso Mexicali hay 3 diagnosticados y en el CERESO el Hongo 45 diagnosticados; solicito me especifiquen cuántos de esos 3 y esos 45 el diagnóstico es específico a Psicopatía; es decir: ¿Cuantos diagnosticados con psicopatía hay en el CERESO Mexicali y cuantos en el CERESO el Hongo?

RESPUESTA:

Antecediendo un cordial saludo, y en atención a la consulta ciudadana recibida a través del Sistema de Acceso a Solicitudes de Información Pública para el Estado de Baja California (SASIPBC) relativa al folio UCT-172888 me permito informar a Usted.

Que en el CERESO Mexicali se registra 01 recluso diagnosticado con psicopatía.

En lo concerniente al CERESO El Hongo se registran 21 reclusos diagnosticados con psicopatía

Haz CLICK e infórmate ! BC

Fuente: Secretaría de Seguridad Pública del Estado de Baja California, a través de la Subsecretaría del Sistema Estatal Penitenciario.

Dudas o Comentarios:

ANEXO 4

BAJA CALIFORNIA SUR

Gobierno del Estado de Baja California Sur
Subsecretaria de Seguridad Pùblica
Direccion General de Ejecuciòn, Prevenciòn y Reinserciòn Social

LA PAZ, B.C.S. 30 DE ENERO DEL 2017.
"2017, Año del Centenario de la Promulgación de la Constitución Política de los Estados Unidos Mexicanos".

OFC. No. DGEPRS/DJ/0351/2017

C. PABLO GONZALO ORTIZ BELTRÀN
PRESENTE.

En cumplimiento a su solicitud con número de folio. 00028217, le informo a usted lo siguiente: Primer y segunda pregunta planteada, el total de internos por CERESO en el Estado son:

CENTRO DE REINSERCIÓN SOCIAL	HOMBRES	MUJERES	TOTAL
CERESO La Paz	705	58	763
CERESO Cd. Constitución	139	9	148
CERESO Loreto	28	0	28
CERESO Sta. Rosalía	163	1	164
CERESO San José Del C.	444	0	444
	1479	*68*	*1547*

Tercer pregunta, en los Centros de Reinserción Social de La Paz, se encuentran detectados 15 internos del sexo masculino con enfermedad mental, en San José del Cabo 18 y en Ciudad Constitución 02, en el resto de los CERESO no se han detectado internos con este tipo de enfermedad.

En lo que respecta a los cuestionamientos de pruebas, procedimientos y que sistema de clasificación se utilizan en los penales del Estado para detectar trastornos mentales, hago de su conocimiento que pruebas específicas no se utilizan, se apoya en la entrevista clínica y en la prueba de MMPI que es test multifacético de la personalidad de la universidad de Minnesota, se clasifican según el DSM-IV en el eje II de trastornos de personalidad y el CIE 10 F60-69 en trastornos de la personalidad y del comportamiento adulto: en F60.2 como trastorno Disocial de la personalidad. Para llegar a ese diagnóstico se hace una entrevista Clínica completa de la persona interna y se aplica la prueba.

BAJA CALIFORNIA SUR

Gobierno del Estado de Baja California Sur
Subsecretaria de Seguridad Pùblica
Direccion General de Ejecuciòn, Prevenciòn y Reinserciòn Social

En lo que respecta al último punto, informo que: en términos de los artículos 1, 6 y 21 párrafo IX inciso b) de la Constitución Política de los Estados Unidos Mexicanos; 117, 118, 120, 121 de la Ley General del Sistema Nacional de Seguridad Publica; así como lo que establece los artículo 1, 2, 5 fracción VI, XI, XVI, XVIII, 20, 103, 104, 110, 119, 122 de la Ley de Transparencia y Acceso a la Información Pública del Estado de Baja California Sur; Lineamientos Generales para Clasificación y Desclasificación de la Información Reservada y Confidencial en poder de las Entidades Gubernamentales y las de Interés Público a las que se refiere la Ley de Transparencia y Acceso a la Información Pública del Estado de Baja California Sur; Lineamientos y Políticas Generales para el Manejo, Mantenimiento, Seguridad y Protección de los Datos Personales que estén en Posesión de las Entidades Gubernamentales y las de Interés Público del Estado de Baja California Sur. En razón de que la información solicitada está contemplada como CONFIDENCIAL, dentro de los preceptos invocados en primeras líneas. Por lo que es el titular responsable de conceder la competencia a la autoridad que corresponda proporcionar los datos requeridos.

Sin otro asunto en particular, me despido enviándole un cordial saludo.

ATENTAMENTE,
DIRECTORA GENERAL

LIC. EVELIN LEZLIE RODRIGUEZ DE LEÓN.

GOBIERNO DEL ESTADO DE BAJA CALIFORNIA SUR
ESTADOS UNIDOS MEXICANOS
LA PAZ
Dirección General de
Ejecución, Prevención
y Reinserción Social

ANEXO 5

SSPCAM
GOBIERNO DEL ESTADO
CAMPECHE 2015-2021

UNIDAD DE TRANSPARENCIA	
Fecha de la solicitud: 16/Enero/2017	Folio de la solicitud: 0100014517
Fecha de respuesta: 25 de Enero del 2017	Ente público: Secretaría de Seguridad Pública
Solicitante: Pablo Gonzalo Ortiz Beltrán	Correo electrónico: pabloortiz@exalumno.unam.mx

DESCRIPCIÓN CLARA DE LA SOLICITUD DE INFORMACIÓN:

INFORMACIÓN SOLICITADA:

1. ¿Cuál es el total de población recluida de internos masculina y femenina **en conjunto** en los **penales** y/o centros penitenciarios del **Estado**? (número total en conjunto por todos los penales del Estado)
2. ¿Cuál es el total de población recluida de internos masculina y femenina **en cada uno** de los **penales** y/o centros penitenciarios del **Estado**? (número total por cada penal y sexo)
3. ¿Cuánta población recluida masculina y femenina **en cada uno** de los **penales** y/o centros penitenciarios del **Estado** por penal se encuentra diagnosticada con "Trastorno Antisocial de la Personalidad" y/o con "Trastorno Disocial de la Personalidad" y/o con "Psicopatía"? (número total por cada penal y sexo)
4. ¿De la población recluida en penales del **Estado** y que se encuentra diagnosticada con "Trastorno Antisocial de la Personalidad" y/o con "Trastorno Disocial de la Personalidad" y/o con "Psicopatía" **que pruebas psicológicas** (específicamente el nombre de todas y cada una de las pruebas utilizadas en la batería de test) y **que exámenes psiquiátricos** (específicamente el nombre de todos y cada uno de los exámenes psiquiátricos y pruebas médicas de laboratorio) **se utilizaron** por penal para llegar a cualquiera de estos diagnósticos? (por penal)
5. ¿De la población recluida en penales del **Estado** y que se encuentra diagnosticada con "Trastorno Antisocial de la Personalidad" y/o con "Trastorno Disocial de la Personalidad" y/o con "Psicopatía" **que procedimiento** y/o metodología psicológica y/o psiquiátrica **se utilizaron** para llegar a cualquiera de estos diagnósticos? (por penal)
6. ¿De la población recluida en penales del **Estado** y que se encuentra diagnosticada con "Trastorno Antisocial de la Personalidad" y/o con "Trastorno Disocial de la Personalidad" y/o con "Psicopatía" **que Sistema de Clasificación** (**DSM o CIE**) **se utilizó** para llegar a cualquiera de estos diagnósticos? (por penal)
7. ¿Cuáles son los datos por penal de cada uno de los responsables (nombre, teléfono, correo electrónico, etc.) para solicitar información relacionada con los 6 puntos anteriores en base a la transparencia.

DATOS ADICIONALES:

FUNDAMENTACIÓN Y MOTIVACIÓN PARA LA RESOLUCIÓN ADMINISTRATIVA

RESPUESTA:

Con fundamento en lo que establece el Artículo 136 párrafo Primero de la Ley de Transparencia y Acceso a la Información Pública del Estado de Campeche, se procede a otorgar el acceso a la información:

En respuesta a su solicitud, se anexan las respuestas correspondientes a cada una de sus preguntas.

RESPONSABLE DE LA UNIDAD DE TRANSPARENCIA: LIC. RAMIRO EDUARDO CUEVA ALCALÁ.

"ANEXO DE RESPUESTAS".

1. ¿Cuál es el total de población recluida de internos masculina y femenina en conjunto en los penales y/o centros penitenciarios del Estado? (número total en conjunto por todos los penales del Estado).

R= El total de las personas privadas de su libertad del Ce.re.so San Francisco Kobén y Ce.re.so Cd. del Carmen es de 1,437.

2. ¿Cuál es el total de población recluida de internos masculina y femenina en cada uno de los penales y/o centros penitenciarios del Estado? (número total por cada penal y sexo).

Centro penitenciario	Femenino	Masculino	Total
Ce.re.so San Francisco Kobén	43	1072	1115
Ce.re.so Cd. del Carmen	15	307	322

3. ¿Cuánta población recluida masculina y femenina en cada uno de los penales y/o centros penitenciarios del Estado por penal se encuentra diagnosticada con "Trastorno Antisocial de la Personalidad" y/o con "Trastorno Disocial de la Personalidad" y/o con "Psicopatía"? (número total por cada penal y sexo).

A) Cereso San Francisco Kobén;

- **13 pacientes del sexo masculino diagnosticado con Trastorno Antisocial de la Personalidad.**
- **1 paciente del sexo femenino con Trastorno Antisocial de la Personalidad.**
- **2 pacientes del sexo masculino diagnosticado con Trastorno Disocial de la Personalidad.**

B) Cereso Cd. del Carmen;

No se cuenta con algún interno en el Cereso Cd. del Carmen que tenga el diagnostico de "Trastorno Antisocial de la Personalidad" y/o con trastorno Disocial de la Personalidad y/o con Psicopatía.

4. ¿De la población recluida en penales del Estado y que se encuentra diagnosticada con "Trastorno Antisocial de la Personalidad" y/o con "Trastorno Disocial de la Personalidad" y/o con "Psicopatía" que pruebas psicológicas (específicamente el nombre de todas y cada una de las pruebas utilizadas en la batería de test) y que exámenes psiquiátricos (específicamente el nombre de todos y cada uno de los exámenes psiquiátricos y pruebas médicas de laboratorio) se utilizaron por penal para llegar a cualquiera de estos diagnósticos? (por penal)

A) **CERESO SAN FRANCISCO KOBÉN;**

No existe prueba alguna que por si sola determine "Trastorno Antisocial de la Personalidad" y/o con Trastorno Disocial de la Personalidad" y/o con Psicopatía", se llega a esta conclusión a través de varias sesiones y herramientas como son la entrevista clínica, psicometría y la observación.

- **Pruebas Psicologicas utilizadas:**
  - **Entrevista psicológica**
  - **Observación**
  - **Test HTP**
  - **Test hombre bajo la lluvia**
  - **Test Machover**
  - **Test del árbol**
  - **Test del Dibujo**
  - **Test Lauretta Bender**

- **Exámenes Psiquiátricos:**
  - **Se realiza el examen mental como parte de la historia clínica del paciente donde se describen las funciones mentales del individuo mediante la descripción del funcionamiento psíquico del paciente en el momento del examen.**

B) CERESO CD. DEL CARMEN;

- **Al no existir internos diagnosticados con el Trastorno Antisocial de la Personalidad" y/o con Trastorno Disocial de la Personalidad" y/o con Psicopatía", no es posible responder esta pregunta.**

5. ¿De la población recluida en penales del Estado y que se encuentra diagnosticada con "Trastorno Antisocial de la Personalidad" y/o con "Trastorno Disocial de la Personalidad" y/o con "Psicopatía" que procedimiento y/o metodología psicológica y/o psiquiátrica se utilizaron para llegar a cualquiera de estos diagnósticos? (por penal).

A) CERESO SAN FRANCISCO KOBÉN;

- **Metodología psiquiátrica:**
  - **La valoración integral el paciente mediante la realización de anamnesis completa y la exploración mental del paciente estableciendo un diagnostico probable acorde con el sistema de clasificación CIE-10 según la OMS y si este requiere atención y tratamiento médico psiquiátrico se determina tratamiento a seguir acorde a las guías de práctica clínica editadas por el Centro Nacional de Excelencia Tecnológica en Salud vigentes.**

B) CERESO CD. DEL CARMEN;

- **Al no existir internos diagnosticados con el Trastorno Antisocial de la Personalidad" y/o con Trastorno Disocial de la Personalidad" y/o con Psicopatía", no es posible responder esta pregunta.**

6. ¿De la población recluida en penales del Estado y que se encuentra diagnosticada con "Trastorno Antisocial de la Personalidad" y/o con "Trastorno Disocial de la Personalidad" y/o con "Psicopatía" que Sistema de Clasificación (DSM o CIE) se utilizó para llegar a cualquiera de estos diagnósticos? (por penal)

A) CERESO SAN FRANCISCO KOBEN;

El sistema de clasificación utilizado por el Departamento de Psiquiatría del área médica del Cereso, es el sistema de clasificación CIE-10

B) CERESO CD. DEL CARMEN;

- **Al no existir internos diagnosticados con el Trastorno Antisocial de la Personalidad" y/o con Trastorno Disocial de la Personalidad" y/o con Psicopatía", no es posible responder esta pregunta.**

7. ¿Cuáles son los datos por penal de cada uno de los responsables (nombre, teléfono, correo electrónico, etc.) para solicitar información relacionada con los 6 puntos anteriores en base a la transparencia?

Ce.re.so San Francisco Kobén	Ce.re.so Cd. del Carmen
❖ **Lic. Virginia Cáliz Alonso; Directora del Centro Penitenciario de San Francisco Koben, Campeche** **Tel. 1192046 ext. 101** ❖ **Psicóloga.- Celia María Casanova Sierra, Encargada del área de Psicología** **Tel 1192046 ext. 101** **Correo electrónico psicacecilia@hotmail.com** ❖ **Dr. Daniel Oswaldo Suarez Moo.- Médico Psiquiatra.** **Tel. 1192046 ext. 114**	❖ **Lic. Ricardo Francisco Pacheco Pacheco; Encargado del Despacho de la Dirección de Ejecución y Medidas de Seguridad y Administración del centro de Reinserción Social de Ciudad del Carmen Campeche.** **Correo: cereso_carmen @hotmail.com** ❖ **Psicólogo.- Julián del Toro Morales Encargado del área de Psicología.** **Correo: deltoromorales@hotmail.com** ❖ **Dr. Daniel Oswaldo Suarez Moo.- Médico Psiquiatra.** **Tel. 1192046 ext. 114**

ANEXO 6

CDMX
CIUDAD DE MÉXICO

Ciudad de México a **05 de enero** de 2016
Oficio No. **SSCDMX/SCAOIP/ 0038 /2016**
ASUNTO: Respuesta a su Solicitud de Información Pública No. **0108000479016**

C. Pablo Gonzalo Ortíz Beltrán
P r e s e n t e

En relación a su solicitud de acceso a la **Información Pública** que se tuvo por presentada en fecha **13 de diciembre** del año en curso, registrada con el folio INFOMEX **0108000479016**, mediante la cual solicitó:

> *"...1. ¿Cuál es el total de población recluida de internos masculina y femenina en conjunto en los penales y/o centros penitenciarios de laCiudad de México? (número total en conjunto por todos los penales de laCiudad) 2. ¿Cuál es el total de población recluida de internos masculina y femenina en cada uno de los penales y/o centros penitenciarios de la Ciudad de México? (número total por cada penal y sexo) 3. ¿Cuánta población recluida masculina y femenina en cada uno de los penales y/o centros penitenciarios de la Ciudad de México por penal se encuentra diagnosticada con "Trastorno Antisocial de la Personalidad" y/o con "Trastorno Disocial de la Personalidad" y/o con "Psicopatía"? (número total por cada penal y sexo) 4. ¿De la población recluida en penales de la Ciudad de México y que se encuentra diagnosticada con "Trastorno Antisocial de la Personalidad" y/o con "Trastorno Disocial de la Personalidad" y/o con "Psicopatía" que pruebas psicológicas (específicamente el nombre de todas y cada una de las pruebas utilizadas en la batería de test) y que exámenes psiquiátricos (específicamente el nombre de todos y cada uno de los exámenes psiquiátricos y pruebas médicas de laboratorio) se utilizaron por penal para llegar a cualquiera de estos diagnósticos? (por penal) 5. ¿De la población recluida en penales de la Ciudad de México y que se encuentra diagnosticada con "Trastorno Antisocial de la Personalidad" y/o con "Trastorno Disocial de la Personalidad" y/o con "Psicopatía" que procedimiento y/o metodología psicológica y/o psiquiátrica se utilizaron para llegar a cualquiera de estos diagnósticos? (por penal) 6. ¿De la población recluida en penales de la Ciudad de México y que se encuentra diagnosticada con "Trastorno Antisocial de la Personalidad" y/o con "Trastorno Disocial de la Personalidad" y/o con "Psicopatía" que Sistema de Clasificación (DSM o CIE) se utilizó para llegar a cualquiera de estos diagnósticos? (por penal)..." (sic)*

Con fundamento en lo dispuesto por el **artículo 7 párrafo tercero, en concordancia con el diverso 212** de la **Ley de Transparencia, Acceso a la Información Pública y Rendición de Cuentas de la Ciudad de México**, y de conformidad con el oficio **SSCDMX/SSMI/DSMLR/0956/16**, signado por el Dr. Luis Manuel Jiménez Munguía, Director de Servicios Médicos Legales y en Reclusorios, se le informa que no se cuenta con la información en la forma y términos en que los solicita sin embargo, se proporciona tal y como obra en los acervos de esta Secretaría:

4.- *¿De la población recluida en penales de la Ciudad de México y que se encuentra diagnosticada con "Trastorno Antisocial de la Personalidad" y/o con "Trastorno Disocial de la Personalidad" y/o con "Psicopatía" que pruebas psicológicas (específicamente el nombre de todas y cada una de las pruebas utilizadas en la batería de test) y que exámenes psiquiátricos (específicamente el nombre de todos y cada uno de los exámenes psiquiátricos y pruebas médicas de laboratorio) se utilizaron por penal para llegar a cualquiera de estos diagnósticos? (por penal)*

Un trastorno de personalidad es un patrón permanente de experiencia interna y de un comportamiento que se aparta acusadamente de las expectativas de la cultura del sujeto, y que se manifiesta en al menos dos de las siguientes áreas: cognición, afectividad, funcionamiento interpersonal, o control de los impulsos. Este patrón persistente es inflexible y se extiende a una amplia gama de situaciones personales y sociales, y provoca un malestar clínicamente significativo o un deterioro social, ocupacional, o en otras áreas importantes del funcionamiento. Dicho patrón es estable, y de larga duración, y en su inicio se remonta, al menos, a la adolescencia, o a la edad adulta temprana.

Es el caso del trastorno de la personalidad antisocial, se trata de un patrón dominante de inatención y vulneración de los derechos de los demás, que se produce desde antes de los 15 años de edad y que se manifiesta por: incumplimiento de las normas sociales respecto a los comportamientos legales, engaño, impulsividad, irritabilidad, agresividad, desatención imprudente, irresponsabilidad antisocial, pero no un trastorno como tal.

Secretaría de Salud de la Ciudad de México
Subdirección de Correspondencia, Archivo y OIP

Xocongo No. 225, Planta Baja, Col. Tránsito,
Delegación Cuauhtémoc, C.P. 06820

Tel. 50381700 ext. 1790 y 1801

El diagnostico de los trastornos de personalidad requiere una evaluación de los patrones de funcionamiento del individuo a largo plazo. De lo anterior se concluye que no existen pruebas psicológicas para diagnosticar trastornos de personalidad.

En el caso de los exámenes psiquiátricos utilizados, se utilizan dos entrevistas estructuradas: examen internacional de trastornos de personalidad (IPDE), y la entrevista clínica estructurada para el DSM-IV-Eje II (SCID-II), cuando existen dudas respecto a la presencia de algún trastorno, aunque su uso no es rutinario.

No existe ninguna prueba médica de laboratorio que sirva para diagnosticar un patrón permanente de experiencia interna y comportamiento (trastorno de personalidad).

5.- ¿De la población recluida en penales de la Ciudad de México y que se encuentra diagnosticada con "Trastorno Antisocial de la personalidad" y/o con Trastorno Disocial de le personalidad" y/o con "Psicopatía" que procedimiento y/o metodología psicológica y/o psiquiátrica se utilizaron para llegar a cualquiera de estos diagnósticos (por penal)

El mejor modo de valorar la presencia de un trastorno de personalidad es realizando una buena historia clínica y la consiguiente entrevista diagnosticada en búsqueda de criterios diagnósticos establecidos en alguno de los sistemas de clasificación (DSM o CIE) correspondientes a los trastornos de personalidad. Dicha metodología es la que se emplea, y solo en caso de duda después de dichos procedimientos se recurre a entrevistas estructuradas auxiliares.

6. ¿De la población recluida en penales de la Ciudad de México y que se encuentra diagnosticada con "Trastorno Antisocial de la Personalidad" y/o con "Trastorno Disocial de la Personalidad" y/o con "Psicopatía" que Sistema de Clasificación (DSM o CIE) se utilizó para llegar a cualquiera de estos diagnósticos? (por penal)..." (sic)

Se utilizan indistintamente uno u otro, ya que, los criterios generales que definen a los trastornos de personalidad son básicamente los mismos en el CIE 10 y en el DSM. Lo que en el sistema de clasificación DSM se le llama Trastorno de Personalidad Antisocial, en el sistema CIE se le llama Trastorno Disocial de la Personalidad.

En cuanto al término "psicopatía" al no constituir un trastorno per se, no se encuentra en ninguno de los sistemas de clasificación (DSM, y CIE).

Es importante mencionar que las diversas pruebas, procedimientos y sistemas de clasificación se utilizan indistintamente a criterio de los Médicos Especialistas en Psiquiatría adscritos a las diversas Unidades Médicas en los Centros de Reclusión de esta Ciudad y esta información no se tiene clasificada por penal.

Al respecto de lo marcado con el numeral "3" no es posible proporcionar la información que requiere, toda vez que no se encuentra en los acervos de esta Secretaria procesada con esas variables.

Ahora bien, en lo conducente a los numerales marcados como **1 y 2** de su solicitud, de la lectura se advierte que la información requerida se encuentra a cargo de la **Subsecretaria del Sistema Penitenciario**, dependiente de la **Secretaria de Gobierno de la Ciudad de México**, ya que cuenta con facultades a efecto de desarrollar indicadores, criterios y registros estadísticos de la probación en reclusión, por lo que le informo que no es competencia de esta Secretaría de Salud de la Ciudad de México (SEDESA), toda vez que esta ultima se encuentra conformada por una Red Hospitalaria de 33 Nosocomios de Segundo Nivel de Atención Médica, que brindan atención a personas que carecen de Seguridad Social Laboral, Lo anterior con fundamento en lo dispuesto por el artículo 200 de Ley de Transparencia, Acceso a la Información Pública y Rendición de Cuentas de la Ciudad de México en concordancia con lo dispuesto por el artículo **32 del Reglamento de la Administración Pública del Distrito Federal** que en lo que nos atañe dispone:

Reglamento de la Administración Pública del Distrito Federal

Artículo 32.

I. Organizar la operación y administración de los reclusorios y centros de readaptación social para arrestados y procesados;

(...)

SEDESA
Secretaría de Salud de la Ciudad de México
Subdirección de Correspondencia, Archivo y OIP

Xocongo No. 225, Planta Baja, Col. Tránsito,
Delegación Cuauhtémoc, C.P. 06820

Tel. 50381700 ext. 1790 y 1801

XXIII. Desarrollar los indicadores y criterios estadísticos, así como desarrollar los estudios necesarios para evaluar en forma permanente el movimiento de población en reclusión y los factores criminológicos que inciden en el fenómeno delictivo de la Ciudad de México;

XXIV. Supervisar y evaluar los controles y registros estadísticos que emiten los Centros de Reclusión, acerca de las actividades técnicas operativas, grupos vulnerables y acciones de diagnóstico, para definir las principales características de la población interna..."

En esa tesitura, se le sugiere dirigir su solicitud a dicho Sujeto Obligado a efecto de que sea atendido su requerimiento vía sistema infomex, en la inteligencia de lo anterior, se le proporcionan los siguientes datos y vínculos:

Directorio de sujetos obligados: http://www.infodf.org.mx/directorio/consulta.php?seleccion=central

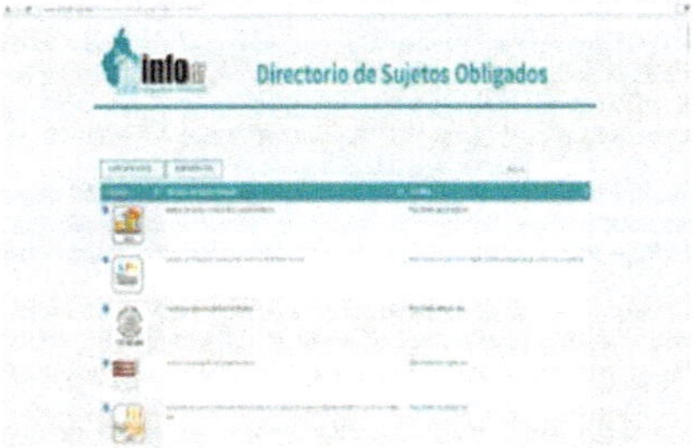

Sitio de Internet: http://www.secgob.cdmx.gob.mx/
Responsable de Transparencia: Arianda Berenice Velázquez Olivares
Correo electrónico: oip_secgob@cdmx.gob.mx
Teléfono: 5740-4696
Domicilio: San Antonio Abad 122, 5to Piso, Colonia Transito, Delegación Cuauhtémoc, C.P. 06820, CDMX

No omito mencionar que para el caso de encontrarse inconforme con la respuesta brindada por esta vía, usted podrá interponer un recurso de revisión en cumplimiento con lo que establecen los artículos 220, 233 y 234 de la Ley de Transparencia, Acceso a la Información Pública y Rendición de Cuentas de la Ciudad de México, en un lapso de 15 días hábiles a partir de la emisión de la respuesta, lo anterior con fundamento en el artículo 236 primer párrafo de la Ley en comento.

Artículo 220. *Cuando el sujeto obligado no entregue la respuesta a la solicitud de acceso dentro de los plazos previstos en esta ley, el solicitante podrá interponer el recurso de revisión.*

En caso de que el Instituto determine la publicidad de la información motivo de dicho recurso, la autoridad queda obligada a otorgarle la información corriendo a costa del sujeto obligado los gastos correspondientes.

Artículo 233. *El recurso de revisión podrá interponerse, de manera directa, por correo certificado o por medios electrónicos, ante el Instituto, o ante la Unidad de Transparencia del sujeto obligado que haya dado respuesta a la solicitud de acceso a la información. Para este efecto, la Unidad de Transparencia al momento de dar respuesta a una solicitud de acceso a la información orientará al particular sobre su derecho de interponer el recurso de revisión y el modo de hacerlo.*

En el caso de que se interponga ante la Unidad de Transparencia, ésta deberá remitir el recurso de revisión al Instituto a más tardar al día siguiente de haberlo recibido.

Secretaría de Salud de la Ciudad de México
Subdirección de Correspondencia, Archivo y OIP

Xocongo No. 225, Planta Baja, Col. Tránsito,
Delegación Cuauhtémoc, C.P. 06820

Tel. 50381700 ext. 1790 y 1801

Cuando el recurso de revisión se presente ante la Unidad de Transparencia o por correo certificado, para el cómputo de los plazos de presentación, se tomará la fecha en que el recurrente lo presente; para el cómputo de los plazos de resolución, se tomará la fecha en que el Instituto lo reciba.

***Artículo 234.** El recurso de revisión procederá en contra de:*
I. La clasificación de la información;
II. La declaración de inexistencia de información;
III. La declaración de incompetencia por el sujeto obligado;
IV. La entrega de información incompleta;
V. La entrega de información que no corresponda con lo solicitado;
VI. La falta de respuesta a una solicitud de acceso a la información dentro de los plazos establecidos en la ley;
VII. La notificación, entrega o puesta a disposición de información en una modalidad o formato distinto al solicitado;
VIII. La entrega o puesta a disposición de información en un formato incomprensible y/o no accesible para el solicitante;
IX. Los costos o tiempos de entrega de la información;
X. La falta de trámite a una solicitud;
XI. La negativa a permitir la consulta directa de la información;
XII. La falta, deficiencia o insuficiencia de la fundamentación y/o motivación en la respuesta, o
XIII. La orientación a un trámite específico.

La respuesta que den los sujetos obligados derivada de la resolución a un recurso de revisión que proceda por las causales señaladas en las fracciones III, VI, VIII, IX, X y XI es susceptible de ser impugnada de nueva cuenta, mediante recurso de revisión, ante el Instituto.

***Artículo 236.** Toda persona podrá interponer, por sí o a través de su representante legal, el recurso de revisión, mediante escrito libre o a través de los formatos establecidos por el Instituto para tal efecto o por medio del sistema habilitado para tal fin, dentro de los quince días siguientes contados a partir de…*

Quedamos a sus órdenes en esta Oficina de Información Pública sita en calle Xocongo número 225, Planta Baja, Colonia Tránsito, C.P. 06820, Delegación Cuauhtémoc, de lunes a viernes de 09:00 a 15:00 horas, en el teléfono 50381700 exts. 1801 y 1790, o bien, a través de nuestros correos electrónicos oip@salud.df.gob.mx y oip.salud.info@gmail.com.

Atentamente

Lic. Haydeé Ruiz Martínez
Subdirectora de Correspondencia, Archivo y Oficina de Información Pública

SRCE

ANEXO 6 BIS

CDMX
CIUDAD DE MÉXICO

Ciudad de México, a 05 de diciembre de 2016

C.PABLO GONZALO ORTIZ BELTRAN
PRESENTE

En atención a la solicitud de Información Pública con número de folio **0101000203616**, presentada ante esta Unidad de Transparencia a través de la Plataforma Nacional de Trasparencia, en la que requirió lo siguiente:

"PREGUNTAS PENALES CIUDAD DE MÉXICO

1. ¿Cuál es el total de población recluida de internos masculina y femenina en conjunto en los penales y/o centros penitenciarios de la Ciudad de México? (número total en conjunto por todos los penales de la Ciudad)

2. ¿Cuál es el total de población recluida de internos masculina y femenina en cada uno de los penales y/o centros penitenciarios de la Ciudad de México? (número total por cada penal y sexo)

3. ¿Cuánta población recluida masculina y femenina en cada uno de los penales y/o centros penitenciarios de la Ciudad de México por penal se encuentra diagnosticada con "Trastorno Antisocial de la Personalidad" y/o con "Trastorno Disocial de la Personalidad" y/o con "Psicopatía"? (número total por cada penal y sexo)

4. ¿De la población recluida en penales de la Ciudad de México y que se encuentra diagnosticada con "Trastorno Antisocial de la Personalidad" y/o con "Trastorno Disocial de la Personalidad" y/o con "Psicopatía" que pruebas psicológicas (específicamente el nombre de todas y cada una de las pruebas utilizadas en la batería de test) y que exámenes psiquiátricos (específicamente el nombre de todos y cada uno de los exámenes psiquiátricos y pruebas médicas de laboratorio) se utilizaron por penal para llegar a cualquiera de estos diagnósticos? (por penal)

5. ¿De la población recluida en penales de la Ciudad de México y que se encuentra diagnosticada con "Trastorno Antisocial de la Personalidad" y/o con "Trastorno Disocial de la Personalidad" y/o con "Psicopatía" que procedimiento y/o metodología psicológica y/o psiquiátrica se utilizaron para llegar a cualquiera de estos diagnósticos? (por penal)

6. ¿De la población recluida en penales de la Ciudad de México y que se encuentra diagnosticada con "Trastorno Antisocial de la Personalidad" y/o con "Trastorno Disocial de la Personalidad" y/o con "Psicopatía" que Sistema de Clasificación (DSM o CIE) se utilizó para llegar a cualquiera de estos diagnósticos? (por penal)."(sic)

Al respecto y con fundamento en lo dispuesto por los artículos 1, 2, 3, 4, 11, 13, 20, 27, 93 fracción IV, 212, y 219 de la Ley de Transparencia, Acceso a la Información Pública y Rendición de Cuentas de la Ciudad de México, sírvase encontrar los oficios SG/SSP/DEJDH/OT/1881/2016 de fecha cinco de diciembre y SsP/DEPRS/15414/2016 de fecha veintiocho de noviembre del año en curso, mediante los cuales el Lic. Héctor Armando Ornelas Paramo, Encargado de la Oficina de Transparencia en la Subsecretaría de Sistema Penitenciario y el Mtro. Javier Vidal Guerra Gómez, Director Ejecutivo, respectivamente, dan respuesta a la solicitud antes citada.

Ahora bien, en atención a su requerimiento, a la respuesta emitida por el Director Ejecutivo y con fundamento en el artículo 200 de la Ley de Transparencia, Acceso a la Información Pública y Rendición de Cuentas de la Ciudad de México, mismo que a la letra se reproduce:

LEY DE TRANSPARENCIA, ACCESO A LA INFORMACIÓN PÚBLICA Y RENDICIÓN DE CUENTAS DE LA CIUDAD DE MÉXICO

"**Artículo 200.** Cuando la Unidad de Transparencia determine la notoria incompetencia por parte del sujeto obligado dentro del ámbito de su aplicación, para atender la solicitud de acceso a la información, deberá de comunicarlo al solicitante, dentro de los tres días posteriores a la recepción de la solicitud y señalará al solicitante el o los sujetos obligados competentes.

a

SECGOB
Secretaría de Gobierno
Oficina de Información Pública
San Antonio Abad # 122 5to. Piso
Col. Tránsito, México, D.F., C.P. 06820
Delegación Cuauhtémoc
Tel. 5740-4696
OFICINA DE INFORMACIÓN

CDMX
CIUDAD DE MÉXICO

Si el sujeto obligado es competente para atender parcialmente la solicitud de acceso a la información, deberá de dar respuesta respecto de dicha parte. Respecto de la información sobre la cual es incompetente se procederá conforme a lo señalado en el párrafo anterior."

Derivado de lo anterior, se le sugiere dirija su solicitud de información a la Secretaría de Salud, por lo que la misma la podrá presentar ante su Unidad de Transparencia con el fin de que sea atendida.

Asimismo, le proporciono los datos de contacto de dicho sujeto obligado con el propósito de que se comunique con su personal y pueda darle seguimiento a su solicitud de información.

SECRETARÍA DE SALUD
Sitio de Internet: http://www.salud.df.gob.mx **Responsable de Transparencia:** Lic. Alejandra Araceli Aguirre Sosa **Correo electrónico:** oip@salud.df.gob.mx **Teléfono:** 5132-1200 ext.1014 **Domicilio:** Xocongo, N° 225, P.B., Col. Tránsito, C.P. 06820, Delg. Cuauhtémoc. México.

Finalmente, se le informa que en caso de estar inconforme con la respuesta a su solicitud podrá interponer un recurso de revisión de manera directa ante el Instituto de Transparencia, Acceso a la Información Pública, Protección de Datos Personales y Rendición de Cuentas de la Ciudad de México, o a través de correo certificado o por medios electrónicos que el Instituto implemente para ello, o ante esta Unidad de Transparencia lo anterior con fundamento en lo dispuesto por el artículo 233 de la Ley de Transparencia, Acceso a la Información Pública y Rendición de Cuentas de la Ciudad de México: **"Artículo 233.** El recurso de revisión podrá interponerse, de manera directa, por correo certificado o por medios electrónicos, ante el Instituto, o ante la Unidad de Transparencia del sujeto obligado que haya dado respuesta a la solicitud de acceso a la información..."

Sin otro particular, aprovecho la ocasión para enviarle un cordial saludo

ATENTAMENTE

MTRA. ARIANDA BERENICE VELÁZQUEZ OLIVARES
RESPONSABLE DE LA OFICINA DE INFORMACIÓN PÚBLICA
DE LA SECRETARÍA DE GOBIERNO DE LA CIUDAD DE MÉXICO

SEGOB
Secretaría de Gobierno
Oficina de Información Pública
San Antonio Abad # 122 5to. Piso
Col. Tránsito, México, D.F., C.P. 06620
Delegación Cuauhtémoc
Tel. 5740-4696

OFICINA DE INFORMACIÓN

CDMX
CIUDAD DE MÉXICO

0Ciudad de México, a 5 de diciembre de 2016
Oficio número: SG/SSP/DEJDH/OT/1881/2016

MTRA. ARIANDA BERENICE VELÁZQUEZ OLIVARES
RESPONSABLE DE LA OFICINA DE INFORMACIÓN PÚBLICA
EN LA SECRETARÍA DE GOBIERNO DE LA CIUDAD DE MÉXICO
P R E S E N T E .

Por instrucciones del Licenciado Antonio Hazael Ruiz Ortega, Subsecretario de Sistema Penitenciario y en atención a su oficio **SG/OIP/2032/2016**, en el que se remite la solicitud de acceso a la información pública con número de folio **0101000203616**, presentada a través de la Plataforma Nacional de Transparencia.

Al respecto, estando en tiempo y forma con los términos establecidos en la Ley de Transparencia, Acceso a la Información Pública y Rendición de Cuentas de la Ciudad de México y con la intención primordial de esta Subsecretaría de Sistema Penitenciario de cumplir con los principios establecidos en el artículo 11 de la Ley antes referida, como lo son *certeza, eficacia, imparcialidad, independencia, legalidad, máxima publicidad, objetividad, profesionalismo y transparencia*. **Se adjunta copia simple del oficio número SsP/DEPRS/15414/2016, signado el Mtro. Javier Vidal Guerra Gómez, Director Ejecutivo de Prevención y Reinserción Social y el oficio número SsSP/DEJDH/SCI/987/2016, signado por el Lic. Guillermo Galván Linares, Subdirector de Control de Información, Dependiente de la Dirección Ejecutiva Jurídica y de Derechos Humanos, ambos de esta institución, con los cuales se atiende la presente solicitud.**

Por lo antes expuesto, fundado y motivado en el supuesto de que el peticionario tuviera alguna duda relacionada con el presente, se le sugiere que acuda a las instalaciones de esta Institución ubicada en Calle de San Antonio Abad No. 124, 3° piso, Colonia Tránsito, Delegación Cuauhtémoc, C.P. 06820, Distrito Federal. Teléfono 51325400 ext. 1516 y/o al 57417462 a fin de que se le oriente al respecto.

Sin otro particular, le envío un cordial y respetuoso saludo.

ATENTAMENTE
ENCARGADO DE LA OFICINA DE TRANSPARENCIA
EN LA SUBSECRETARÍA DE SISTEMA PENITENCIARIO

SECRETARÍA DE GOBIERNO
DIRECCIÓN EJECUTIVA JURÍDICA Y DE DERECHOS HUMANOS
OFICINA DE TRANSPARENCIA
SUBSECRETARÍA DE SISTEMA PENITENCIARIO

LIC. HÉCTOR ARMANDO ORNELAS PÁRAMO.

HAOP/lvr**

SEGOB

Secretaría de Gobierno. Subsecretaría de Sistema Penitenciario
Dirección Ejecutiva Jurídica y de Derechos Humanos

San Antonio Abad No. 124, 3° piso
Col. Tránsito, CP 06820
Delegación Cuauhtémoc

Tel. 5132 5400 ext.: 1509, 1510

SECRETARÍA DE GOBIERNO
RECIBIDO
05 DIC 2016
GOBIERNO DEL DISTRITO FEDERAL

CDMX

CIUDAD DE MÉXICO

Ciudad de México a 28 de noviembre de 2016

No. de Oficio SsP/DEPRS/15414/2016

LIC. HÉCTOR ARMANDO ORNELAS PÁRAMO
ENCARGADO DE LA OFICINA DE TRANSPARENCIA EN LA SUBSECRETARÍA DE SISTEMA PENITENCIARÍO
P R E S E N T E

Por este conducto y en atención a su oficio SG/SSP/DEJDH/OT/1841/2016, de fecha 22 de noviembre del presente año, mediante el cual hace referencia al oficio SG/OIP/2032/2016, en el que se remite la solicitud de acceso a la información pública con número de folio 0101000203616,

Por lo que respecta al numeral 1 y 2, se informa que esta Dirección Ejecutiva a mi cargo no emite registros o estadísticas de población penitenciaría, sin embargo dicha información puede solicitarse a la Dirección Ejecutiva Jurídica y de Derechos Humanos o a la Dirección Ejecutiva de Seguridad Penitenciaría.

Por lo que hace a los numerales 3 al 6, se informa que no se encuentra dentro de la competencia de esta Dirección este tipo de atenciones, sin embargo podría solicitarse a la Secretaría de Salud de esta Ciudad, en específico a la Dirección de Servicios Médicos Legales y en Reclusorios. Lo anterior en términos de lo que establece el Capítulo Séptimo de la Ley de Ejecución de Sanciones Penales y Reinserción Social en sus artículos 101 Fracción II y 102. Asimismo, se anexa copia del Oficio SSDF/SSMI/DSMLR/JUDSMR/0933/15.

Agradeciendo de antemano la atención que sirva tomar al presente, hago propicia la ocasión para enviarle un cordial saludo.

A T E N T A M E N T E
EL DIRECTOR EJECUTIVO

SECRETARÍA DE GOBIERNO
SUBSECRETARÍA
DE
SISTEMA
PENITENCIARIO

MTRO. JAVIER VIDAL GUERRA GÓMEZ

C.c.e.p. Volante de Gestión DEPRS/1700/16

JVGG/JE/VI/LEV

SEGOB

SUBSECRETARÍA DE SISTEMA PENITENCIARIO

Secretaría de Gobierno. Subsecretaría de Sistema Penitenciario
Dirección Ejecutiva de Prevención y Reinserción Social

San Antonio Abad No.124, 2° piso
Col. Tránsito, CP 06820
Delegación Cuauhtémoc

Tel. 5132 5400 ext.: 1206 y 1238

CDMX
190años

México, D.F., a 15 de Mayo del 2015
Oficio No. **SSDF/SSMI/DSMLR/JUDSMR/0933/15**

MTRO. JAVIER VIDAL GUERRA GÓMEZ
DIRECTOR EJECUTIVO DE PREVENCIÓN Y
REINSERCIÓN SOCIAL
PRESENTE

Me refiero a los oficios SsP/DEPRS/4654/2015, en el que solicita se le remite la información pública con numero de folio 010100059115, presentada a través del Sistema de INFOMEX.

Al respecto le comunico que las solicitudes de información pública y de acceso a datos personales que tengan relación con salud deberán ser dirigidas por los usuarios del Sistema INFOMEX a la Oficina de Información Pública de esta Secretaria de Salud del Distrito Federal.

Sin más por el momento aprovecho la ocasión para enviarle un cordial saludo.

ATENTAMENTE
EL JEFE DE LA UNIDAD DEPARTAMENTAL
DE SERVICIOS MÉDICOS EN RECLUSORIOS

MASS. HUGO CAMACHO ZAMUDIO

ECRETARIA DE SAL
GOBIERNO DEL D

C.c.p. LIC. J. EDUARDO OSORIO VALDEZ.- ENCARGADO DE LA SUBDIRECCIÓN DE SERVICIOS TÉCNICOS EN LA SsSP. Para su Conocimiento
DRA. ANA BERTHA FLORES GÁMEZ.- Enc. del Despacho de la J.U.D. de Servicios Médicos en la SsSP.- Para su conocimiento

HCZ

CDMX

CIUDAD DE MÉXICO

Ciudad de México, a 28 de Noviembre de 2016.
SsSP/DEJDH/SCI/987/2016.

LIC. HÉCTOR ARMANDO ORNELAS PARAMO
ENCARGADO DE LA OFICINA DE TRASPARENCIA
P R E S E N T E.

En alcance a su oficio número **SG/SSP/DEJDH/OT/1839/2016**, relacionado con la solicitud de acceso a la información con número de folio **0101000203616**, presentada a través de **INFOMEX**, con relación a que se indique lo siguiente:

1.¿Cuál es el total de población recluida de internos masculina y femenina en conjunto en los penales y/o centros penitenciarios de la Ciudad de México? (número total en conjunto por todos los penales de la Ciudad)

2.¿Cuál es el total de población recluida de internos masculina y femenina en cada uno de los penales y/o centros penitenciarios de la Ciudad de México? (número total por cada penal y sexo)."(sic).

R: al respecto la información requerida se encuentra en la siguiente tabla, cifras al 18 de Noviembre de 2016.

CENTROS VARONILES		TOTAL
Reclusorio Preventivo Varonil Norte		8,987
Reclusorio Preventivo Varonil Oriente		10,700
Reclusorio Preventivo Varonil Sur		4,701
Penitenciaria Del Distrito Federal		2,707
Centro de Readaptación Social Varonil Santa Martha		1,975
Centro Varonil de Rehabilitación Psicosocial		275
Centro de Ejecución de Sanciones Penales Varonil Norte		178
Centro de Ejecución de Sanciones Penales Varonil Oriente		174
Institución Abierta "Casa de Medio Camino" Sur		31
Centro Varonil de Seguridad Penitenciaria I		234
Centro Varonil de Seguridad Penitenciaria II		197
	SUBTOTAL	30,159
CENTROS FEMENILES		
Centro Femenil Santa Martha		1,385
Centro Femenil de Readaptación Social (Tepepan)		209
	SUBTOTAL	1,594
	TOTAL GENERAL	[illegible]

RECIBIDO 29 NOV 2016 OFICINA DE TRANSPARENCIA 1359 RUBRICA: HORA: 9:00 hrs.

Secretaría de Gobierno. Subsecretaría de Sistema Penitenciario
Dirección Ejecutiva Jurídica y de Derechos Humanos
Subdirección de Control de Información

San Antonio Abad No.124, 3° piso
Col. Tránsito, CP 06820

CDMX
CIUDAD DE MÉXICO

Sin más por el momento aprovecho la ocasión para enviarle un cordial saludo.

ATENTAMENTE
SUBDIRECTOR DE CONTROL DE INFORMACIÓN

LIC. GUILLERMO GALVAN LINARES

C.c.c.e.p. Lic. Daniel Alejandro Magaña Jiménez.-Contralor Interno de la Secretaría de Gobierno. Para su conocimiento. Presente.

Secretaría de Gobierno. Subsecretaría de Sistema Penitenciario
Dirección Ejecutiva Jurídica y de Derechos Humanos
Subdirección de Control de Información

San Antonio Abad No. 124, 3° piso
Col. Tránsito, CP 06820
Delegación Cuauhtémoc

ANEXO 7

Gobierno de Coahuila — Un Estado con ENERGÍA — Comisión Estatal de Seguridad

"Año del Centenario de la Constitución Mexicana"

CES/UT/024/2017
Saltillo, Coahuila, a 20 de febrero del 2017

ESTIMADO SOLICITANTE

Me refiero a su solicitud de información realizada a esta Dependencia a través del sistema INFOCOAHUILA, misma que quedó registrada bajo el número de folio **00113717** en la que insta lo siguiente:

..."Solicito la siguiente información en relación al sistema penitenciario del Estado (el mismo cuestionario lo envío como archivo adjunto); por la atención le doy las gracias de antemano

¿Cuál es el total de población recluida de internos masculina y femenina en conjunto en los penales y/o centros penitenciarios del Estado? (número total en conjunto por todos los penales del Estado) 2. ¿Cuál es el total de población recluida de internos masculina y femenina en cada uno de los penales y/o centros penitenciarios del Estado? (número total por cada penal y sexo) 3. ¿Cuánta población recluida masculina y femenina en cada uno de los penales y/o centros penitenciarios del Estado por penal se encuentra diagnosticada con "Trastorno Antisocial de la Personalidad" y/o con "Trastorno Disocial de la Personalidad" y/o con "Psicopatía"? (número total por cada penal y sexo) 4. ¿De la población recluida en penales del Estado y que se encuentra diagnosticada con "Trastorno Antisocial de la Personalidad" y/o con "Trastorno Disocial de la Personalidad" y/o con "Psicopatía" que pruebas psicológicas (específicamente el nombre de todas y cada una de las pruebas utilizadas en la batería de test) y que exámenes psiquiátricos (específicamente el nombre de todos y cada uno de los exámenes psiquiátricos y pruebas médicas de laboratorio) se utilizaron por penal para llegar a cualquiera de estos diagnósticos? (por penal) 5. ¿De la población recluida en penales del Estado y que se encuentra diagnosticada con "Trastorno Antisocial de la Personalidad" y/o con "Trastorno Disocial de la Personalidad" y/o con "Psicopatía" que procedimiento y/o metodología psicológica y/o psiquiátrica se utilizaron para llegar a cualquiera de estos diagnósticos? (por penal) 6. ¿De la población recluida en penales del Estado y que se encuentra diagnosticada con "Trastorno Antisocial de la Personalidad" y/o con "Trastorno Disocial de la Personalidad" y/o con "Psicopatía" que Sistema de Clasificación (DSM o CIE) se utilizó para llegar a cualquiera de estos diagnósticos? (por penal) 7. ¿Cuáles son los datos por penal de cada uno de los responsables (nombre, teléfono, correo electrónico, etc.) para solicitar información relacionada con los 6 puntos anteriores en base a la transparencia?"...

En mérito de lo anterior, de conformidad con los artículos136 y 139 de la Ley de Acceso a la Información Pública y Protección de Datos Personales para el Estado de Coahuila, se le comunica lo conducente:

2017
Año del Centenario de la Constitución Mexicana

COMISION ESTATAL DE SEGURIDAD
PERIF. LUIS ECHEVERRIA ALVAREZ #5402-1
CENTRO METROPOLITANO
C.P. 25050
TELEFONO 4-38-98-00 EXT 8047

"Año del Centenario de la Constitución Mexicana"

1.- ¿Cúal es el total de la Población recluida de internos masculina y femenina en conjunto en los penales y/o centros penitenciarios del Estado? (Número total en conjunto por todos los penales del Estado).

HOMBRES	MUJERES
2077	101

2.- ¿Cuál es el total de la población recluida de internos masculina y femenina en cada uno de los penales y/o centros penitenciarios del Estado? (Número total por cada penal y sexo). Se le comunica que la información solicitada se considera confidencial de acuerdo a los artículos 3, 67, 68, 69, 71, 74 fracción III, 87 y 88, pero en aras de la transparencia se brinda la siguiente información

HOMBRES	MUJERES
2077	101

3.- ¿Cúanta población recluida masculina y femenina en cada uno de los penales y/o centros penitenciarios del Estado por penal se encuentra diagnosticada con "Trastorno Antisocial de la Personalidad" y/o con "Trastorno Disocial de de la Personalidad" y/o con "Psicopatía"? (Número total por cada penal y sexo). Se le comunica que la información solicitada se considera confidencial de acuerdo a los artículos 3, 67, 68, 69, 71, 74 fracción III, 87 y 88, pero en aras de la transparencia se brinda la siguiente información

TOTAL	183

4.- ¿De la población recluida en penales del Estado y que se encuentra diagnosticada con "Trastorno Antisocial de la Personalidad" y/o con "Trastorno Disocial de de la Personalidad" y/o con "Psicopatía" que pruebas psicológicas (específicamente el nombre de todas y cada una de las pruebas utilizadas en la batería de test) y que exámenes psiquiátricos (específicamente el nombre de todos y cada uno de los exámenes psiquiátricos y pruebas médicas de laboratorio) se utilizaron por penal para llegar a cualquiera de estos diagnósticos? (por penal).

R= Las Técnicas de Diagnóstico utilizadas en los Centros Penitenciarios son: Entrevista Clínica Psicológica, Test Proyectivos D.F.H. y L.Bender, Frases Incompletas " SACKS", Escala de Estrés Postraumático de Beck, Escala de intencionalidad Suicida de Beck, Escala de Depresión de Beck.

COMISION ESTATAL DE SEGURIDAD
PERIF. LUIS ECHEVERRIA ALVAREZ #6402-1
CENTRO METROPOLITANO
C.P. 25050
TELEFONO 4-38-98-00 EXT 8047

No omito comunicarle que la información proporcionada es referente a los CERESOS adscritos al Estado, toda vez que no son facultades de esta dependencia las pertenecientes al municipio y la federación.

De conformidad a lo dispuesto por el artículo 147 de la Ley Acceso a la Información Pública y Protección de Datos Personales para el Estado de Coahuila de Zaragoza, si Usted no está conforme con la presente respuesta, tiene el derecho de hacer valer el recurso de revisión

Sin otro asunto en particular, reciba un cordial saludo.

ATENTAMENTE
"SUFRAGIO EFECTIVO. NO REELECCION"
LA TITULAR DE LA UNIDAD DE TRANSPARENCIA
DE LA COMISION ESTATAL DE SEGURIDAD

LIC. ERIKA CHAIRES GONZALEZ

C.c.p. LIC. JOSE LUIS CHAPA RESENDEZ.- Comisionado Estatal de Seguridad. Para su superior conocimiento
C.c.p. Archivo

COMISION ESTATAL DE SEGURIDAD
PERIF. LUIS ECHEVERRIA ALVAREZ #5402-1
CENTRO METROPOLITANO
C.P. 25050
TELEFONO 4-38-06-00 EXT. 8047

ANEXO 8

COLIMA
GOBIERNO DEL ESTADO

SECRETARÍA DE
SEGURIDAD PÚBLICA

C. PABLO GONZÁLEZ ORTÍZ BELTRÁN
P R E S E N T E.

En atención a su solicitud de información realizada a través de la Plataforma Nacional de Transparencia, identificada con N° de folio: 00033117, donde con fundamento en la Ley de Transparencia y Acceso a la Información Pública del Estado de Colima, solicita lo siguiente:

1. ¿Cuál es el total de población recluida de internos masculina y femenina en conjunto en los penales y/o centros penitenciarios del Estado? (número total en conjunto por todos los penales del Estado)
2. ¿Cuál es el total de población recluida de internos masculina y femenina en cada uno de los penales y/o centros penitenciarios del Estado? (número total por cada penal y sexo)
3. ¿Cuánta población recluida masculina y femenina en cada uno de los penales y/o centros penitenciarios del Estado por penal se encuentra diagnosticada con "Trastorno Antisocial de la Personalidad" y/o con "Trastorno Disocial de la Personalidad" y/o con "Psicopatía"? (número total por cada penal y sexo)
4. ¿De la población recluida en penales del Estado y que se encuentra diagnosticada con "Trastorno Antisocial de la Personalidad" y/o con "Trastorno Disocial de la Personalidad" y/o con "Psicopatía" que pruebas psicológicas (especificamente el nombre de todas y cada una de las pruebas utilizadas en la batería de test) y que exámenes psiquiátricos (específicamente el nombre de todos y cada uno de los exámenes psiquiátricos y pruebas médicas de laboratorio) se utilizaron por penal para llegar a cualquiera de estos diagnósticos? (por penal)
5. ¿De la población recluida en penales del Estado y que se encuentra diagnosticada con "Trastorno Antisocial de la Personalidad" y/o con "Trastorno Disocial de la Personalidad" y/o con "Psicopatía" que procedimiento y/o metodología psicológica y/o psiquiátrica se utilizaron para llegar a cualquiera de estos diagnósticos? (por penal)
6. ¿De la población recluida en penales del Estado y que se encuentra diagnosticada con "Trastorno Antisocial de la Personalidad" y/o con "Trastorno Disocial de la Personalidad" y/o con "Psicopatía" que Sistema de Clasificación (DSM o CIE) se utilizó para llegar a cualquiera de estos diagnósticos? (por penal)
7. ¿Cuáles son los datos por penal de cada uno de los responsables (nombre, teléfono, correo electrónico, etc.) para solicitar información relacionada con los 6 puntos anteriores en base a la transparencia?

Al respecto me permito adjuntar al presente el oficio 065/2017 con la respuesta proporcionada por la Dirección General de Prevención y Reinserción Social de la Secretaría de Seguridad Pública.

Sin más por el momento aprovecho la ocasión para enviarle un cordial saludo.

A T E N T A M E N T E.
SUFRAGIO EFECTIVO NO REELECCIÓN
COLIMA, COL., A 10 DE FEBRERO DEL 2017.
EL ENLACE DE TRANSPARENCIA DE LA SSP

MTRA. MARÍA MAGDALENA MORENO NAVARRO

C.c.p. Archivo.
LEPV/mmmn

"2017, CENTENARIO DE LA CONSTITUCIÓN POLÍTICA DE LOS ESTADOS UNIDOS MEXICANOS Y DE LA CONSTITUCIÓN POLÍTICA DEL ESTADO LIBRE Y SOBERANO DE COLIMA"

Calle Belisario Domínguez #501 esquina 20 de Noviembre Colonia Los Periodistas
C.P. 28070 Colima, Colima, México
Tel. +52 (312) 31 45578, 31 40379, www.colima-estado.gob.mx

SECCIÓN: DIRECCIÓN GENERAL
No. DE OFICIO: 065/2017

CONTRALMIRANTE. IM. DEM.
FRANCISCO JAVIER CASTAÑO SUÁREZ
SECRETARIO DE SEGURIDAD PÚBLICA.
PRESENTE.

Por medio del presente me dirijo a usted, en virtud de dar cumplimiento a la solicitud de información por parte de la unidad de transparencia, realizadas a través del buzón virtual con No. de folio 33117 que me hizo llegar por medio del oficio SSP/CGAJ/181/2017, dicha información se anexa a este documento de manera impresa, así como también se envió al correo electrónico transparencia.sspcolima@gmail.com

Sin otro particular aprovecho la ocasión para enviarle un cordial saludo, reiterándole mi subordinación.

Gobierno del Estado Libre y Soberano de Colima
Secretaría de Seguridad Pública
DIRECCIÓN GENERAL DE PREVENCIÓN Y REINSERCIÓN SOCIAL

ATENTAMENTE
COLIMA, COL., 10 DE FEBRERO DE 2017
EL DIRECTOR GENERAL

P.M.F. JOSÉ ABEL SAUCEDO ROMERO

C.C.P. ARCHIVO.
JASR/IMZC/saga

"AÑO 2017, CENTENARIO DE LA CONSTITUCIÓN POLÍTICA DE LAS ESTADOS UNIDOS MEXICANOS Y DE LA CONSTITUCIÓN POLÍTICA DEL ESTADO LIBRE Y SOBERANO DE COLIMA"

RESPUESTA A SOLICITUD DE INFORMACIÓN POR PARTE DE LA UNIDAD DE TRANSPARENCIA CON NO DE FOLIO: 00033117

1. ¿Cuál es el total de población recluida de internos masculina y femenina en conjunto en los penales y/o centros penitenciarios del Estado? (número total en conjunto por todos los penales del Estado).

LA POBLACIÓN PENITENCIARIA EN EL ESTADO ES DE: 2,283 HOMBRES Y 113 MUJERES.

NOTA: DATOS AL 31 DE ENERO 2017.

2. ¿Cuál es el total de población recluida de internos masculina y femenina en cada uno de los penales y/o centros penitenciarios del Estado? (número total por cada penal y sexo).

CENTRO	HOMBRES	MUJERES	TOTAL
CERESO COLIMA	1,629	112	1,741
CERESO MANZANILLO	523	0	523
RECLUSORIO PREVENTIVO TECOMÁN	131	1	132

NOTA: DATOS AL 31 DE ENERO 2017.

3. ¿Cuánta población recluida masculina y femenina en cada uno de los penales y/o centros penitenciarios del Estado por penal se encuentra diagnosticada con "Trastorno Antisocial de la Personalidad" y/o con "Trastorno Disocial de la Personalidad" y/o con "Psicopatía"? (número total por cada penal y sexo).

CENTRO	TRASTORNO ANTISOCIAL DE PERSONALIDAD		TRASTORNO DISOCIAL DE LA PERSONALIDAD		PSICOPATÍA	
	M	F	M	F	M	F
CERESO COLIMA	10	0	0	0	0	0
CERESO MANZANILLO	7	0	0	0	4	0
RECLUSORIO PREVENTIVO TECOMÁN	71	1	50	0	10	0

4. ¿De la población recluida en penales del Estado y que se encuentra diagnosticada con "Trastorno Antisocial de la Personalidad" y/o con "Trastorno Disocial de la Personalidad" y/o con "Psicopatía" que pruebas psicológicas (específicamente el nombre de todas y cada una de las pruebas utilizadas en la batería de test) y que exámenes psiquiátricos (específicamente el nombre de todos y cada uno de los exámenes psiquiátricos y pruebas médicas de laboratorio) se utilizaron por penal para llegar a cualquiera de estos diagnósticos? (por penal).

EN CERESO COLIMA

PRUEBAS PSICOLÓGICAS:

- MINI-EXAMEN COGNOSCITIVO (MEC)
- TEST GESTÁLTICO VISOMOTOR DE L. BENDER (MÉTODO DE PUNTUACIÓN CUANTITATIVA DE P. LACKS)
- MATRICES PROGRESIVAS J.C. RAVEN
- FIGURA HUMANA DE KAREN MACHOVER
- PERSONA BAJO LA LLUVIA DE ABRAMS AMCHIN
- ÁRBOL DE KOCH
- CASA DE J. BUCK

EXÁMENES PSIQUIÁTRICOS:

- EXAMEN MENTAL
- MINI-MENTAL STATUS EXAMINATION DE FOLSTEIN (MMSE)

EN CERESO MANZANILLO

PRUEBAS PSICOLÓGICAS

- MATRICES PROGRESIVAS RAVEN
- FIGURA HUMANA DE MACHOVER
- DIBUJO DE ARBOL DE BUCKS
- TEST VISOMOTOR DE BENDER
- FRASES INCOMPLETAS DE SACKS
- MINI MENTAL DE FOLSTEIN
- TEST PERSONA BAJO LA LLUVIA DE LAUAT MALDONADO

EXÁMENES PSIQUIATRICOS

- METODOLOGIA Y ESTUDIOS QUE UTILIZAN EL PSIQUIATRA PARA EL DIAGNOSTICO:
  - HISTORIA CLINICA
  - EXAMEN MENTAL
  - CABE MENCIONAR QUE EL MEDICO PSIQUIATRA LEE LOS REPORTES DE LOS PSICOLOGOS PARA TENER MAYOR INFORMACIÓN.
  - EL DIAGNOSTICO SE BASA EN LA CLASIFICACION DEL "CIE10" (CLASIFICACIÓN INTERNACIONAL DE ENFERMEDADES).

EN RECLUSORIO PREVENTIVO TECOMÁN

- TEST DE FIGURA HUMANA DE KAREN MCHOVER
- HTP DE JOHN N. BUCK
- TEST DE BENDER
- MATRICES PROGRESIVAS DE RAVEN

5. ¿De la población recluida en penales del Estado y que se encuentra diagnosticada con "Trastorno Antisocial de la Personalidad" y/o con "Trastorno Disocial de la Personalidad" y/o con "Psicopatía" que procedimiento y/o metodología psicológica y/o psiquiátrica se utilizaron para llegar a cualquiera de estos diagnósticos? (por penal).

EN CERESO COLIMA

- ENTREVISTA CLINICA SEMI-ESTRUCTURADA
- HISTORIAL CLÍNICO
- TEST PROYECTIVOS DE PERSONALIDAD (FIGURA HUMANA, PERSONA BAJO LA LLUVIA, ÁRBOL Y CASA)
- PRUEBAS PSICOLÓGICAS (MEC, MMSE, EXAMEN MENTAL, TEST GESTÁLTICO VISOMOTOR, MATRICES PROGRESIVAS)
- ELABORACIÓN DE DIAGNÓSTICO PSICOLÓGICO, PSIQUIÁTRICOS E INFORME DE ESTOS

EN CERESO MANZANILLO

- ENTREVISTAS Y APLICACIÓN DE PRUEBAS PSICOMÉTRICAS.

EN RECLUSORIO PREVENTIVO TECOMÁN

- ENTREVISTA ESTRUCTURADA, SEMIESTRUCTURADA Y ABIERTA
- APLICACIÓN DE TEST PROYECTIVOS CON INTERPRETACIÓN BASADA EN LOS RESPECTIVOS MANUALES.
- APLICACIÓN DE PRUEBAS PSICOMÉTRICAS.

6. ¿De la población recluida en penales del Estado y que se encuentra diagnosticada con "Trastorno Antisocial de la Personalidad" y/o con "Trastorno Disocial de la Personalidad" y/o con "Psicopatía" que Sistema de Clasificación (DSM o CIE) se utilizó para llegar a cualquiera de estos diagnósticos? (por penal).

EN CERESO COLIMA

- INTERNATIONAL STATISTICAL CLASSIFICATION OF DISEASES AND RELATED HEALTH PROBLEMS (ICD-10), SUS SIGLAS EN ESPAÑOL (CIE-10)

EN CERESO MANZANILLO

- DSM-IV
- DSM-V

EN RECLUSORIO PREVENTIVO TECOMÁN

- DSM IV

7. ¿Cuáles son los datos por penal de cada uno de los responsables (nombre, teléfono, correo electrónico, etc.) para solicitar información relacionada con los 6 puntos anteriores en base a la transparencia?

EN CERESO COLIMA

- MÉDICO CIRUJANO PARTERO: AURELIO VALLEJO MORA, CORREO ELECTRÓNICO: avm1975@live.com.mx, TELÉFONO: 31 2 55 15
- MÉDICO PSIQUIATRA: MARCO AURELIO RODRÍGUEZ VIZCAINO, CORREO ELECTRÓNICO: marcovizc@hotmail.com, TELÉFONO: 31 2 55 15
- LICENCIADO EN PSICOLOGÍA: EMMANUEL DE JESUS ESPINOSA RODRIGUEZ, CORREO ELECTRÓNICO: crscolima@hotmail.com, TELÉFONO: 31 2 55 15

EN CERESO MANZANILLO

- LIC. ESTEBAN MENESES LADINO.- DIRECTOR DEL CE.RE.SO. MANZANILLO
  TELEFONO: 314 33 3 96 26
  CORREO ELECTRONICO: cereso_manzanillo@hotmail.com

EN RECLUSORIO PREVENTIVO TECOMÁN

- LIC. EN PISCOLOGÍA JORGE ORTEGA MORALES
  TELÉFONO: 31332 53013
  CORREO ELECTRÓNICO: reclutecoman@hotmail.com

ANEXO 9

GOBIERNO DEL ESTADO DE CHIAPAS. - PODER EJECUTIVO. - SECRETARIA DE SEGURIDAD Y PROTECCION CIUDADANA. – UNIDAD DE APOYO JURIDICO. - UNIDAD DE ENLACE. - TUXTLA GUTIERREZ, CHIAPAS; A 27 DE ABRIL DE 2017.-

Se tiene por recibida la solicitud de acceso a la información pública con número de **folio 00294217**, presentada a través de la Plataforma Nacional de Transparencias (PNT), en la que el solicitante requiere lo siguiente:

PREGUNTAS PENALES DEL ESTADO 1. ¿Cuál es el total de población recluida de internos masculina y femenina en conjunto en los penales y/o centros penitenciarios del Estado? (número total en conjunto por todos los penales del Estado) 2. ¿Cuál es el total de población recluida de internos masculina y femenina en cada uno de los penales y/o centros penitenciarios del Estado? (número total por cada penal y sexo) 3. ¿Cuánta población recluida masculina y femenina en cada uno de los penales y/o centros penitenciarios del Estado por penal se encuentra diagnosticada con "Trastorno Antisocial de la Personalidad" y/o con "Trastorno Disocial de la Personalidad" y/o con "Psicopatía"? (número total por cada penal y sexo) 4. ¿De la población recluida en penales del Estado y que se encuentra diagnosticada con "Trastorno Antisocial de la Personalidad" y/o con "Trastorno Disocial de la Personalidad" y/o con "Psicopatía" que pruebas psicológicas (específicamente el nombre de todas y cada una de las pruebas utilizadas en la batería de test) y que exámenes psiquiátricos (específicamente el nombre de todos y cada uno de los exámenes psiquiátricos y pruebas médicas de laboratorio) se utilizaron por penal para llegar a cualquiera de estos diagnósticos? (por penal) 5. ¿De la población recluida en penales del Estado y que se encuentra diagnosticada con "Trastorno Antisocial de la Personalidad" y/o con "Trastorno Disocial de la Personalidad" y/o con "Psicopatía" que procedimiento y/o metodología psicológica y/o psiquiátrica se utilizaron para llegar a cualquiera de estos diagnósticos? (por penal) 6. ¿De la población recluida en penales del Estado y que se encuentra diagnosticada con "Trastorno Antisocial de la Personalidad" y/o con "Trastorno Disocial de la Personalidad" y/o con "Psicopatía" que Sistema de Clasificación (DSM o CIE) se utilizó para llegar a cualquiera de estos diagnósticos? (por penal) 7. ¿Cuáles son los datos por penal de cada uno de los responsables (nombre, teléfono, correo electrónico, etc.) para solicitar información relacionada con los 6 puntos anteriores en base a la transparencia?

Respecto a la solicitud de mérito, me permito anexarle el oficio con la respuesta, turnada mediante el área encargada de brindar lo solicitado. Con fundamento en el artículo 141 de la Ley de Transparencia y Acceso a la Información Pública del estado de Chiapas.

"Año del Centenario de la Promulgación de la Constitución Política de los Estados Unidos Mexicanos"

E-3286

OF.N:SSPC/SUBSESPMS/DJ/OESP/TGZ/3157/2017
Asunto: se informa requerimiento
Tuxtla Gutiérrez, Chiapas, 21 de Abril de 2017

Comisario Lic. Carlos Mario Solis Estrada
Jefe de la Unidad de Apoyo Jurídico y en su calidad de Enlace de Transparencia de la Secretaría de Seguridad y Protección Ciudadana
Ciudad.

En atención al oficio SSPC/UAJ-ET/TGZ/00992/2017, de fecha 17 del mes en curso, en relación a la solicitud de acceso a la información pública con número de folio 00294217, la cual fue enviada por la Plataforma Nacional de Transparencia,en la cual se solicita lo siguiente:

1.- ¿Cuál es el total de la población recluida de internos masculina y femenina en conjunto en los penales y/o centros penitenciarios del Estado? (número total en conjunto por todos los penales del Estado)

POBLACION RECLUIDA
4,311

Cabe señalar que dicha información es al día 20 de abril del año en curso.

2.- ¿Cuál es el total de la población recluida de internos masculina y femenina en cada uno de los penales y/o centros penitenciarios del Estado? (número total por cada penal y sexo)

Se cuenta con una población penitenciaria masculina 4,135 y femenina 176, haciendo un total de 4,311.

Ahora bien, en relación a la distribución por cada penal de la población penitenciaria, con fundamento en el artículo 125 fracción I de la Ley de Transparencia y Acceso a la información Pública del Estado de Chiapas, ésta se clasifica como reservada, porque al publicarse dicha información podría utilizarse para vulnerar y desestabilizar el orden, disciplina y seguridad que debe imperar en los diversos establecimientos penitenciarios de la Entidad, y como consecuencia colocar en peligro la vida de los internos que se encuentran en reclusión ante la generación de situaciones de riesgo institucional.

3.- ¿Cuanta población recluida masculina y femenina en cada uno de los centros penitenciarios del Estado se encuentra diagnosticada con "Trastorno Antisocial de la Personalidad" y/o con "Trastorno Disocial de la Personalidad" y/o Psicopatía? **R. No existe registro en los términos solicitados**

4.- De la población recluida en penales del Estado y que se encuentra diagnosticada con "Trastorno Antisocial de la Personalidad" y/o con "Trastorno Disocial de la Personalidad" y/o con "Psicopatía" que pruebas psicológicas (específicamente el nombre de todas y cada una de las pruebas utilizadas en la batería de test) y que exámenes psiquiátricos (específicamente el nombre de todos y cada uno de los exámenes psiquiátricos y pruebas médicas de laboratorio) se utilizaron para llegar a cualquiera de estos diagnósticos (número total por cada penal y sexo) **R. No existe registro en los términos solicitados**

5.- ¿ De la Población recluida en penales del Estado y que se encuentra diagnosticada con "Trastorno Antisocial de la Personalidad" y/o con Trastorno Disocial de la personalidad" y/o con "Psicopatía" que procedimiento y/o metodología psicológica y/o psiquiátrica se utilizaron para llegar a cualquiera de estos diagnósticos? R. **No existe registro en los términos solicitados**

6.- ¿De la Población recluida en penales del Estado y que se encuentra diagnosticada con "Trastorno Antisocial de la Personalidad" y/o con Trastorno Disocial de la personalidad" y/o con "Psicopatía" que Sistema de Clasificación (DSMo CIE) se utilizó para llegar a cualquiera de estos diagnósticos? **R. no existe registro en los términos solicitados.**

7.- ¿Cuáles son los datos por penal de cada uno de los responsables (nombre, teléfono, correo electrónico, etc) para solicitar información relacionada con los 6 puntos anteriores en base a la transparencia.

En atención a esta petición y para los fines que lo requiere el solicitante, resulta improcedente, toda vez que la misma debe ser mediada a través de la Unidad de acceso a la información Pública del Poder Ejecutivo, tal como lo establece la ley de la Materia.

Atentamente
Comisario Jefe

Lic. Orlando Leyva Lobato
Subsecretario

C.c.p. Minutario

Así lo acordó y firma el Licenciado Carlos Mario Solís Estrada, Responsable de la Unidad de Enlace de la Secretaría de Seguridad y Protección Ciudadana. – RUBRICA.

ANEXO 10

Ichitaip
Instituto Chihuahuense para la Transparencia y Acceso a la Información Pública
ORGANISMO PÚBLICO AUTÓNOMO

Notificación

RESOLUCIÓN DE SOLICITUD DE ACCESO A INFORMACIÓN PÚBLICA

"NOTIFICACIÓN DE DISPONIBILIDAD DE INFORMACIÓN"

C. Pablo Gonzalo Ortiz Beltrán
Domicilio:

PRESENTE.-

En referencia a la solicitud de acceso a información pública dirigida por usted a la Unidad de Transparencia del sujeto obligado **Unidad de Transparencia de la Fiscalía General del Estado de Chihuahua**, se emite el siguiente acuerdo administrativo:

Chihuahua; Chihuahua., Chihuahua a los 27/02/2017 08:12

Vista para resolver la solicitud de acceso a la información pública presentada ante la Unidad de Transparencia del sujeto obligado **Unidad de Transparencia de la Fiscalía General del Estado de Chihuahua** en fecha 31/01/2017 15:42 por C. Pablo Gonzalo Ortiz Beltrán con número de folio: 009492017, mediante la cual, al amparo de la Ley de Transparencia y Acceso a la Información Pública del Estado de Chihuahua, solicita lo siguiente: **Solicito la siguiente información en relación al sistema penitenciario del Estado (el mismo cuestionario lo envío como archivo adjunto); por la atención le doy las gracias de antemano.**, por lo que se procede a dar respuesta conforme a los siguientes:

CONSIDERANDOS:

I.- De conformidad con lo dispuesto en los artículos 37 y 38 fracciones II, IV y VI de la Ley de Transparencia y Acceso a la Información Pública del Estado de Chihuahua, es competencia de esta Unidad de Transparencia del sujeto obligado **Unidad de Transparencia de la Fiscalía General del Estado de Chihuahua**, recibir y tramitar las Solicitudes de Acceso a Información Pública que se realicen respecto de información pública que conserve por cualquier título.

II.- Después de verificar los archivos de este Sujeto Obligado, conforme lo disponen los artículos 38 fracción IX, 49 y 52 de la Ley de Transparencia y Acceso a la Información Pública del Estado de Chihuahua, se advierte que la información solicitada es de libre acceso al público, por lo que resulta procedente el acceso a la misma, quedando a disposición del solicitante en: Edificio de la Fiscalía General del Estado de Chihuahua, segundo piso. Avenida Vicente Guerrero número 616. Colonia Centro en la ciudad de Chihuahua, Chihuahua. El horario de labores es de las 9:00 a las 15:00 horas de lunes a viernes. De igual forma, se pone a su disposición el número de teléfono (614) 4 29 33 00, extensiones 11454 y 11326, así como el correo: uifgech@gmail.com para que, si usted lo desea, se ponga en contacto con el personal de ésta Unidad de Transparencia..

conforme a los siguientes fundamentos y motivos

Por lo expuesto y fundado, se emite el siguiente:

ACUERDO:

PRIMERO.- Con fundamento en los artículos 32, 38 fracciones II, IV y IX, y 49 de la Ley de Transparencia y Acceso a la Información Pública del Estado de Chihuahua, ha lugar a acordar de conformidad la solicitud planteada, pudiendo el usuario acceder a dicha información en la forma y términos previstos en el considerando segundo del presente acuerdo.

SEGUNDO.- En los términos que lo ordenan los artículos 38 fracción VI y 55 de la Ley de Transparencia y Acceso a la Información Pública del Estado de Chihuahua, notifíquese al usuario del presente proveído en el domicilio o conforme el medio señalado para tales efectos. Así, administrativamente actuando, lo acuerda el Titular de la Unidad de Transparencia del sujeto obligado **Unidad de Transparencia de la Fiscalía General del Estado de Chihuahua** el (la) C. **Lic. Juan Urbina Burciaga**

Conforme a los artículos 55 y 136 de la Ley de Transparencia y Acceso a la Información Pública del Estado de Chihuahua, se informa al solicitante que de no estar satisfecho con la respuesta obtenida, podrá presentar recurso de revisión ante el Organismo Garante o ante la Unidad de Transparencia del Sujeto Obligado, dentro de los quince días hábiles siguientes a la fecha de notificación de la respuesta.

ANEXO 11

ACUERDO ADMINISTRATIVO

Durango, Dgo., a los **tres** días del mes de **febrero** de dos mil diecisiete. ----------------------

Vista la solicitud de acceso a la información pública presentada a través del Sistema Infomex – Durango), en fecha **18 de enero de 2017,** solicitud interpuesta por el **C. PABLO GONZALO ORTIZ BELTRÁN,** solicitud interpuesta a la que se le asignó el folio No. **00022117,** y que en obvio de repeticiones esta Representación da por reproducida, con el presente Acuerdo esa Unidad de Enlace da cuenta:

I.- Con apoyo en los artículos 6 y 16 párrafo segundo de la Constitución Política de los Estados Unidos Mexicanos, artículo 29° de la Constitución Política del Estado Libre y Soberano de Durango, artículos 1°, 2, 3, 4 y 42 fracciones II y IV, V y XV 117, 120, 121, 122, 125, 126, 129, 130 y demás relativos a de la Ley de Transparencia y Acceso a la Información Pública del Estado de Durango y su Reglamento, artículo, TERCERO fracciones I, II, III y IV del Decreto de Creación de la Unidad de Enlace para la Transparencia y Acceso a la Información Pública del Gobierno del Estado de Durango, publicado en el Periódico Oficial del Estado el 16 de octubre de 2008; esta Representación del Ejecutivo es competente para conocer, investigar, recibir, utilizar, difundir la información pública y dar trámite a las solicitudes que se presentan; por lo que procede a **EMITIR:**

II.- Que esta Unidad de Enlace es competente para contestar la solicitud presentada por el **C. PABLO GONZALO ORTIZ BELTRÁN,** de conformidad a lo establecido en los artículos 128 y 42 y décimo segundo transitorio de la Ley de Transparencia y Acceso a la Información Pública del Estado de Durango y del artículo 10 de su Reglamento, por tal situación la solicitud de referencia, fue turnada a la **SECRETARÍA DE SEGURIDAD PÚBLICA;** para que en el ámbito de su competencia proporcione la información a esta Unidad, y así estar en aptitud de dar contestación en tiempo y forma al requerimiento hecho por el particular y salvaguardar el derecho de acceso a la información que tiene el ciudadano, motivo por el cual se le requirió a la Dependencia para que remita la información solicitada, la cual se detalla de la siguiente manera:

...1. ¿Cuál es el total de la población recluida de internos masculina y femenina en conjunto en los penales y/o centros penitenciarios del Estado? (número total en conjunto por todos los penales del Estado)...

Respuesta.- En referencia a éste Primer punto, me permito informar a Usted, lo siguiente:

Centro Penitenciario	Internos (Hombres)	Internas (Mujeres)	Total
CE.RE.SO. No. 1	2383	162	2545
CE.DI.RE.SO. No. 1	98	8	106
CE.DI.RE.SO. No. 2	184	15	199
Total	2665	185	2850

...2. ¿Cuál es el total de la población recluida de internos masculina y femenina en cada uno de los penales v/o centros penitenciarios del Estado? (número total por cada penal y sexo)...

Respuesta.- En relación a éste Segundo punto, me permito informar a Usted, como se desprende de la información remitida por la Autoridad Penitenciaria, lo siguiente:

Centro Penitenciario	Internos (Hombres)	Internas (Mujeres)	Total
CE.RE.SO. No. 1	2383	162	2545
CE.DI.RE.SO. No. 1	98	8	106
CE.DI.RE.SO. No. 2	184	15	199
Total	2665	185	2850

...3. ¿Cuánta población recluida masculina y femenina en cada uno de los penales v/o centros penitenciarios del Estado por penal se encuentra diagnosticada con "Trastorno Antisocial de la Personalidad" y/o con "Trastorno Disocial de la Personalidad y/o con "Psicopatía"? (número total por cada penal y sexo)?

Respuesta.- Respecto a éste Tercer punto, de los oficios que acompaña la Autoridad Penitenciaria se desprende, lo siguiente:

- CE.RE.SO. No. 1.- No existen registros de ningún interno o interna, con los padecimientos antes mencionados.
- CE.DI.RE.SO. No. 1.- Se tiene registro de un interno (masculino) diagnosticado con Trastorno Antisocial de la Personalidad.
- CE.DI.RE.SO. No. 2.- No existen registros de ningún interno o interna, con los padecimientos antes mencionados.

... 4. ¿De la población recluida en penales del Estado v que se encuentra diagnosticada con "Trastorno Antisocial de la Personalidad" y/o con "Trastorno Disocial de la Personalidad y/o con "Psicopatía" qué pruebas psicológicas (específicamente el nombre de todas y cada una de las pruebas utilizadas en la batería de test) y que exámenes psiquiátricos (específicamente el nombre de todos y cada uno de los exámenes psiquiátricos y pruebas médicas de laboratorio) se utilizaron por penal para llegar a cualquiera de estos diagnósticos? (por penal)...

Respuesta.- Relativo al Cuarto punto, me permito hacer de su conocimiento, que se desprende, lo siguiente:

PRUEBAS Y EXAMENES PSICOLOGICOS Y/O PSIQUIATRICOS
Entrevista Inicial
Entrevista de Profundidad
Historia Clínica Psicológica
Revaloraciones
Informacion Brindada por Familiares o Parientes
Batería de Pruebas Proyectivas (Test's HTP, Persona Bajo la Lluvia, Gestáltico Visomotor de Bender, Figura Humana)
Análisis de la Dinámica Delictiva (Además de Reincidencias)
Comportamiento del Interno durante el Internamiento

...5. ¿De la población recluida en penales del Estado y que se encuentra diagnosticada con "Trastorno Antisocial de la Personalidad" y/o con "Trastorno Disocial de la Personalidad y/o con "Psicopatía" qué procedimiento y/o metodología psicológica y/o psiquiátrica se utilizaron para llegar a cualquiera de estos diagnósticos? (por penal)...

Respuesta.- En referencia al Quinto punto, informo a usted, que de remitido por la Autoridad Penitenciaria se desprende, lo siguiente:

PROCEDIMIENTO Y METODOLOGIA PSICOLOGICA Y/O PSIQUIATRICA
Procedimiento establecido el Manual Estadístico de Trastornos Mentales del (DSM – IV)
Metodología siguiente:
Entrevista Clínica con el Interno
Aplicación de Pruebas Proyectivas
Interpretación de Pruebas Proyectivas
Revisión de Conductas observadas durante el Internamiento
Revisión de Antecedentes proporcionados por el Interno, o algún Familiar Directo
Relación de expresiones del Interno en Audiencias – Situación Jurídica

...6. ¿De la población recluida en penales del Estado y que se encuentra diagnosticada con "Trastorno Antisocial de la Personalidad" y/o con "Trastorno Disocial de la Personalidad y/o con "Psicopatía" qué Sistema de Clasificación (DSM o CIEJ se utilizó para llegar a cualquiera de estos diagnósticos? (por penal)...

Respuesta.- en relación a este sexto punto, resulta patente la aplicación de la clasificación DSM, toda vez que los mismos siguen la metodología establecida en el Manual Estadístico de Trastornos Mentales del (DSM-IV), al ser un Sistema de carácter normativo, además de la clara influencia que el vecino País del norte, ejerce en éstos temas, no así el Sistema CIE de carácter orientativo, con influencia Europea.

...7. ¿Cuáles son los datos por penal de cada uno de los responsables (nombre, teléfono, correo electrónico, etc.) para solicitar información relacionada con los 6 puntos anteriores en base a la transparencia ?... (SIC).

Respuesta.- Respecto a éste Séptimo punto, sobre los responsables de las Áreas Psicológicas de los Centros Penitenciarios.

Centro Penitenciario	Nombres de los Responsables	Contacto
CE.RE.SO. No. 1	Lic. en Psic. Francisco Netzahualcóyotl Herrera Gonzalez.	netza.herrera@live.com
	Lic. en Psic. Leidali Venegas Soto.	leidalivenegassoto@hotmail.com
	Lic. en Psic. Martha Selene Velázquez Flores.	selene12181@hotmail.com
	Lic. en Psic. Flor María Piedad Alvarado Zamarripa.	florchavez760@gmail.com
CE.DI.RE.SO. No. 1	Lic. en Psic. María Isabel García Meza.	psicmariaisabel@hotmail.com
CE.DI.RE.SO. No. 2	Lic. en Psic. Alan Gómez Almodóvar.	alan.gomez@durango.com.mx

Por las consideraciones antes señaladas, esta Unidad de Enlace para la Transparencia y Acceso a la Información Pública del Estado de Durango, procede a emitir:

PRIMERO.- Notifíquese el presente Acuerdo para todos los efectos legales a que haya lugar.

SEGUNDO.- Se hace del conocimiento del solicitante, que contra el presente acuerdo administrativo, procede el recurso de revisión, que podrá presentar en un plazo de quince días hábiles, contados a partir del día siguiente de su notificación, ante el Instituto Duranguense de Acceso a la Información y de Protección de Datos Personales, sitio en calle Aquiles Serdán No. 509 Ote., Zona Centro, teléfonos: 8 11 77 12 y 01800 581 72 92, o bien, al correo electrónico www.idaip.org.mx o bien ante la Unidad de Enlace para la Transparencia y Acceso a la Información Pública, sito en Calle Pino Suárez No. 1000 Pte, Zona Centro, al correo electrónico transparencia@durango.gob.mx, en términos de los artículos 138, 139 y 140 de la Ley de Transparencia y Acceso a la Información Pública del Estado de Durango.---

Así lo acordó y firma la titular de la Unidad de Enlace para la Transparencia y Acceso a la Información Pública del Estado de Durango, que autoriza y da fe.------------------

LIC. MARTHA HURTADO HERNÁNDEZ
TITULAR DE LA UNIDAD DE ENLACE DEL
GOBIERNO DEL ESTADO DE DURANGO

ANEXO 12

gto

Unidad de Transparencia y Archivos del Poder Ejecutivo

Guanajuato, Gto., a 23 de enero de 2017

FOLIOS DE REFERENCIA: 00050517 y 00052417

En atención a sus solicitudes de acceso a la información, realizadas el **16 de Enero de 2017**, consistentes en: "**Solicito la siguiente información en relación al sistema penitenciario del Estado (el mismo cuestionario lo envío como archivo adjunto); por la atención le doy las gracias de antemano. PREGUNTAS PENALES DEL ESTADO 1. ¿Cuál es el total de población recluida de internos masculina y femenina en conjunto en los penales y/o centros penitenciarios del Estado? (número total en conjunto por todos los penales del Estado) 2. ¿Cuál es el total de población recluida de internos masculina y femenina en cada uno de los penales y/o centros penitenciarios del Estado? (número total por cada penal y sexo) 3. ¿Cuánta población recluida masculina y femenina en cada uno de los penales y/o centros penitenciarios del Estado por penal se encuentra diagnosticada con â??Trastorno Antisocial de la Personalidadâ? y/o con â??Trastorno Disocial de la Personalidadâ? y/o con â??Psicopatíaâ? ? (número total por cada penal y sexo) 4. ¿De la población recluida en penales del Estado y que se encuentra diagnosticada con â??Trastorno Antisocial de la Personalidadâ? y/o con â??Trastorno Disocial de la Personalidadâ? y/o con â??Psicopatíaâ? que pruebas psicológicas (específicamente el nombre de todas y cada una de las pruebas utilizadas en la batería de test) y que exámenes psiquiátricos (específicamente el nombre de todos y cada uno de los exámenes psiquiátricos y pruebas médicas de laboratorio) se utilizaron por penal para llegar a cualquiera de estos diagnósticos? (por penal) 5. ¿De la población recluida en penales del Estado y que se encuentra diagnosticada con â??Trastorno Antisocial de la Personalidadâ? y/o con â??Trastorno Disocial de la Personalidadâ? y/o con â??Psicopatíaâ? que procedimiento y/o metodología psicológica y/o psiquiátrica se utilizaron para llegar a cualquiera de estos diagnósticos? (por penal) 6. ¿De la población recluida en penales del Estado y que se encuentra diagnosticada con â??Trastorno Antisocial de la Personalidadâ? y/o con â??Trastorno Disocial de la Personalidadâ? y/o con â??Psicopatíaâ? que Sistema de Clasificación (DSM o CIE) se utilizó para llegar a cualquiera de estos diagnósticos? (por penal) 7. ¿Cuáles son los datos por penal de cada uno de los responsables (nombre, teléfono, correo electrónico, etc.) para solicitar información relacionada con los 6 puntos anteriores en base a la transparencia?" (Sic)**, con fundamento en los artículos 10, 11, 12, 13, 15, 16, 19, 21, 22, 23, 24, fracción II, 82, 83, 87, 89 a 92 y 99 de la Ley de Transparencia y Acceso a la Información Pública para el Estado de Guanajuato, 6 y 27, primer párrafo del Reglamento de Transparencia y Acceso a la Información Pública del Poder Ejecutivo del Estado de Guanajuato, artículo 4, fracciones I y XI del Reglamento Interior de la Unidad de Transparencia y Archivos del Poder Ejecutivo, hago de su conocimiento lo siguiente:

La Secretaría de Seguridad Pública (SSP) refiere que la información solicitada en los puntos 1 y 2 sobre población penitenciaria, no puede ser proporcionada por tener el carácter de RESERVADA, toda vez que el legislador federal adicionó la Ley General del Sistema Nacional de Seguridad Pública, con el tercer párrafo del artículo 110, publicado en el Diario Oficial de la Federación en fecha 17 de junio del año en curso, acotó sin excepción alguna que la información vinculada a la seguridad pública no es de acceso público, el cual se transcribe a continuación:

> ***Artículo 110***: *"Se clasifica como reservada la información contenida en todas y cada una de las Bases de Datos del Sistema, así como los Registros Nacionales y la información contenida en ellos, en materia de detenciones, información criminal, personal de seguridad pública, personal y equipo de los servicios de seguridad privada, armamento y equipo, vehículos, huellas dactilares, teléfonos celulares, medidas cautelares, soluciones alternas y formas de terminación anticipada, sentenciados y las demás necesarias para la operación del Sistema,* ***cuya consulta es exclusiva de las Instituciones de Seguridad Pública*** *que estén facultadas en cada caso, a través de los servidores públicos que cada Institución designe, por lo que el público no tendrá acceso a la información que en ellos se contenga".*
>
> ***Párrafo adicionado DOF 17-06-2016***

Por su parte, el numeral 28 de la Ley Nacional de Ejecución Penal que regula las Bases de Datos Generales del Sistema Penitenciario, estipula lo siguiente:

*"**Artículo 28**: La Autoridad Penitenciaria estará obligada a establecer los registros fidedignos necesarios con información precisa respecto al Centro Penitenciario que contenga: ... Los ingresos y egresos de personas privadas de la libertad;".*

De esta forma, atentos a lo dispuesto en los artículos 60, 61 y 73, fracción XII de la Ley de Transparencia y Acceso a la Información Pública para el Estado de Guanajuato, la información consistente en el número de número de internos de los Centros Penitenciarios, de conformidad con lo previsto por el artículo 110, párrafo tercero, pertenece al Registro de Información Criminal y al de sentenciados, los cuales se encuentran clasificados como reservados.

Por esa razón, en el caso de que la información solicitada fuera proporcionada, se ocasionaría un perjuicio mayor a la función de Seguridad Pública, que el beneficio obtenido por el solicitante; asimismo, en virtud de lo previsto por la fracción II del artículo 139 de la mencionada ley, que refiere como causas imputables de delito el proporcionar información como la peticionada en el folio referido, es que no es factible proporcionar la información solicitada.

Por lo señalado, esta Unidad de Enlace solicitó la confirmación del Comité de Transparencia del Poder Ejecutivo, sobre la clasificación de la información derivada del diverso folio 27338, al tener carácter de RESERVADA POR MINISTERIO DE LEY, lo cual se CONFIRMA por parte del Comité de Transparencia, mediante Resolución RCT_0381_2016, por un periodo de RESERVA de 5 años, o hasta en tanto no se modifique la Ley que la reserva, teniendo como inicio el 22 de Agosto de 2016 con el número de Acuerdo de reserva C. T - SSP-00712016.

Por lo que respecta al punto 3, la Secretaría de Seguridad Pública comentó que del trastorno antisocial de la personalidad cuenta con:

CENTRO PENITENCIARIO	HOMBRES	MUJERES
ACAMBARO	2	0
CELAYA	0	0
GUANAJUATO	12	1
IRAPUATO	0	0
LEON	17	3
PENJAMO	11	0
SALAMANCA	4	0
SAN FELIPE	4	0
SAN MIGUEL DE ALLENDE	9	0
VALLE DE SANTIAGO	52	6

Respecto del trastorno disocial de la personalidad está limitado a menores de edad y nuestra población en los Centros es mayor de 18 años. Así mismo en lo concerniente a la psicopatía, no se cuenta con población que padezca dicho trastorno.

Por lo que hace a la pregunta 4, referente a las pruebas psicológicas que se utilizan en los centros penitenciarios del Estado son:

- Test de Raven;
- Dibujo de figura humana de Karen Machover
- Test gestáltico visomotor de Lauretta Bender

En relación a los exámenes psiquiátricos se realiza:

- La entrevista clínica,
- Examen mental

Los Estudios Médicos de laboratorio solicitados por el Psiquiatra son:

- Perfil tiroideo,
- Pruebas de función hepática,
- Fentoina sódica en sangre,
- Valproato en sangre,
- Biometría hemática,
- Química Sanguínea y
- Antidoping.

Todo ello se encuentra instituido en todos y cada uno de los Centros Penitenciarios del Estado.

Sobre el cuestionamiento en la pregunta 5, respecto a los procedimientos y/o metodología psicológica y/o psiquiátrica que se utiliza en los Centros Penitenciarios del estado, son:

- Aplicación de la batería de pruebas psicológicas,
- Integración e interpretación de los resultados
- Entrevista clínica
- Emisión del diagnóstico.

Por lo que respecta a la pregunta 6 sobre ¿qué Sistema de Clasificación (DSM o CIE) se utiliza en los Centros Penitenciarios del Estado?, le informo que ambos sistemas de clasificación (DSM V y el CIE) se utilizan en todos y cada uno de los Centros para emitir los diagnósticos de personalidad.

Finalmente, en relación al punto 7, cualquier solicitud de acceso a la información pública, relacionada con las preguntas antes respondidas, deberá ser canalizada por la vía prevista para tal efecto, en este caso conforme a la Ley de Transparencia y Acceso a la Información Pública para el Estado de Guanajuato, el Poder Ejecutivo (el cual incluye a la Secretaría de Seguridad Pública) cuenta con la Unidad de Transparencia y Archivos, unidad a la cual pueden ingresar solicitudes a través de los siguientes medios:

Plataforma Nacional de Transparencia: **http://www.infomexguanajuato.org.mx/infomex/**
Correo: **unidadtransparencia@guanajuato.gob.mx**
Vía presencial o mediante oficio: **San Sebastián No. 78, Zona Centro de Guanajuato Capital, C.P. 36000.**

Si tiene alguna duda en relación con la información entregada, puede comunicarse al teléfono 01 800 221 76 11, o bien, puede enviar un correo electrónico a la dirección: **unidadtransparencia@guanajuato.gob.mx.**

Atentamente

J. Jesús Soria Narváez
Coordinador General de la Unidad de
Transparencia y Archivos del Poder Ejecutivo del
Estado de Guanajuato

ANEXO 13

GOBIERNO DEL ESTADO DE
GUERRERO
2015 - 2021

Secretaría de
Seguridad Pública

Sección: Unidad de Contraloría y Asuntos Internos.
Área: Unidad de Transparencia
Asunto: Respuesta solicitud 00022317

Chilpancingo, Gro., a 26 de enero del 2017.

"Año del Centenario de la Promulgación de la Constitución Política de los Estados Unidos Mexicanos"

C. Pablo Gonzalo Ortiz Beltrán
PRESENTE.

Con fundamento en los artículos 45 fracción II, 124, 131 y 132 de la Ley General de Transparencia y Acceso a la Información Pública y 52, 54 fracción II inciso a) y 150 de la Ley Número 207 de Transparencia y Acceso a la Información Pública del Estado de Guerrero, y en atención a su solicitud de información recibida en esta Secretaría vía Info-Guerrero bajo número de registro que se cita al rubro, hago de su conocimiento lo siguiente:

1. **¿Cuál es el total de población recluida de internos masculina y femenina en conjunto en los penales y/o centros penitenciarios del Estado? (número total en conjunto por todos los penales del Estado)**
   R.- La población total de los 15 Centros de Reinserción Social en el Estado de Guerrero es de 4865.

2. **¿Cuál es el total de población recluida de internos masculina y femenina en cada uno de los penales y/o centros penitenciarios del Estado? (número total por cada penal y sexo)**

Número	CERESO	Hombre	Mujer	Total
1	Acapulco	2034	114	2146
2	Arcelia	52	6	58
3	Ayutla	93	0	93
4	Coyuca de Catalán	96	6	102
5	Chilapa	133	8	141
6	Chilpancingo	852	74	928
7	Iguala	398	28	426
8	La Unión	126	7	133
9	Ometepec	125	4	129
10	San Luis Acatlán	67	0	67
11	Taxco	82	6	88

Palacio de Gobierno, Edificio Acapulco Primero Piso,
Boulevard René Juárez Cisneros No. 62, Col. Ciudad de los Servicios, C.P. 39074,
Chilpancingo, Guerrero. Tel. (747) 47 1 97 56
www.guerrero.gob.mx
contraloria.sspypc@guerrero.gob.mx
utai.sspypc@guerrero.gob.mx

Número	CERESO	Hombre	Mujer	Total
12	Tecpan	133	13	146
13	Teloloapan	57	2	59
14	Tlapa	209	8	217
15	Zihuatanejo	124	8	132

3. **¿Cuánta población recluida masculina y femenina en cada uno de los penales y/o centros penitenciarios del Estado por penal se encuentra diagnosticada con "Trastorno Antisocial de la Personalidad" y/o con "Trastorno Disocial de la Personalidad" y/o con "Psicopatía"? (número total por cada penal y sexo)**
R.- En los Centros de Reinserción Social de Acapulco existen 200 hombres y 15 mujeres con "Trastorno Antisocial", en el de Chilpancingo 75 hombres y 5 mujeres con "Trastorno Antisocial", Ometepec tiene 3 hombres con "Trastorno Antisocial de la Personalidad" y en Tlapa existen 2 hombres con "Probable brote Psicótico".

4. **¿De la población recluida en penales del Estado y que se encuentra diagnosticada con "Trastorno Antisocial de la Personalidad" y/o con "Trastorno Disocial de la Personalidad" y/o con "Psicopatía" que pruebas psicológicas (específicamente el nombre de todas y cada una de las pruebas utilizadas en la batería de test) y que exámenes psiquiátricos (específicamente el nombre de todos y cada uno de los exámenes psiquiátricos y pruebas médicas de laboratorio) se utilizaron por penal para llegar a cualquiera de estos diagnósticos? (por penal)**

CERESO	PRUEBAS REALIZADAS
Acapulco	Test proyectivo de Lauretta Bender Test HTP de Karen MAchover Test de Inteligencia Raven Adultos (escalas generales matrices progresivas) *No se aplicaron técnicas psiquiátricas, por no contar con médico psiquiatra.
Chilpancingo	Test Gestaltico Visomotor de Lauretta Bender Test de la figura humana de KarenMachover Test Proyectivo Casa-Arbol-Persona (H-T-P) Test Barranquilla de Barsit *No se aplicaron técnicas psiquiátricas, por no contar con médico psiquiatra.

CERESO	PRUEBAS REALIZADAS
Ometepec	Test psicológico proyectivos de personalidad figura humana de Karen Machover Persona bajo la lluvia Test Gestáltico Visomotor de Bender Test de Inteligencia de matrices progresivas de Raven *No se aplicaron técnicas psiquiátricas, por no contar con médico psiquiatra.
Tlapa	Test proyectivo de la personalidad H-T-P Test Visomotor de Lauretta Bender *No se aplicaron técnicas psiquiátricas, por no contar con médico psiquiatra.

5. ¿De la población recluida en penales del Estado y que se encuentra diagnosticada con "Trastorno Antisocial de la Personalidad" y/o con "Trastorno Disocial de la Personalidad" y/o con "Psicopatía" que procedimiento y/o metodología psicológica y/o psiquiátrica se utilizaron para llegar a cualquiera de estos diagnósticos? (por penal)

CERESO	PROCEDIMIENTO
Acapulco	Entrevista inicial Entrevista clínica (Historial familiar) Mini Mental Pruebas Proyectivas Familiograma Inventario de Depresión de Beck CIE-10
Chilpancingo	Entrevista clínica semiestructurada Test Gestáltico Visomotor de Lauretta Bender Test de la Figura Humana de Karen Machover Test proyectivo Casa-Arbol-Persona H-T-P Test de barranquilla de Barsit Manual Diagnóstico y Estadístico de los trastornos mentales (DSM-V)
Ometepec	Planteamiento del problema Establecimiento de un plan

CERESO	PROCEDIMIENTO
	Hipótesis Método Inductivo-Deductivo Observación Análisis y Síntesis Interpretación de los resultados Elaboración de los resultados Entrevista Semiestructurada
Tlapa	Entrevista directa psicológica Aplicación de pruebas psicológicas.

6. ¿De la población recluida en penales del Estado y que se encuentra diagnosticada con "Trastorno Antisocial de la Personalidad" y/o con "Trastorno Disocial de la Personalidad" y/o con "Psicopatía" que Sistema de Clasificación (DSM o CIE) se utilizó para llegar a cualquiera de estos diagnósticos? (por penal)

CERESO	SISTEMA DE CLASIFICACIÓN
Acapulco	Entrevista inicial Entrevista clínica (historial familiar) Mini Mental Pruebas Proyectivas Familiograma Inventario de depresión de Beck CIE-10
Chilpancingo	Manual de Diagnóstico y Estadístico de los trastornos mentales (DSM-V)
Ometepec	DSM IV
Tlapa	DSM IV

7. ¿Cuáles son los datos por penal de cada uno de los responsables (nombre, teléfono, correo electrónico, etc.) para solicitar información relacionada con los 6 puntos anteriores en base a la transparencia?

Número	CERESO	Teléfono	Correo
1	Acapulco	01 744 4418084	ceresoacapulco@hotmail.com
2	Arcelia	01 732 3640203	ceresoarcelia@hotmail.com
3	Ayutla	01 745 4550859	ceresoayutla1@hotmail.com
4	Coyuca de Catalán	01 767 6752494	ceresocoyuca@yahoo.com.mx
5	Chilapa	01 756 4751278	juridico-cer-chilapa@hotmail.com
6	Chilpancingo	01 747 4713914	ceresochilpancingo@hotmail.com
7	Iguala	01 733 3320760	helamika-04@hotmail.com
8	La Unión	01 755 5445407	Sin correo
9	Ometepec	01 741 4120953	ceresoometepec@yahoo.com.mx
10	San Luis Acatlán	01 741 4143024	ceresosanluis@hotmail.com
11	Taxco	01 762 6228439	ceresotaxco@yahoo.com.mx
12	Tecpan	01 742 4251427	ceresotecpan@yahoo.com.mx
13	Teloloapan	01 736 3660041	ceresoteloloapan@yahoo.com.mx
14	Tlapa	01 757 4971338	ceresoregionaltlapa@hotmail.com
15	Zihuatanejo	01 755 5546122	ceresozihua@hotmail.com

Sin otro particular, aprovecho la ocasión para enviarle un cordial saludo.

ATENTAMENTE.
TITULAR DE LA UNIDAD DE TRANSPARENCIA

Secretaría de Seguridad Pública
Unidad de Transparencia

Ing. Azalia Hernández García

ANEXO 14

Hidalgo

Pachuca de Soto, Hidalgo, a 17 de Marzo de 2017.

Apreciable solicitante
Presente.

En atención y seguimiento a la solicitud de información identificada con el folio número 00024917, realizada por Usted ante la Unidad de Transparencia del Poder Ejecutivo del Estado de Hidalgo, mediante la cual requiere:

> "Solicito la siguiente información en relación al sistema penitenciario del Estado (el mismo cuestionario lo envío como archivo adjunto); por la atención le doy las gracias de antemano.
> PREGUNTAS PENALES DEL ESTADO
> 1. ¿Cuál es el total de población recluida de internos masculina y femenina en conjunto en los penales y/o centros penitenciarios del Estado? (número total en conjunto por todos los penales del Estado)
> 2. ¿Cuál es el total de población recluida de internos masculina y femenina en cada uno de los penales y/o centros penitenciarios del Estado? (número total por cada penal y sexo)
> 3. ¿Cuánta población recluida masculina y femenina en cada uno de los penales y/o centros penitenciarios del Estado por penal se encuentra diagnosticada con "Trastorno Antisocial de la Personalidad" y/o con "Trastorno Disocial de la Personalidad" y/o con "Psicopatía"? (número total por cada penal y sexo)
> 4. ¿De la población recluida en penales del Estado y que se encuentra diagnosticada con "Trastorno Antisocial de la Personalidad" y/o con "Trastorno Disocial de la Personalidad" y/o con "Psicopatía" que pruebas psicológicas (específicamente el nombre de todas y cada una de las pruebas utilizadas en la batería de test) y que exámenes psiquiátricos (específicamente el nombre de todos y cada uno de los exámenes psiquiátricos y pruebas médicas de laboratorio) se utilizaron por penal para llegar a cualquiera de estos diagnósticos? (por penal)
> 5. ¿De la población recluida en penales del Estado y que se encuentra diagnosticada con "Trastorno Antisocial de la Personalidad" y/o con "Trastorno Disocial de la Personalidad" y/o con "Psicopatía" que procedimiento y/o metodología psicológica y/o psiquiátrica se utilizaron para llegar a cualquiera de estos diagnósticos? (por penal)
> 6. ¿De la población recluida en penales del Estado y que se encuentra diagnosticada con "Trastorno Antisocial de la Personalidad" y/o con "Trastorno Disocial de la Personalidad" y/o con "Psicopatía" que Sistema de Clasificación (DSM o CIE) se utilizó para llegar a cualquiera de estos diagnósticos? (por penal)
> 7. ¿Cuáles son los datos por penal de cada uno de los responsables (nombre, teléfono, correo electrónico, etc.) para solicitar información relacionada con los 6 puntos anteriores en base a la transparencia?"

Con la finalidad de dar cumplimiento a lo solicitado, de conformidad con los Artículos 4, Fracción XXVI, incisos a, 24, 41, Fracciones I, IV y V de la Ley de Transparencia y Acceso a la Información Pública para el Estado de Hidalgo, la Unidad de Transparencia de éste sujeto obligado se permite hacer de su conocimiento lo referido por la(s) Unidad (es) Administrativa(s) responsable(s) de la información:

Centro	Hombres	Mujeres	Total
Actopan	155	7	162

Apan	48	8	56
Huasteca Hidalguense	276	13	289
Huichapan	71	5	76
Ixmiquilpan	139	10	149
Jacala	82	2	84
Mixquiahuala	65	5	70
Molango	152	4	156
Pachuca	1242	126	1368
Tenango de Doria	123	11	134
Tula de Allende	511	41	552
Tulancingo	479	37	516
Atotonilco	25	1	26
Metztitlán	16	0	16
Tizayuca	95	11	106
Zacualtipan	20	0	20
Zimapan	10	0	10
Totales	**3509**	**281**	**3790**

3. ¿Cuánta población recluida masculina y femenina en cada uno de los penales y/o centros penitenciarios del Estado por penal se encuentra diagnosticada con "Trastorno Antisocial de la Personalidad" y/o con "Trastorno Disocial de la Personalidad" y/o con "Psicopatía"? (número total por cada penal y sexo)

Una persona del sexo masculino en el CERESO Pachuca.

4. ¿De la población recluida en penales del Estado y que se encuentra diagnosticada con "Trastorno Antisocial de la Personalidad" y/o con "Trastorno Disocial de la Personalidad" y/o con "Psicopatía" que pruebas psicológicas (específicamente el nombre de todas y cada una de las pruebas utilizadas en la batería de test) y que exámenes psiquiátricos (específicamente el nombre de todos y cada uno de los exámenes psiquiátricos y pruebas médicas de laboratorio) se utilizaron por penal para llegar a cualquiera de estos diagnósticos? (por penal)

No existe ninguno, para llegar a estos diagnósticos el área médica, psicología y psiquiatría aplican la entrevista y la observación.

5. ¿De la población recluida en penales del Estado y que se encuentra diagnosticada con "Trastorno Antisocial de la Personalidad" y/o con "Trastorno Disocial de la Personalidad"

y/o con "Psicopatía" que procedimiento y/o metodología psicológica y/o psiquiátrica se utilizaron para llegar a cualquiera de estos diagnósticos? (por penal)

Observación y entrevista.

6. ¿De la población recluida en penales del Estado y que se encuentra diagnosticada con "Trastorno Antisocial de la Personalidad" y/o con "Trastorno Disocial de la Personalidad" y/o con "Psicopatía" que Sistema de Clasificación (DSM o CIE) se utilizó para llegar a cualquiera de estos diagnósticos? (por penal)

En todos los penales se utiliza el CIE-10 que es la décima clasificación internacional de las enfermedades mentales y lo relacionado con la salud.

7. ¿Cuáles son los datos por penal de cada uno de los responsables (nombre, teléfono, correo electrónico, etc.) para solicitar información relacionada con los 6 puntos anteriores en base a la transparencia?

Para solicitar más información relacionada con lo anterior, deberá de realizarlo por acceso a la información, es decir por esta misma vía.

Por su interés, quedamos a sus órdenes.

Unidad de Información Pública Gubernamental del Poder Ejecutivo del Estado de Hidalgo.

ANEXO 15

OFICIO: FG/UT/1265/2017
EXPEDIENTE: LTAIPJ/FG/284/2017
FOLIO: 00637217
ASUNTO: RESOLUCIÓN

C. SOLICITANTE
PRESENTE.

Por este conducto, en cumplimiento a lo ordenado en el acuerdo dictado el día de hoy, dentro del expediente administrativo relativo a su solicitud de acceso a la Información Pública, cuyo número de registro consta anotado al rubro superior derecho de este oficio, en vía de **NOTIFICACIÓN** y para que surta los efectos legales correspondientes, adjunto al presente copia digital de la resolución pronunciada por esta Unidad de Transparencia de la Fiscalía General del Estado de Jalisco, en respuesta a cada una de sus peticiones precisadas en su solicitud de información, que fue presentada mediante el Sistema electrónico INFOMEX incorporado a la Plataforma Nacional de Transparencia (PNT) ante esta Unidad de Transparencia de la Fiscalía General del Estado de Jalisco, con número de folio **00637217**, ingresada a las 23:54 veintitrés horas con cincuenta y cuatro minutos del día 05 cinco de Febrero del año 2017 dos mil diecisiete, día y hora inhábiles, por lo que se tuvo por recibida de manera oficial a las 09:00 nueve horas del día 07 siete del mes y año en curso, postergándose un día hábil mas para recibirla, con motivo del Aniversario de la Promulgación de la Constitución Política de los Estados Unidos Mexicanos que fue conmemorada el pasado día 06 seis de febrero del año en curso, lo anterior de conformidad por lo dispuesto en el artículo 38 de la Ley para los Servidores Públicos del Estado de Jalisco y sus Municipios.

Lo anterior conforme lo disponen los artículos 4°, 9° y 15 del DECRETO NÚMERO 25437/LXI/15 publicado en el Periódico Oficial "El Estado de Jalisco", el día 19 diecinueve de diciembre del año 2015 dos mil quince, mediante se reformaron diversas disposiciones de la Constitución Política del Estado de Jalisco; así como los numerales 1°, 6° punto 1, 24 punto 1 fracción II, 32 punto 1 fracción III, 84 punto 1 y 85 del DECRETO NÚMERO 25653/LX/15 que fue publicado en el Periódico Oficial "El Estado de Jalisco" el día 10 diez de noviembre del mismo año, mediante el cual se reformaron, adicionaron y derogaron diversas disposiciones de la Ley de Transparencia y Acceso a la Información Pública del Estado de Jalisco y sus Municipios, que entró en vigor a partir del día siguiente al de la publicación de su similar citado con antelación.

ATENTAMENTE
GUADALAJARA, JALISCO; A 17 DE FEBRERO DEL AÑO 2017.

LICENCIADA EUGENIA CAROLINA TORRES MARTÍNEZ
DIRECTORA GENERAL DE ÁREAS AUXILIARES Y
TITULAR DE LA UNIDAD DE TRANSPARENCIA DE LA
FISCALÍA GENERAL DEL ESTADO DE JALISCO.

Unidad de Transparencia: Avenida 16 de Septiembre # 400, esquina Libertad, en el Centro Histórico de Guadalajara, Jal. Horario de atención al público de lunes a viernes de 09:00 a 15:00 horas. Número telefónico directo: 01 (33) 3668-7971, o a través del conmutador: 01 (33) 3837-6000 extensiones 47874 y 47879.

MERR/klja

- - - **ACUERDO DE RESPUESTA**.- En la ciudad de Guadalajara, Jalisco, siendo las 16:40 dieciséis horas con cuarenta minutos del día 17 diecisiete de Febrero del año 2017 dos mil diecisiete.- -

- - - **VISTAS** y analizadas las actuaciones que integran el presente expediente administrativo de acceso a la información pública, registrado en el índice de esta Unidad de Transparencia de la Fiscalía General del Estado de Jalisco, de conformidad a lo dispuesto por los artículos 24 punto 1 fracción II, 32 punto 1 fracción III, 77 punto 1 fracción II, 84 punto 1, y 85 de la Ley Transparencia y Acceso a la Información Pública del Estado de Jalisco y sus Municipios, esta Unidad de Transparencia de la Fiscalía General del Estado de Jalisco, tiene a bien el resolver el Procedimiento de Acceso a la Información **LTAIPJ/FG/284/2017**, relativo a la solicitud de acceso a la información pública presentada en esta Unidad de Transparencia, a través del Sistema Infomex Jalisco, a la cual le correspondió el número de folio **00637217**, ingresada a las 23:54 veintitrés horas con cincuenta y cuatro minutos del día 05 cinco de Febrero del año 2017 dos mil diecisiete, día y hora inhábiles, por lo que se tuvo por recibida de manera oficial a las 09:00 nueve horas del día 07 siete del mes y año en curso, postergándose un día hábil mas para recibirla, con motivo del Aniversario de la Promulgación de la Constitución Política de los Estados Unidos Mexicanos que fue conmemorada el pasado día 06 seis de febrero del año en curso, lo anterior de conformidad por lo dispuesto en el artículo 38 de la Ley para los Servidores Públicos del Estado de Jalisco y sus Municipios; en la cual se solicita literalmente el acceso a la siguiente información:- -

" **1.** *¿Cuál es el total de la población recluida de internos masculina y femenina* **en conjunto** *en los* **penales** *de y/o centros penitenciarios del* **Estado**? *(Número total en conjunto por todos los penales del Estado)*
2. *¿Cuál es el total de población recluida de internos masculina y femenina* **en cada uno** *de los* **penales** *y/o centros penitenciarios del* **Estado?** *(Número total por cada penal y sexo)*
3 . *¿Cuánta población recluida masculina y femenina* **en cada uno** *de los* **penales** *y/o centros penitenciarios del* **Estado** por penal se encuentra se encuentra diagnosticada con "Trastorno Antisocial de la Personalidad" y/o con "Trastorno Disocial de la Personalidad" y/o con "Psicopatía"? (número total por cada penal y sexo)
4. *¿De la población recluida en penales del* **Estado** *y que se encuentra diagnosticada* "Trastorno Antisocial de la Personalidad" y/o con "Trastorno Disocial de la Personalidad" " y/o con "Psicopatía" **qué pruebas psicológicas** (específicamente el nombre de todas y cada una de las pruebas utilizadas en batería de test) y **qué exámenes psiquiátricos** (específicamente el nombre de todos y cada uno de los exámenes psiquiátricos y pruebas médicas de laboratorio) **se utilizaron** por penal para llegar a estos diagnósticos? (por penal)
5. *De la población recluida en penales del* **Estado** *y que se encuentra diagnosticada con* "Trastorno Antisocial de la Personalidad" y/o con "Trastorno Disocial de la Personalidad" " y/o con "Psicopatía" **qué procedimiento** y/o metodología psicológica y/o psiquiátrica **se utilizaron** para llegar a cualquiera de estos diagnósticos? (por penal)
6. *De la población recluida en penales del* **Estado** *y que se encuentra diagnosticada y que se encuentra diagnosticada con* "Trastorno Antisocial de la Personalidad" y/o con "Trastorno Disocial de la Personalidad" " y/o con "Psicopatía" qué Sistema de Clasificación **(DSM O CIE) se utilizó** para llegar a cualquiera de estos diagnósticos? (por penal)
7. *¿Cuáles son los datos por penal por cada uno de los responsables (nombre, teléfono, correo electrónico, etc.) para solicitar información relacionada con los 6 puntos anteriores en base a la transparencia?" (SIC)*

- - - Por lo que de conformidad a lo dispuesto por los artículos 6° de la Constitución Política de los Estados Unidos Mexicanos; 4° párrafo tercero, 9° y 15 fracción IX de la Constitución Política del Estado de Jalisco; 1°, 2°, 5°, 24 punto 1 fracción II, 25 punto 1 fracción VII, 31, 32 punto 1 fracciones III y VIII, 77, 78,79, 80, 81, 82 y 83 de la Ley de Transparencia y Acceso a la Información Pública del Estado de Jalisco y sus Municipios, y asimismo a lo acordado en la Sesión celebrada por el Comité de Transparencia de la Fiscalía General del Estado de Jalisco, en fecha 02 dos de Mayo del año 2016 dos mil dieciséis; y atento a lo que señala el numeral 20 fracción III del Reglamento de la Ley Orgánica de la Fiscalía General del Estado de Jalisco, en correlación con el arábigo 9 fracción XVIII del Reglamento Interno de las Instancias Administrativas del Despacho del Fiscal General del Estado de Jalisco, la suscrita Licenciada EUGENIA CAROLINA TORRES MARTÍNEZ, en mi carácter de Directora General de Áreas Auxiliares y Titular de la Unidad de Transparencia de la Fiscalía General del Estado de Jalisco, en unión de sus testigos de asistencia, con quienes legalmente actúa y da fe, tiene a bien dictar el siguiente:- -

R E S O L V E R

- - - **PRIMERO**.- De conformidad a lo dispuesto por los artículos 4, 9 y 15 del Decreto 25437/LXI/15, publicado en el Periódico Oficial "El Estado de Jalisco", el día 19 de Diciembre del 2015, mediante el que se reforman diversas disposiciones de la Constitución Política del Estado de Jalisco, así como los numerales 1, 6 punto 1, 24 punto 1 fracción II, 25 punto I fracciones VII y XXXII, 32 punto 1 fracción III, 77 punto 1 fracción II, 84 punto 1 y 85 del Decreto 25653/LX/15, que fue publicado en fecha 10 de Noviembre del año 2015, en el Periódico Oficial "El Estado de Jalisco" y que entró en vigor a partir del día 20 de Diciembre del 2015, mediante el cual, se reformaron, adicionaron y derogaron diversos artículos de la Ley de Transparencia y Acceso a la Información Pública del Estado de Jalisco y sus Municipios, es por lo que una vez desahogadas las diligencias necesarias en el presente sumario, se advierte que una vez recibida la solicitud de información pública de referencia, a través de los medios de validez conforme lo establece la ley vigente aplicable a la materia, esta Unidad de Transparencia tuvo a bien efectuar el análisis correspondiente, a fin de determinar si reunía los requisitos suficientes para estar en posibilidad de ordenar su búsqueda interna, en los términos de lo dispuesto por los artículos 5 punto 1 fracción VII, 25 punto 1 fracción VII, 31 punto 1 fracciones III y VIII y 83 de la Ley de Transparencia y Acceso a la Información Pública del Estado de Jalisco y sus Municipios, de tal manera que al no advertirse la incompetencia de este sujeto obligado y la necesidad de prevenir al solicitante a fin de que aportara mayores datos para identificar el tipo de información pretendida, esta Unidad de Transparencia tuvo a bien ordenar el que se realizara la búsqueda interna de la información solicitada, en las áreas que conforme a sus atribuciones y obligaciones son competentes o que se estimaron pudiesen tenerla, con el objeto de cerciorarnos primeramente de su existencia y posteriormente para estar en aptitud jurídica de realizar su análisis y resolver lo correspondiente en los términos establecidos en la ley de la materia, por lo que una vez cumplimentado lo anterior, lo que procede es notificarle al solicitante que después de una minuciosa búsqueda y revisión en los archivos correspondientes en la **Fiscalía de Reinserción Social** dependiente de la Fiscalía General del Estado de Jalisco y de acuerdo a los artículos 1, 2, 3, 84 punto 1, 85 y 86 punto 1 fracción I del Decreto 25653/LX/15, que fue publicado en fecha 10 de Noviembre del año 2015, en el Periódico Oficial "El Estado de Jalisco" y que entró en vigor a partir del día 20 de Diciembre del 2015, mediante el cual, se reformaron, adicionaron y derogaron diversos artículos de la Ley de Transparencia y Acceso a la Información Pública del Estado de Jalisco y sus Municipios, esta Unidad de Transparencia de la Fiscalía General del Estado de Jalisco, tiene a bien resolver la presente solicitud de información pública en sentido **AFIRMATIVA PARCIALMENTE**, por tratarse de información que es considerada como de Libre Acceso con el carácter de **Ordinaria**, y otra como de carácter **INEXISTENTE**, lo anterior es así, en razón de que la Fiscalía de Reinserción Social dependiente de la Fiscalía General del Estado de Jalisco, manifestó que después de una minuciosa y exhaustiva búsqueda de la información pretendida, no se contó con una base de datos, que cumpla con las especificaciones que el solicitante de la información refiere, en especifico, siendo esta la relativa a *"... **3** . ¿Cuánta población recluida masculina y femenina **en cada uno** de los **penales** y/o centros penitenciarios del **Estado*** por penal se encuentra se encuentra diagnosticada con "Trastorno Antisocial de la Personalidad" y/o con "Trastorno Disocial de la Personalidad" y/o con "Psicopatía"? (número total por cada penal y sexo)..." (SIC). Ello en razón de que no se captura en los términos y forma solicitados, toda vez que en los libros de gobierno con que cuentan las Agencias del Ministerio Público, no se encuentran desagregadas la edad, el sexo y la forma en que fallecieron, por lo que únicamente se cuenta con la información de manera general, de tal manera que esta Unidad de Transparencia, en cumplimiento a sus atribuciones tuvo a bien el dar vista al Comité de Transparencia de la Fiscalía General del Estado de Jalisco, para efecto de que analizará y entrará al estudio respecto de la existencia o inexistencia de la información pretendida, por lo que en la sesión de trabajo firmada por los integrantes de este órgano colegiado, con fundamento en lo dispuesto por los artículos 6° de la Constitución Política de los Estados Unidos Mexicanos; 4°; 9° y 15 del DECRETO NÚMERO 25437/LXI/15 publicado en el Periódico Oficial "El Estado de Jalisco", el día 19 de Diciembre del 2015, mediante se reformaron diversas disposiciones de la Constitución Política del Estado de Jalisco; 1°, 2°, 5°, 24 punto 1 fracción II, 25 punto 1 fracción VII, 30 punto 1 fracción II, 31, 32 punto 1 fracción III y VIII, 78, 80, 84, 85 y 86 del DECRETO NÚMERO 25653/LX/15 que fue publicado en el Periódico Oficial "El Estado de Jalisco" el día 10 de Noviembre del año 2015, mediante el cual se reformaron, adicionaron y derogaron diversas disposiciones de la Ley de Transparencia y Acceso a la Información Pública del Estado de Jalisco y sus Municipios, que entró en vigor a partir del día siguiente al de la publicación de su similar citado con antelación, emitió la correspondiente **DECLARATORIA DE INEXISTENCIA DE INFORMACIÓN** en las bases de datos y archivos de este sujeto obligado. Lo anterior es así, toda vez que no se localizó la información antes señalada, que cumpla con las especificaciones que el solicitante de la información refiere, aunado a que por las características esperadas por el interesado no son concentradas y/o procesadas por el área competente de manera especifica, y de la cual se llevó a cabo una búsqueda exhaustiva en las áreas señaladas anteriormente.---

En este orden de ideas, y respecto solo a la información proporcionada por la **Fiscalía de Reinserción Social** relativa a los **cuestionamientos:** *"**1**. ¿Cuál es el total de la población recluida de internos masculina y femenina **en conjunto** en los **penales** de y/o centros penitenciarios del **Estado**? (Número total en conjunto por todos los penales del Estado) y **2**. ¿Cuál es el total de población recluida de internos masculina y femenina **en cada uno** de los **penales** y/o centros penitenciarios del **Estado?** (Número total por cada penal y sexo)..." (SIC)* lo procedente es ministrar la única información que se obtuvo de la solicitada, atendiendo a la forma y términos en que es obtenida, generada y/o producida ordinariamente por este sujeto obligado y que responde a la obligación administrativa y procesal penal que nos exige su captura del área que tiene la responsabilidad de custodia y el manejo de la misma, **acorde a las últimas actualizaciones de los registros existentes en las bases de datos respectivas y que fueron creados para dar respuesta a la presente solicitud**, de conformidad a lo establecido por el numeral 87 punto 3 de la Ley aplicable a la materia, 21 y 102 de la Constitución General de la República, por lo que conforme a las manifestaciones propias del área en comento, ésta Unidad de Transparencia le proporciona los siguientes registros: ----------

FISCALIA DE REINSERCION SOCIAL DEL ESTADO DE JALISCO

POBLACION POR CENTRO AL INICIO 09 DE FEBRERO DEL 2017

CENTROS	FUERO COMUN		FUERO FEDERAL		AMBOS FUEROS COMUN Y FEDERAL		CAPACIDAD INSTALADA	PORCENTAJE REAL	VARIANTE	TOTAL POBLACION
	Hombres	Mujeres	Hombres	Mujeres	Hombres	Mujeres				
COMISARIA DE PRISION PREVENTIVA	4,305		1737		482		3,631	179.67%	2893+	6,524
COMISARIA DE SENTENCIADOS	5,074		296		594		2,087	285.76%	3877+	5,964
COMISARIA DE REINSERCIÓN FEMENIL		420		91		14	376	139.62%	149+	525
RECLUSORIO METROPOLITANO	179		55		46		280	100.00%	0	280
RECLUSORIO DE PUERTO VALLARTA(VARONIL)	560		38		41		1,488	42.94%	849-	639
RECLUSORIO DE PUERTO VALLARTA (FEMENIL)		44		2			120	38.33%	74-	46
RECLUSORIO ZONA SUR (CIUDAD GUZMAN VARONIL)	687		37		20		1,200	62.00%	456-	744
RECLUSORIO ZONA SUR (CIUDAD GUZMAN FEMENIL)		30		1			112	27.67%	81-	31
CEINJURE ALTOS SUR TEPATITLAN	52				2		84	64.28%	30-	54
CEINJURE VALLES TEQUILA	53	4	4		4		84	77.38%	19-	65
CEINJURE ALTOS NORTE LAGOS DE MORENO	103	2			7		84	133.33%	28+	112
CEINJURE AMECA	58	2					84	71.42%	24-	60
CEINJURE COSTA SUR AUTLAN	72	6			3		84	96.42%	3-	81
CEINJURE CIENEGA CHAPALA	109	6	1		1		84	139.28%	33+	117
CENTRO DE OBSERVACION, CLASIFICACION Y DIAGNOSITICO	71	7					273	28.57%	195-	78
CENTRO DE ATENCIÓN INTEGRAL JUVENIL	114						196	58.16%	82-	114
TOTALES	**11,437**	**521**	**2,168**	**94**	**1,200**	**14**	**10,267**	**150.32%**		**15,434**

GRAN TOTAL	11,958	2,262	1,214

INFORME ELABORADO POR ESTADISTICAS

--- **En cuanto al cuestionamiento "... 4.** *¿De la población recluida en penales del* ***Estado*** *y que se encuentra diagnosticada* "Trastorno Antisocial de la Personalidad" y/o con "Trastorno Disocial de la Personalidad" " y/o con "Psicopatía" **qué pruebas psicológicas** (especificamente el nombre de todas y cada una de las pruebas utilizadas en batería de test) y **qué exámenes psiquiátricos** (especificamente el nombre de todos y cada uno de los exámenes psiquiátricos y pruebas médicas de laboratorio) **se utilizaron** por penal para llegar a estos diagnósticos? (por penal)..." la Fiscalía de Reinserción Social informó que **las pruebas psicométricas que se aplican son las siguientes: Test Guestaltico Visomotor (B.G) de Lauretta Bender, Edit Paidos, Test del Árbol de Renée Stora, Edit. Paidos, La Figura Humana de Karen Machover, Portuondo de Juan A., Medición Rápida de Habilidad Intelectual, BARSIT de Francisco del Olmo, Edit. Manual Moderno, Test de Matrices Progresivas, Escala Avanzada de J.C. Raven. Edit. Paidos y Test de los 16 factores de la Personalidad de Raymond B. Cattell.** -

--- **Por lo que ve al cuestionamiento** "... **5.** *De la población recluida en penales del* ***Estado*** *y que se encuentra diagnosticada con* "Trastorno Antisocial de la Personalidad" y/o con "Trastorno Disocial de la Personalidad" " y/o con "Psicopatía" **qué procedimiento** y/o metodología psicológica y/o psiquiátrica **se utilizaron** para llegar a cualquiera de estos diagnósticos? (por penal)..." la Fiscalía de Reinserción Social informó que una vez que se agota el procedimiento psiquiátrico y psicológico, consistente en las pruebas enunciadas en la respuesta otorgada al cuestionamiento número 4 cuatro que antecede, se llega al diagnóstico. --

--- **Al respecto del cuestionamiento** "**...6.** *De la población recluida en penales del* ***Estado*** *y que se encuentra diagnosticada y que se encuentra diagnosticada con* "Trastorno Antisocial de la Personalidad" y/o con "Trastorno Disocial de la Personalidad" " y/o con "Psicopatía" qué Sistema de Clasificación **(DSM O CIE) se utilizó** para llegar a cualquiera de estos diagnósticos? (por penal)..." la Fiscalía de Reinserción Social **informó que respecto de cada persona privada de su libertad, ambas disciplinas realizan la entrevista directa, aplicación de pruebas psicométricas por el área de psicología y el uso del Manual de Diagnóstico y Estadístico de los Transtornos Mentales DSM-V 5ª Edición, Edit Médica Psiquiatría de los Centros Penitenciarios del Estado de Jalisco.** --

---**En cuanto al cuestionamiento** "**...7.** *¿Cuáles son los datos por penal por cada uno de los responsables (nombre, teléfono, correo electrónico, etc.) para solicitar información relacionada con los 6 puntos anteriores en base a la transparencia?" (SIC)* la Fiscalía de Reinserción Social **informó que para solicitar información relacionada con los 6 puntos anteriores, las únicas personas que son las responsables son: Maestra. María del Carmen Leonarda Martínez Casillas, la cual cuenta con el correo electrónico:** carmen.martinez@jalisco.gob.mx **y con teléfono 3030600 en la extensión 10407; así como, el Licenciado Juan de Anda, el cual cuenta con el correo electrónico:** juan.deanda@seguridadjalisco.gob.mx, **y con el teléfono 3030600 en la extensión 10522.** ---------------------

--- Por lo anterior, de conformidad a lo establecido por los artículos 24 punto 1 fracción II, 77, 83, 84, 85 y 86 punto 1 fracción II, 87 punto 3 de la Ley de Transparencia y Acceso a la Información Pública del Estado de Jalisco y sus Municipios, esta Unidad de Transparencia de la Fiscalía General del Estado de Jalisco, resuelve en sentido **AFIRMATIVA PARCIALMENTE,** su solicitud de información pública, por tratarse parte de la información considerada como de Libre Acceso con el carácter de **Ordinaria** y otra necesariamente **inexistente,** dando por respondida su solicitud de información pública, en la forma y términos requerida. --

--- **SEGUNDO.**- **NOTIFÍQUESE** del presente acuerdo de resolución al solicitante, a través del sistema electrónico INFOMEX por medio del cual ingresó su solicitud de información, acompañando copias fotostáticas simples del presente acuerdo. --

CÚMPLASE

-- Así lo ordenó la suscrita Licenciada EUGENIA CAROLINA TORRES MARTÍNEZ, Directora General de Áreas Auxiliares y Titular de la Unidad de Transparencia de la Fiscalía General del Estado de Jalisco, en presencia de sus testigos de asistencia. --

LICENCIADA EUGENIA CAROLINA TORRES MARTÍNEZ.
DIRECTORA GENERAL DE ÁREAS AUXILIARES Y TITULAR DE LA UNIDAD
DE TRANSPARENCIA DE LA FISCALÍA GENERAL DEL ESTADO DE JALISCO.

LIC. KARLA LILIANA NAVA ALVAREZ
TESTIGO DE ASISTENCIA

LIC. ENRIQUE SALVADOR SALINAS QUEVEDO
TESTIGO DE ASISTENCIA

MLRR

ANEXO 16

Solicitud de Información No. 00020/CSC/IP/2017

Toluca de Lerdo, México; Febrero 15 de 2017

PABLO GONZALO ORTÍZ BELTRÁN
LA MORA NO. INT. 13, COLONIA EJIDOS
DE SAN PEDRO MÁRTIR, C.P. 14640
DELEGACIÓN TLALPAN, DISTRITO FEDERAL
P R E S E N T E

En atención a su Solicitud de Información citada al rubro, ingresada a través del Sistema de Acceso a la Información Mexiquense (SAIMEX) en fecha 25 de enero del 2017, y con fundamento en los artículos 150, 152, 155, 160, 162, 173 y 174 de la Ley de Transparencia y Acceso a la Información Pública del Estado de México y Municipios, se emite el presente Oficio de Respuesta:

INFORMACIÓN SOLICITADA

"Solicito la siguiente información en relación al sistema penitenciario del Estado ...

1. ¿Cuál es el total de población recluida de internos masculina y femenina en conjunto en los penales y/o centros penitenciarios del Estado? (número total en conjunto por todos los penales del Estado)

2. ¿Cuál es el total de población recluida de internos masculina y femenina en cada uno de los penales y/o centros penitenciarios del Estado? (número total por cada penal y sexo)

3. ¿Cuánta población recluida masculina y femenina en cada uno de los penales y/o centros penitenciarios del Estado por penal se encuentra diagnosticada con "Trastorno Antisocial de la Personalidad" y/o con "Trastorno Disocial de la Personalidad" y/o con "Psicopatía"? (número total por cada penal y sexo)

4. ¿De la población recluida en penales del Estado y que se encuentra diagnosticada con "Trastorno Antisocial de la Personalidad" y/o con "Trastorno Disocial de la Personalidad" y/o con "Psicopatía" que pruebas psicológicas (específicamente el nombre de todas y cada una de las pruebas utilizadas en la batería de test) y que exámenes psiquiátricos (específicamente el nombre de todos y cada uno de los exámenes psiquiátricos y pruebas médicas de laboratorio) se utilizaron por penal para llegar a cualquiera de estos diagnósticos? (por penal)

5. ¿De la población recluida en penales del Estado y que se encuentra diagnosticada con "Trastorno Antisocial de la Personalidad" y/o con "Trastorno Disocial de la Personalidad" y/o con "Psicopatía" que procedimiento y/o metodología psicológica y/o psiquiátrica se utilizaron para llegar a cualquiera de estos diagnósticos? (por penal)

6. ¿De la población recluida en penales del Estado y que se encuentra diagnosticada con "Trastorno Antisocial de la Personalidad" y/o con "Trastorno Disocial de la Personalidad" y/o con "Psicopatía" que Sistema de Clasificación (DSM o CIE) se utilizó para llegar a cualquiera de estos diagnósticos? (por penal)

7. ¿Cuáles son los datos por penal de cada uno de los responsables (nombre, teléfono, correo electrónico, etc.) para solicitar información relacionada con los 6 puntos anteriores en base a la transparencia?. (Sic)

RESPUESTA

En cumplimiento a lo que establecen los artículos 1, 4, 6, 16, 17 y 45 de la Ley General de Transparencia y Acceso a la Información Pública, así como 1, 2, 7, 8, 11, 50, 52, 53 fracciones II, V, VI y XII, así como 58, 59 Fracción I y 162 de la Ley de Transparencia y Acceso a la Información Pública del Estado de México y Municipios, la Dirección General de Prevención y Readaptación Social de esta Dependencia informó lo siguiente:

Sirva lo dispuesto por el segundo párrafo del Artículo 12 de la Ley de Transparencia y Acceso a la Información Pública del Estado de México y Municipios, en cuanto a que los Sujetos Obligados sólo proporcionarán la información pública que se les requiera y que obre en sus archivos y en el estado en que ésta se encuentre. La obligación de proporcionar información no comprende el procesamiento de la misma, ni el presentarla conforme al interés del solicitante; no estarán obligados a generarla, resumirla, efectuar cálculos o practicar investigaciones.

Hecha la precisión anterior, se dará respuesta a cada uno de sus cuestionamientos tal y como fueron planteados en su archivo adjunto a la Solicitud de Información, a saber:

"*... 1. ¿Cuál es el total de población recluida de internos masculina y femenina* ***en conjunto*** *en los* ***penales*** *y/o penitenciarios del Estado? (número total en conjunto por todos los penales del Estado)*" ... (Sic)

Al día de la fecha, el total de internos recluidos en los Centros Preventivos y de Readaptación Social del Estado de México es el siguiente:

POBLACIÓN PENITENCIARIA EN EL ESTADO DE MÉXICO	
Masculino	**Femenino**
24,336	1,625

"*... 2. ¿Cuál es el total de población recluida de internos masculina y femenina en cada uno de los penales y/o centros penitenciarios del Estado? (número total por cada penal y sexo)*" ... (Sic)

CENTRO PREVENTIVO	GÉNERO	
	MASCULINO	FEMENINO
Ecatepec	4,173	219
Nezahualcóyotl Bordo	3,991	199
Tlalnepantla	3,379	166
Almoloya de Juárez	3,153	317
Chalco Mixquic	2,706	158
Cuautitlán	1,103	89

CENTRO PREVENTIVO	GÉNERO	
	MASCULINO	FEMENINO
Texcoco	969	82
Otumba Tepachico	1,004	-
Tenango del Valle	875	1
Tenancingo	489	19
Zumpango	413	31
Valle de Bravo	377	-
Ixtlahuaca	345	23
Jilotepec	301	12
Sultepec	257	3
Temascaltepec	218	24
El Oro	217	8
Nezahualcóyotl Sur	-	191
Nezahualcóyotl Norte	49	-
Penitenciaría Modelo	170	-
Lerma	147	-
Otumba	-	83

"... 3. ¿Cuánta población recluida masculina y femenina en cada uno de los penales y/o centros penitenciarios del Estado por penal se encuentra diagnosticada con "Trastorno Antisocial de la Personalidad" y/o con "Trastorno Disocial de la Personalidad" y/o con "Psicopatía" (número total por cada penal y sexo)?"... (Sic)

CENTRO PREVENTIVO	POBLACIÓN PENITENCIARIA CON TRASTORNO DE PERSONALIDAD ANTISOCIAL	
	MASCULINO	FEMENINO
Chalco Mixquic	26	-
Cuautitlán	113	11
Ecatepec	120	4
El Oro	7	-
Ixtlahuaca	13	-
Jilotepec	116	2
Lerma	10	-

CENTRO PREVENTIVO	POBLACIÓN PENITENCIARIA CON TRASTORNO DE PERSONALIDAD ANTISOCIAL	
	MASCULINO	FEMENINO
Nezahualcóyotl Bordo	112	3
Nezahualcóyotl Norte	13	-
Nezahualcóyotl Sur	-	6
Otumba Tepachico	450	-
Otumba	-	13
Penitenciaría Modelo	13	-
Almoloya de Juárez	187	34
Sultepec	18	-
Temascaltepec	14	1
Tenancingo	7	-
Tenango	54	-
Texcoco	28	-
Tlalnepantla	116	3
Valle de Bravo	17	-
Zumpango	13	-

"... *4. ¿De la población recluida en penales del Estado y que se encuentra diagnosticada con "Trastorno Antisocial de la Personalidad" y/o con "Trastorno Disocial de la Personalidad" y/o con "Psicopatía" que pruebas psicológicas (específicamente el nombre de todas y cada una de las pruebas utilizadas en la batería de test) y que exámenes psiquiátricos (específicamente el nombre de todos y cada uno de los exámenes psiquiátricos y pruebas médicas de laboratorio) se utilizaron por penal para llegar a cualquiera de estos diagnósticos? (por penal)"* ... (Sic)

Las pruebas aplicadas a la población recluida en los centros preventivos y de readaptación social del Estado de México son:

a. Test Gestáltico Visimotor de Lauretta Bender;
b. Test de matrices progresivas de Raven;
c. Test HTP (Casa, Árbol, Persona);
d. Test de figura humana de Karen Machover;
e. Test de frases incompletas de Sacks;
f. Inventario de Depresión de Beck;
g. Test rápido de Barranquilla Barsit;
h. Test de colores de Lusher; y
i. 16 factores de Catell.

Respecto de los exámenes psiquiátricos que utiliza el personal del Departamento Médico y Psiquiátrico dependiente de la Dirección General de Prevención y Readaptación Social de este Sujeto Obligado, se realiza a través de una entrevista, de la cual se obtiene la historia clínico - psiquiátrica con base a la información recabada por el paciente o personas que estén al cuidado del mismo.

Una vez recabados los datos, se integran a efecto de realizar el diagnóstico psiquiátrico de acuerdo a la *Clasificación Internacional de Enfermedades*, versión 10 de la Organización Mundial de la Salud, en el rubro de "*Trastornos Mentales y de Comportamiento*".

Cabe señalar que para elaborar un diagnóstico en psiquiatría, la entrevista es el instrumento básico y medio de evaluación utilizado por esta disciplina con el fin de recabar datos relevantes sobre la salud mental del examinado.

Es preciso señalar que en los Centros Preventivos y de Readaptación Social del Estado de México, no se realizan pruebas médicas de laboratorio para la detección de algún trastorno mental.

Finalmente, se informa a Usted que las evaluaciones antes descritas se aplican únicamente a aquellas personas que derivado de las evaluaciones psicológicas son diagnosticadas con trastorno de personalidad antisocial. Para el caso que nos ocupa, la cantidad de evaluaciones aplicadas corresponden a las cifras proporcionadas en la respuesta a la pregunta número 3.

"*5. ¿De la población recluida en penales del Estado y que se encuentra diagnosticada con "Trastorno Antisocial de la Personalidad" y/o con "Trastorno Disocial de la Personalidad" y/o con "Psicopatía" que procedimiento y/o metodología psicológica y/o psiquiátrica se utilizaron para llegar a cualquiera de estos diagnósticos? (por penal)*". (Sic)

El procedimiento psicológico que se aplica en todos los centros preventivos y de readaptación social del Estado de México es el siguiente:

a) Entrevista a interno así como a familiares;
b) Integración de historia clínica;
c) Aplicación de pruebas psicológicas;
d) Calificación de pruebas psicológicas
e) Interpretación de pruebas psicológicas; y
f) Revisión del historial contenido en el expediente clínico-criminológico.

Respecto del procedimiento y/o metodología en el ámbito de la psiquiatría, éste ya fue expuesto en la respuesta ofrecida al cuestionamiento número cinco de su Solicitud de Información.

Finalmente, es menester destacar que el procedimiento antes descrito se aplica a la totalidad de internos recluidos en el Sistema Penitenciario del Estado de México.

"*6. ¿De la población recluida en penales del Estado y que se encuentra diagnosticada con "Trastorno Antisocial de la Personalidad" y/o con "Trastorno Disocial de la Personalidad" y/o con "Psicopatía" que Sistema de Clasificación (DSM o CIE) se utilizó para llegar a cualquiera de estos diagnóticos? (por penal)*". (Sic)

El sistema de clasificación que se utiliza para realizar este tipo de diagnósticos en los Centros Preventivos y de Readaptación Social del Estado de México es el *Manual Diagnóstico y Estadístico de los Trastornos Mentales.*

"... 7. *¿Cuáles son los datos por penal de cada uno de los responsables (nombre, teléfono, correo electrónico, etc.) para solicitar información relacionada con los 6 puntos anteriores en base a la transparencia?* (Sic)

Usted podrá consultar el directorio de servidores públicos de la Dirección General de Prevención y Readaptación Social de este Sujeto Obligado en el link: http://www.ipomex.org.mx/ipo/portal/ssc.web, Apartado *Directorio de Servidores Públicos.*

No obstante es importante señalar que para solventar cualquier inquietud relacionada con el Sistema Penitenciario del Estado de México, con base en lo dispuesto por la Ley General de Transparencia y Acceso a la Información Pública, así como por la Ley de Transparencia y Acceso a la Información Pública del Estado de México y Municipios, debe canalizarse a través del portal del SAIMEX que opera este Sujeto Obligado.

En caso de utilizar esta información deberá citarse la fuente original, de conformidad con lo establecido por la Fracción VIII del Artículo 14 de la Ley Federal del Derecho de Autor.

De no satisfacerle la respuesta, podrá inconformarse con el Recurso de Revisión en los términos previstos por los artículos 142, 143 y 144 de la Ley General de Transparencia y Acceso a la Información Pública, así como 176, 177 y 178 de la Ley de Transparencia y Acceso a la Información Pública del Estado de México y Municipios.

MODALIDAD DE ENTREGA

Se hace llegar esta respuesta a través del SAIMEX.

ATENTAMENTE
TITULAR DE LA
UNIDAD DE TRANSPARENCIA

COMISARIO JEFE
MTRA. LARISSA LEÓN ARCE

UNIDAD DE TRANSPARENCIA
DE LA COMISIÓN ESTATAL DE
SEGURIDAD CIUDADANA

ANEXO 18

CENTROS DE RECLUSIÓN EN EL ESTADO DE MORELOS	CUESTIONARIO RESPUESTA A LA PREGUNTA NUMERO:						
	1		2	3	4	5	6
	FEMENIL	VARONIL					
CERESO MORELOS	0	2613	2613	ANTISOCIAL: 167	TEST GESTALTICO VISOMOTOR DE LAURETTA BENDER, TEST DE LA FIGURA HUMANA DE K. MACHOVER, TEST. PROYECTIVO DE H.T.P. DE BUCK, PRUEBAS DE INTELIGENCIA NO VERBAL DE BARSIT, GILLES WEIL RAVEN,	ENTREVISTA, APLICACIÓN DE PRUEBAS Y CALIFICACION DE BATERIAS. SE DIAGNOSTICA EN BASE AL D.S.M.V.DE VALORACON PSIQUIATRICA	D.S.M.IV MANUAL DE TRATORNO DE PERSONALIDAD
CERESO FEMENIL	116	0	116	ANTISOCIAL: 14 PSICOPATAS: 01	TEST GESTALTICO VISOMOTOR DE LAURETTA BENDER, TEST DE LA FIGURA HUMANA DE K. MACHOVER, TEST. PROYECTIVO DE H.T.P. DE BUCK, PRUEBAS DE INTELIGENCIA NO VERBAL DE BARSIT, GILLES WEIL RAVEN, TEST. PROYECTIVO DE LA PERSONA BAJO LA LLUVIA DE H.M. FAY.	ESTUDIO TECNICO DE LA PERSONALIDAD	SISTEMA DE CLASIFICACIÓN DSM-IV
CUAUTLA	32	338	370	ANTISOCIAL 02	TEST GESTALTICO VISOMOTOR DE LAURETTA BENDER, TEST DE LA FIGURA HUMANA DE K. MACHOVER, TEST. PROYECTIVO DE H.T.P. DE BUCK, PRUEBAS DE INTELIGENCIA NO VERBAL DE BARSIT, GILLES WEIL RAVEN, TEST. PROYECTIVO DE LA PERSONA BAJO LA LLUVIA DE H.M. FAY.	APLICACIÓN DE BATERIAS PSICOLOGICAS, EL METODO DE ENTREVISTA CLINICA SEMIESTRUCTURADA	D.S.M.V MANUAL DE TRATORNO DE PERSONALIDAD
JOJUTLA	215	29	244	ANTISOCIAL 08 VARONES 01 MUJER	TEST. DE MATRICES PROGRESIVAS DE RAVEN, TEST GESTALTICO VISOMOTOR DE LAURETTA BENDER, TEST DE LA FIGURA HUMANA DE K. MACHOVER, TEST. PROYECTIVO DE H.T.P. DE BUCK, VALORACION PSIQUIATRICA.	ENTREVISTA, APLICACIÓN DE PRUEBAS PSICOLOGICAS, VALORACON PSIQUIATRICA	D.S.M.IV MANUAL DE TRATORNO DE PERSONALIDAD
JONACATEPEC	0	96	96	ANTISOCIAL: 04	TEST GESTALTICO VISOMOTOR DE LAURETTA BENDER, TEST DE LA FIGURA HUMANA DE K. MACHOVER, TEST. PROYECTIVO DE H.T.P. DE BUCK, PRUEBAS DE INTELIGENCIA NO VERBAL DE BARSIT, GILLES WEIL RAVEN, TEST. PROYECTIVO DE LA PERSONA BAJO LA LLUVIA DE H.M. FAY	APLICACIÓN DE BATERIAS PSICOLOGICAS	D.S.M.IV MANUAL DE TRATORNO DE PERSONALIDAD

CENTROS DE RECLUSIÓN EN EL ESTADO DE MORELOS	NUMERO ABSOLUTO DE LAS PERSONAS EXTRANJERAS PRIVADAS DE SU LIBERTAD					NUMERO ABSOLUTO DE LOS RECLUSOS EXTRANJEROS CON UN LISTADO DIVIDIDO POR CENTROS PENITENCIARIOS MUNICIPALES, ESTATALES Y FEDERALES	NUMERO ABSOLUTO DE AQUELLOS EXTRANJEROS QUE SE ENCUENTRAN PRIVADOS DE SU LIBERTAD DIVIDIDOS POR:	
	TOTAL	SEXO	NACIONALIDAD	TOTAL	DELITO	SOLO ESTATALES	PRISION PREVENTIVA	SENTENCIA CONDENATORIA
CERESO MORELOS	13	MASCULINO	ARGENTINA	1	VIOLACION Y ABUSO SEXUAL AGRAVADO	13	2 VIOLACION Y ABUSO SEXUAL AGRAVADO / SECUESTRO AGRAVADO	11 ROBO DE VEHICULO AUTOMOTOR, VIOLACION, SECUESTRO AGRAVADO, POSESION DE VEH. AUT., CONTRA LA SALUD, P.A.F.U.E.E.A.F.A. VIOLACION EN GRADO DE TENTATIVA Y LESIONES DOLOSAS, DEL. ORG. CON FINES DE COMETER DELITOS CONTRA LA SALUD, HOMICIDIO CALIFICADO
			BELICIANA	1	ROBO DE VEHICULO AUTOMOTOR			
			COSTA RICA	1	VIOLACION			
			ESTADOUNIDENSE	7	SECUESTRO AGRAVADO 2 POSESION DE VEH. AUT. 1 CONTRA LA SALUD 3 P.A.F.U.E.E.A.F.A. 1			
			HONDUREÑO	2	VIOLACION EN GRADO DE TENTATIVA Y LESIONES DOLOSAS / DEL. ORG. CON FINES DE COMETER DELITOS CONTRA LA SALUD			
			SALVADOREÑO	1	HOMICIDIO CALIFICADO			
CERESO FEMENIL	0	0	0	0	0	0	0	0
CUAUTLA	1	MASCULINO	ESTADOUNIDENSE	1	EXTORSION Y P.A.F.U.E.E.A.F.A.	1	1	0
JOJUTLA	3	MASCULINO	ESTADOUNIDENSE	3	SECUESTRO AGRAVADO : 2 HOMICIDIO CALIFICADO: 1	3	3	0
JONACATEPEC	0	0	0	0	0	0	0	0

CENTROS DE RECLUSIÓN EN EL ESTADO DE MORELOS	NUMERO ABSOLUTO DE LAS PERSONAS DE NACIONALIDAD ESTADO UNIDENSES PRIVADAS DE SU LIBERTAD				NUMERO ABSOLUTO DE LOS RECLUSOS EXTRANJEROS CON UN LISTADO DIVIDIDO POR CENTROS PENITENCIARIOS MUNICIPALES, ESTATALES Y FEDERALES	NUMERO ABSOLUTO DE AQUELLOS EXTRANJEROS QUE SE ENCUENTRAN PRIVADOS DE SU LIBERTAD DIVIDIDOS POR:	
	TOTAL	SEXO	DELITO	TOTAL	SOLO ESTATALES	PRISION PREVENTIVA	SENTENCIA CONDENATORIA
CERESO MORELOS	7	MASCULINO	SECUESTRO AGRAVADO	2	7	1 SECUESTRO AGRAVADO	6 SECUESTRO AGRAVADO: 1 POSESION DE VEH. AUT.: 1 CONTRA LA SALUD: 3 P.A.F.U.E.E.A.F.A.: 1
			POSESION DE VEH. AUT.	1			
			P.A.F.U.E.E.A.F.A.	1			
			CONTRA LA SALUD	3			
CERESO FEMENIL	0	0	0	0	0	0	0
CUAUTLA	1	MASCULINO	EXTORSION Y P.A.F.U.E.E.A.F.A.	1	1	1	0
JOJUTLA	3	MASCULINO	SECUESTRO AGRAVADO : 2 HOMICIDIO CALIFICADO : 1	3	3	3	0
JONACATEPEC	0	0	0	0	0	0	0

ANEXO 19

NAYARIT

SSP
SECRETARÍA DE
SEGURIDAD PÚBLICA

Asunto: Respuesta a solicitud 00008917.

Oficio No. SSPE/UPE/022/2017.

Tepic Nayarit; 26 de Enero de 2017.

PABLO GONZALO ORTIZ BELTRÁN.
pabloortiz@exalumno.unam.mx
C I U D A D.

Dentro del plazo establecido por el artículo 141 de la Ley de Transparencia y Acceso a la Información Pública del Estado de Nayarit, por este conducto y en atención a su solicitud de información presentada mediante la Plataforma Nacional de Transparencia, la cual fue recibida el día 16 de Enero del año en curso y foliada con el número **00008917**, en la que solicita:

1. ¿Cuál es el total de población recluida de internos masculina y femenina en conjunto en los penales y/o centros penitenciarios del Estado? (número total en conjunto por todos los penales del Estado)

2. ¿Cuál es el total de población recluida de internos masculina y femenina en cada uno de los penales y/o centros penitenciarios del Estado? (número total por cada penal y sexo)

3. ¿Cuánta población recluida masculina y femenina en cada uno de los penales y/o centros penitenciarios del Estado por penal se encuentra diagnosticada con "Trastorno Antisocial de la Personalidad" y/o con "Trastorno Disocial de la Personalidad" y/o con "Psicopatía"? (número total por cada penal y sexo)

4. ¿De la población recluida en penales del Estado y que se encuentra diagnosticada con "Trastorno Antisocial de la Personalidad" y/o con "Trastorno Disocial de la Personalidad" y/o con "Psicopatía" que pruebas psicológicas (Específicamente el nombre de todas y cada una de las pruebas utilizadas en la batería de test) y que exámenes psiquiátricos (específicamente el nombre de todos y cada uno de los exámenes psiquiátricos y pruebas médicas de laboratorio) se utilizaron por penal para llegar a cualquiera de estos diagnósticos? (por penal)

5. ¿De la población recluida en penales del Estado y que se encuentra diagnosticada con "Trastorno Antisocial de la Personalidad" y/o con "Trastorno Disocial de la Personalidad" y/o con "Psicopatía" que procedimiento y/o metodología psicológica y/o psiquiátrica se utilizaron para llegar a cualquiera de estos diagnósticos? (por penal)

PLATINO NÚMERO 14, COLONIA CIUDAD INDUSTRIAL
C.P. 63173 TEPIC NAYARIT
TELS. 01 (311) 211 8191 - 211 8171
campos_huerta@hotmail.com
judith_villarruel@hotmail.com

GOBIERNO DE LA GENTE
NAYARIT

6. ¿De la población recluida en penales del Estado y que se encuentra diagnosticada con "Trastorno Antisocial de la Personalidad" y/o con "Trastorno Disocial de la Personalidad" y/o con "Psicopatía" que Sistema de Clasificación (DSM o CIE) se utilizó para llegar a cualquiera de estos diagnósticos? (por penal)

7. ¿Cuáles son los datos por penal de cada uno de los responsables (nombre, teléfono, correo electrónico, etc.) para solicitar información relacionada con los 6 puntos anteriores en base a la transparencia?

Atendiendo a su derecho de acceso a la información prevista en la citada Ley me permito comunicarle que se **remite contestación para los numerales 1, 2, 3, 4, 5 y 6** en el anexo correspondiente.

Referente al **numeral 7**, le comunico que la información se encuentra en versión pública, en la página WWW.TRANSPARENCIA.NAYARIT.GOB.MX , en el numeral 2 de este ente obligado.

ATENTAMENTE
EL TITULAR DE LA UNIDAD DE TRANSPARENCIA.

COR. DE INGS. CBTE. RET. Y M. EN D.
FRANCISCO BORRAYO IBARRA.

C.c.p. Gral. Brig. D.E.M. Ret. y L.R.I. JORGE ALONSO CAMPOS HUERTA. Srio. de Seg. Pub. Est.- Para Su superior conocimiento.......... Presente.

C.c.p. Lic. Jesús ramón Velázquez Gutiérrez, Comisionado Pte. Del ITAI.- Para su Conocimiento..........Ciudad.

C.c.p. Lic. Luis Carlos Torre Guzmán, Titular de la Unidad de Enlace de la S.C.G., para su conocimiento y efectos.......... Ciudad.

C.c.p. Cor. M.C. Ret. Héctor Ramos Mejía, Presidente del Comité de Transparencia S.S.P.E.- Para su conocimiento.......... Presente.

C.c.p. P.C. María Lina Gutiérrez Escobar, Titular del Área de Responsabilidades de Transparencia de la S.S.P.E.- Mismo fin.......... Presente.

C.c.p. Archivo.

FBI/ycdg.

ANEXO

NAYARIT

SSP
SECRETARÍA DE SEGURIDAD PÚBLICA
Dir. Gral. De Prevención y Readaptación Social

Oficio No. **UTJ/0043/2017**

Asunto: **EL QUE SE INDICA.**

Tepic, Nayarit; 20 de enero del 2017.

COR. DE INGS. CBTE. RET. Y M. EN D. FRANCISCO BORRAYO IBARRA
TITULAR DE LA UNIDAD DE TRANSPARENCIA.
P R E S E N T E.

En contestación a su similar con número de oficio **SSPE/UPE/013/2017;** en la cual solicita se le brinde contestación a la solicitud de información **N. 00008917**, realizada por el solicitante **PABLO GONZALO ORTIZ BELTRAN**; mediante la cual requiere información que se encuentra referida en su solicitud de la cual se anexa copia. No omito manifestar que en el Estado se cuenta con un Centro de Reinserción Social denominado "Venustiano Carranza"y 19 cárceles municipales que son administradas por sus respectivo H. Ayuntamientos: Al respecto me permito informarle en el mismo orden de su solicitud.

- El total de la población recluida de internos masculina y femenina en el Centro de Reinserción Social "Venustiano Carranza"es de 2,487
- En dicho Centro se encuentran recluidos 2,356 hombres y 131 mujeres.
- En referencia a las preguntas faltantes no es posible remitir la información debido a que se considera información confidencial de acuerdo al artículo 82 de la ley de Transparencia y Acceso a la Información Pública del Estado de Nayarit.

Sin otro particular es propicia la ocasión para expresarle mi consideración distinguida.

A T E N T A M E N T E
SUFRAGIO EFECTIVO. NO REELECCIÓN
EL DIRECTOR GENERAL DE PREVENCIÓN Y
REINSERCIÓN SOCIAL DEL ESTADO.

LIC. JUAN ERNESTO ARCINIEGA CASTAÑEDA.

GOBIERNO DEL ESTADO DE NAYARIT
SECRETARÍA DE
SEGURIDAD PÚBLICA

Raúl Rivera
15:45
20-01-2017

C.c.p.- Minutario
JEAC/CA/dip.a.c.o.

GOBIERNO DE LA GENTE
NAYARIT

ANEXO 20

Monterrey, N. L., a 30 de enero de 2017
Asunto: Respuesta a Solicitud de Información
Folio: 00040417
Fecha: 16 de enero de 2017
Hora: 01:34 hrs.

C. SOLICITANTE:

El suscrito, en mi calidad de Enlace de Transparencia e Información de la Secretaria de Seguridad Pública del Estado de Nuevo León; con fundamento en los artículos 15, 18 fracción VI y 25 de la Ley Orgánica de la Administración Pública para el Estado de Nuevo León; y los artículos 8, 9 fracciones XXI y XXVIII del Reglamento Interior de la Secretaria de Seguridad Pública, en relación con los diversos 23, 58 fracciones II y V, 148, 149, 150, 156 y 157 de la Ley de Transparencia y Acceso a la Información del Estado de Nuevo León, me permito dar respuesta a su solicitud de información de número 00040417 en la que requiere:

1. *¿Cuál es el total de población recluida de internos masculina y femenina en conjunto en los penales y/o centros penitenciarios del Estado? (número total en conjunto por todos los penales del Estado).*
2. *¿Cuál es el total de población recluida de internos masculina y femenina en cada uno de los penales y/o centros penitenciarios del Estado? (número total por cada penal y sexo).*
3. *¿Cuánta población recluida masculina y femenina en cada uno de los penales y/o centros penitenciarios del Estado por penal se encuentra diagnosticada con "Trastorno Antisocial de la Personalidad" y/o con "Trastorno Disocial de la Personalidad" y/o con "Psicopatía"? (número total por cada penal y sexo).*
4. *¿De la población recluida en penales del Estado y que se encuentra diagnosticada con "Trastorno Antisocial de la Personalidad" y/o con "Trastorno Disocial de la Personalidad" y/o con "Psicopatía" que pruebas psicológicas (específicamente el nombre de todas y cada una de las pruebas utilizadas en la batería de test) y que exámenes psiquiátricos (específicamente el nombre de todos y cada uno de los exámenes psiquiátricos y pruebas médicas de laboratorio) se utilizaron por penal para llegar a cualquiera de estos diagnósticos? (por penal).*
5. *¿De la población recluida en penales del Estado y que se encuentra diagnosticada con "Trastorno Antisocial de la Personalidad" y/o con "Trastorno Disocial de la Personalidad" y/o con "Psicopatía" que procedimiento y/o metodología psicológica y/o psiquiátrica se utilizaron para llegar a cualquiera de estos diagnósticos? (por penal).*
6. *¿De la población recluida en penales del Estado y que se encuentra diagnosticada con "Trastorno Antisocial de la Personalidad" y/o con "Trastorno Disocial de la Personalidad" y/o con "Psicopatía" que Sistema de Clasificación (DSM o CIE) se utilizó para llegar a cualquiera de estos diagnósticos? (por penal).*
7. *¿Cuáles son los datos por penal de cada uno de los responsables (nombre, teléfono, correo electrónico, etc.) para solicitar información relacionada con los 6 puntos anteriores en base a la transparencia?*

Lo que se acuerda en los siguientes términos:

Que la solicitud de mérito se analiza de conformidad con los artículos 3 fracciones XIX, XXX, XXXI, XXXII y XXXIV de la Ley de Transparencia, que refieren que **Documento:** Los expedientes, reportes, estudios, actas, resoluciones, oficios, correspondencia, acuerdos, directivas, directrices, circulares, contratos, convenios, instructivos, notas, memorandos, estadísticas o bien, cualquier otro registro que documente el ejercicio de las facultades, funciones y competencias de los sujetos obligados, sus servidores públicos e integrantes, sin importar su fuente o fecha de elaboración. Los documentos podrán estar en cualquier medio, sea escrito, impreso, sonoro, visual, electrónico, informático u holográfico; **Información:** Los datos contenidos en los documentos que los sujetos obligados generan, obtienen, adquieren, transforman o conservan por cualquier título o aquella que por disposición legal deban generar. **Información clasificada:** Aquélla que no es susceptible de acceso público por ser reservada o confidencial. **Información confidencial:** Aquélla relativa a particulares que no es accesible a terceros, salvo que medie el consentimiento de su titular o por disposición de una Ley. **Información reservada:** Aquélla cuyo acceso se encuentre restringido de manera excepcional y temporal por una razón de interés público prevista en una Ley.

En tal virtud, y conforme a la información presentada por la Agencia de Administración Penitenciaria de la Secretaría de Seguridad Pública del Estado de Nuevo León, se le informa lo siguiente.

1. *7,204 internos al 20 de enero del 2017.*

2. *Ceprereso Topo Chico: 2,776 hombres y 431 mujeres.*
   Cereso Apodaca: 1,916.
   Cereso Cadereyta: 2,081.

3. *Ceprereso Topo Chico: 0 hombres y 0 mujeres.*
   Cereso Apodaca: 6.
   Cereso Cadereyta: 0.

4. *Pruebas utilizadas en la batería del test:*
   - *Test gestáltico viso motor, de I. Bender.*
   - *Dibujo de la figura humana, de Karen Machover.*
   - *Dibujo de casa, árbol y persona, de L. Corman.*
   - *Dibujo de persona bajo la lluvia, de Hammer.*

5. *Metodología psicológica y/o psiquiátrica que se utilizó para llegar a cualquiera de estos diagnósticos:*
   - *Entrevista clínica psicológica, aplicación de pruebas psicológicas, interpretación de pruebas e integración del reporte psicodiagnóstico.*

6. *Qué sistema de clasificación (DSM o CIE): En base a la metodología.*

7. *Subdirectora de Reinserción Social del Ceprereso Topo Chico. Tel: 2020-3900.*
   Subdirector de Reinserción Social del Cereso Apodaca. Tel: 2020-3535.
   Subdirectora de Reinserción Social del Cereso Cadereyta. Tel: 2020-8100.

Por último le informo, en los términos del artículo 167 de la Ley de Trasparencia, que queda a salvo su derecho de interponer el procedimiento de revisión sobre la presente respuesta, utilizando alguna de las siguientes opciones:

a) De manera presencial, en la Comisión de Transparencia y Acceso a la Información del Estado, con domicilio en Ave. Constitución número 1465-1 Poniente, Edificio Maldonado, Zona Centro, Monterrey, N.L.

b) De manera electrónica en:

   http://www.ctainl.org.mx/selac.asp

c) Directamente en las oficinas de este sujeto obligado, ubicadas en la calle Félix U. Gómez 2223 norte, Colonia Reforma, C.P 64550, en Monterrey, N.L.

Le reitero las seguridades de mi más alta y distinguida consideración.

ATENTAMENTE

EL C. RESPONSABLE DE LA UNIDAD DE TRANSPARENCIA E INFORMACIÓN DE LA SECRETARÍA DE SEGURIDAD PÚBLICA

JOSÉ JAIME PÉREZ GONZÁLEZ

RÚBRICA

ANEXO 21

Oaxaca JUNTOS CONSTRUIMOS EL CAMBIO

SSPO

Sección: Dirección General de Asuntos Jurídicos.
Origen: Unidad de Transparencia de la Secretaría de Seguridad Pública.
Oficio: SSP/UT/049/2017.
Asunto: Se da atención a su solicitud de información.

Oaxaca de Juárez, Oaxaca, a 06 de febrero de 2017.

Ciudadano Solicitante
Presente.

Con fundamento en los artículos 63, 66, fracciones VI, X, XI, 117, y 123, de la Ley de Transparencia y Acceso a la Información Pública para el Estado de Oaxaca, se da atención a su solicitud de acceso a la información folio 00010017, de la siguiente forma:

Mediante los oficios OSSP/SPRS/DGRS/312/2017 y OSSP/SPRS/DGRS/452/2017, y anexos, firmados por la Titular de la Subsecretaría de Prevención y Reinserción Social, se da cumplimiento a su Derecho de Acceso a la Información.

En cuanto a los datos por penal de cada uno de los responsables (teléfono y correo electrónico), se le proporciona lo siguiente:

Teléfono de la Dirección General de Reinserción Social.	951 50 116 130
Correo electrónico	dirección_dgrsoax@hotmail.com

Asimismo, se le informa que tiene derecho a interponer, por sí o a través de su representante legal, en un término de 15 días hábiles posteriores a la fecha de notificación de la presente respuesta, el Recurso de Revisión previsto en los articulo 128, 129, y 130, del ordenamiento en cita, el cual podrá presentarlo de forma física ante el Instituto de Transparencia, Acceso a la Información y Protección de Datos Personales del Estado de Oaxaca, o ante esta Unidad de Transparencia, ubicado en Belisario Domínguez, número 428, Col. Reforma, C.P. 68050, teléfono (951) 133 60 29, cuyo horario es de lunes a viernes, de 8:00 a.m. a 15:00 p.m., a través Sistema de Solicitudes de Información del Estado de Oaxaca, ingresando a la página http://oaxaca.infomex.org.mx/ o al correo electrónico enlace.seguridadpublica@gmail.com.

Sin otro particular, aprovecho la ocasión para enviarle un cordial saludo.

Atentamente
Sufragio Efectivo. No Reelección.
"El Respeto al Derecho Ajeno es la Paz"
La Responsable de la Unidad de Transparencia
de la Secretaría de Seguridad Pública.

SECRETARÍA DE SEGURIDAD PÚBLICA
UNIDAD DE ENLACE

Licenciada María Judith Cruz Chávez.

Expediente
Dml

"2017, Año del Centenario de la promulgación de la Constitución Política de los Estados Unidos Mexicanos"

Unidad de Transparencia | Nivel 2
Belisario Domínguez Núm. 428
Colonia Reforma, Oaxaca C.P. 68050
Tel. 133 60 29
ssp.ut@sspo.gob.mx

Dependencia: Subsecretaria de Prevención y Reinserción Social.
Sección: Dirección General de Reinserción Social.
Número de oficio:OSSP/SPRS/DGRS/312/2017
Asunto: Se solicita prorroga.

Santa Cruz Xoxocotlán, Oax, a 23 de Enero de 2017

SECRETARIA DE SEGURIDAD PUBLICA
RECIBIDO
DIRECCIÓN GENERAL DE ASUNTOS JURIDICOS

LIC. MARIA JUDITH CRUZ CHAVEZ
TITULAR DE LA UNIDAD DE TRANSPARENCIA
DE LA SECRETARIA DE SEGURIDAD PUBLICA DEL ESTADO.
PRESENTE.

Por este conducto me permito referirme a su oficio **SS/UY/010/2017**, fechado el pasado 16 de enero del año en curso y recibido en esta Subsecretaría a mi cargo al día siguiente, mediante el cual solicita se dé respuesta a la solicitud de información **00010017**, dentro de un plazo fijado de cinco días hábiles contados a partir de la notificación del mismo

En este sentido y tomando en consideración que se giraron oficios a los Directores y Encargados de los Centros de Reinserción Social en el Estado para el efecto de que rindan su informe correspondiente en relación a la solicitud de información **00010017**, razón por la cual desde este momento le pido a Usted, **se sirva concederme la prórroga** de ley a la que se refiere el artículo 64 de la Ley de Transparencia y Acceso a la Información Pública para el Estado.

No obstante, y para dar cumplimiento a los dos primeros puntos de la multicitada solicitud, le informo que el total de la población recluida de internos masculina y femenina en conjunto en los Penales y/o Centros Penitenciarios del Estado al día 23 de enero del 2017 es de **3976** personas privadas de la libertad.

De igual forma le informo que el total de la población recluida de internos masculina y femenina en cada uno de los Penales y/o Centros Penitenciarios del Estado es el siguiente:

Puerto Mazatlán 213
Colonia Eliseo Jiménez Ruiz, Oaxaca, C.P. 71233
5016130

Oaxaca JUNTOS CONSTRUIMOS EL CAMBIO

SSPO Secretaría de Seguridad Pública de Oaxaca

Por lo anteriormente expuesto y fundado le solicito:

U N I C O. – Se sirva acordar de conformidad mi petición concediéndome la prorroga mencionada por ser conforme a derecho, teniéndome por cumpliendo de manera parcial en tiempo y forma con la solicitud de información **00010017** en los términos señalados en el escrito de cuenta.

ATENTAMENTE
"SUFRAGIO EFECTIVO NO REELECCIÓN"
"EL RESPETO AL DERECHO AJENO ES LA PAZ"

ESTADOS UNIDOS MEXICANOS
OFICINA DEL SUBSECRETARIO
OAXACA

LIC. MARIA CONCEPCIÓN TOVAR MONREAL
SUBSECRETARIA DE PREVENCION Y REISERCION SOCIAL

C.c.p Lic. Juan José Rodríguez Molina. Director General de Reinserción Social. Para su conocimiento.
Expediente
Minutario
LJBM/JGMH

Puerto Mazatlán 213
Colonia Eliseo Jiménez Ruiz, Oaxaca, C.P. 71233
5016130

	CENTRO DE INTERNAMIENTO	POBLACIÓN ACTUAL	SUBTOTALES POR GENERO	
			M	F
1	PENITENCIARIA	1022	1022	0
2	TUXTEPEC	267	267	0
3	TEHUANTEPEC	400	395	5
4	POCHUTLA	265	265	0
5	MIAHUATLÁN	448	448	0
	MÓDULO	39	39	0
6	MATÍAS ROMERO	190	190	0
7	JUCHITÁN	169	169	0
8	ETLA	278	278	0
9	CUICATLÁN	188	188	0
10	COSOLAPA	102	102	0
11	JUQUILA	160	160	0
12	C.I.E.P.PSI.	98	98	0
13	HUAJUAPAN	59	59	0
14	TLAXIACO	50	50	0
15	TANIVET	189	0	189
16	D.E.M.A. FISICOS	53	49	4
	TOTAL	3976	3778	198

190

Oaxaca
JUNTOS CONSTRUIMOS EL CAMBIO

SSPO
Secretaría de Seguridad Pública de Oaxaca

SECCIÓN: Subsecretaría de Prevención y Reinserción Social.
ORIGEN: Dirección General de Reinserción Social
AREA: Subdirección de Asuntos Internos
OFICIO: SSP/SPRS/DGRS/452/2017.
ASUNTO: Se remite informes.

Santa Cruz Xoxocotlán Centro Oaxaca, a 01 de febrero del 2017.

SECRETARÍA DE SEGURIDAD PÚBLICA
HORA: 14:24
01 FEB 2017
RECIBIDO [redacted]
DIRECCIÓN GENERAL DE ASUNTOS JURÍDICOS
2016 2022 OAXACA

LIC. MARIA JUDITH CRUZ CHAVEZ
TITULAR DE LA UNIDAD DE TRANSPARENCIA
DE LA SECRETARIA DE SEGURIDAD PUBLICA DEL ESTADO.
P R E S E N T E. -

Por este conducto me permito referirme a su oficio **SSP/UT/010/2017**, fechado el pasado 16 de enero del año en curso, y recibido en esta oficina a mi cargo al día siguiente, mediante el cual solicita se dé respuesta a la solicitud **00010017**, dentro de un plazo de cinco dias hábiles contados a partir de la notificación del mismo y para estar en condiciones de contestarle en tiempo y forma, le solicité mediante oficio **OSSPSPRS/DGRS/4312/2017** la Prorroga de Ley y se me tuviera por Contestando en Forma Parcial la referida solicitud, misma que me fue concedida mediante acuerdo **001/2017-UT** de fecha 30 de enero pasado.

Por lo tanto, me permito acompañar al presente, [redacted] de los reportes emitidos por los Directores y Encargados de los Centros de Reinserción Social del Estado, de igual forma sus originales y copia de la Circular número **0014/2017** mediante la cual se les solicito la contestación a su solicitud **00010017**.

ELIMINADO Fundamento legal: Artículos 116, de la Ley General de Transparencia y Acceso a la Información Pública y 56, 57, fracción I, de la Ley de Transparencia y Acceso a la Información Pública para el Estado de Oaxaca. En virtud de tratarse de información de datos personales concerniente a una persona identificada o identificable.

Con lo anterior espero dar el más exacto cumplimiento a lo ordenado en su escrito de cuenta, sirviendo de fundamento lo previsto por los artículos 56 y 57 en su fracción II de la Ley de Transparencia y Acceso a la Información Pública para el Estado de Oaxaca y no habiendo otro particular por el momento, le reitero la más atenta y distinguida de mis consideraciones.

ATENTAMENTE

"SUFRAGIO EFECTIVO NO REELECCION"

"EL RESPETO AL DERECHO AJENO ES LA PAZ"

ESTADOS UNIDOS MEXICANOS
SUBSECRETARÍA DE PREVENCIÓN Y REINSERCIÓN SOCIAL
OFICINA DEL SUBSECRETARIO
OAXACA

LIC. MARIA CONCEPCION TOVAR MONRE[redacted]
SUBSECRETARIA DE PREVENCION Y REISERCION SOCIAL

C.C.P. Lic. JUAN JOSÉ RODRÍGUEZ MOLINA. - DIRECTOR GENERAL DE REINSERCIÓN SOCIAL. Para su superior conocimiento.
Expediente y minutario

Calle Puerto Mazatlán, N° 213, Colonia Eliseo Jiménez Ruiz,
Centro, Oaxaca, C.P. 68120.
Tel. 50 161 30, 35, 36, 37, 38 y 39 Fax. 1447070

ELIMINADO Fundamento legal: Artículos 116, de la Ley General de Transparencia y Acceso a la Información Pública; 56, 57 fracción I, de la Ley de Transparencia y Acceso a la Información Pública para el Estado de Oaxaca. En virtud de tratarse de información de datos personales concernientes a una persona identificada o identificable.

"TRASTORNO ANTISOCIAL DE LA PERSONALIDAD" O "TRASTORNO DISOCIAR DE LA PERSONALIDAD" O "PSICOPATÍA"				NOMBRE DE LAS PRUEBAS Y EXÁMENES PSIQUIÁTRICOS	SISTEMA DE CALIFICACIÓN	METODOLOGÍA PSICOLÓGICA O PSIQUIATRÍA	RESPONSABLE DEL ÁREA
	M	F	TOTAL				
PENITENCIARIA	24		24	TEST GESTÁLTICO VISOMOTOR DE LAURETTA BENDER, TEST DE LA FIGURA HUMANA DE KAREN MACHOVER, TEST 16PF Y FACTORES DE LA PERSONALIDAD.	DSMNIV-TR.	OBSERVACIÓN DIRIGIDA, ENTREVISTA CLÍNICA PSICOLÓGICA, APLICACIÓN DE PRUEBAS PSICOLÓGICAS.	LIC. VENUS BENÍTEZ CORONEL [redacted]
TUXTEPEC	2		2	TEST PROYECTIVOS PERSONAL BAJO LA LLUVIA, H.T.P. Y ENTREVISTA CLÍNICO PSICOLÓGICAS.	DSM IV.	TEST DE PROYECTIVOS, ENTREVISTAS CLÍNICAS PSICOLÓGICAS Y OBSERVACIÓN DE CONDUCTA.	LIC. MILAGROS DE LA CRUZ GONZÁLEZ GARCIA. TEL [redacted] CORREO ELECTRÓNICO [redacted]
TEHUANTEPEC	2		2	VALORACIÓN PSIQUIÁTRICA; VALORACIÓN PSICOLÓGICA, TEST PROYECTIVO DE LA FIGURA HUMANA- KAREN MACHOVER.	DSM-IV	ENTREVISTA CLÍNICA Y OBSERVACIÓN DE LA CONDUCTA.	LIC. PSI. ALEJANDRA GUZMÁN REGALADO, LIC. PSI. GLADYS MELÉNDEZ TERÁN 9717151320 correo electrónicos [redacted]
POCHUTLA	6		6	TEST DE INTELIGENCIA BARSIT; TEST LAURETT BENDER; TEST DE KAREN MACHOVER, TEST DE LAURETTA BENDER Y TEST DE SACKS.	NINGUNO	EXAMEN MENTAL, RENDIMIENTO INTELECTUAL, RASGOS DE CARÁCTER, MECANISMOS DE DEFENSA, ACTITUD SOCIAL, ADICCIONES, SEXUALIDAD, ANTECEDENTES FAMILIARES, DINÁMICA DE PERSONALIDAD, IMPRESIÓN DIAGNOSTICADA Y PRONOSTICO.	LIC. ENFERMERÍA JESÚS VALLE LÓPEZ. TEL [redacted]

CALLE PUERTO MAZATLÁN, #213
COLONIA ELISEO JIMÉNEZ RUÍZ, CENTRO, OAXACA. C.P. 68120
TEL: (01-951)50-16130, 50-16136, 50-16137, 50-16139 Y FAX: 144-7070

ELIMINADO: Fundamento legal: Artículos 116, de la Ley General de Transparencia y Acceso a la Información Pública; 56, 57, fracción I, de la Ley de Transparencia y Acceso a la Información Pública para el Estado de Oaxaca. En virtud de tratarse de información de datos personales concerniente a una persona identificada o

MIAHUATLAN	1		1	TEST GESTÁLTICO VISOMOTOR DE LAURETTA BENDER Y LA PRUEBA PROYECTIVA DE LÁPIZ Y PAPEL DE KAREN MOCHOVER	DSM	TRANSTORNOS RELACIONADOS CON SUSTANCIA. CRITERIOS PARA LA DEPENDENCIA DE SUSTANCIAS Y ABUSOS DE LAS MISMAS.	LIC. ABNER LÓPEZ LÓPEZ [redacted] LIC. PSIC. SARAI AVENDAÑO MARTÍNEZ [redacted]
MATIAS ROMERO	1		1	SOLO SE CUENTA CON UNA PERSONA CON IDX ESQUIZOFRENIA PARANOIDE			NO HAY RESPONSABLE DEL AREA, LOS DATOS FUERON SACADOS DEL EXPEDIENTE DEL HOSPITAL PSIQUIATRICO CRUZ DEL SUR REYES MANTECON
JUCHITAN	2		2	LAURETTA BENDER, KAREN MACHOVER, IDARE (RASGO=ESTADO) Y RAVEN.	MANUAL DIAGNÓSTICO Y ESTADÍSTICO DE LAS ENFERMEDADES MENTALES DSM-IV.	ESTUDIO CLÍNICO-CRIMINOLÓGICO, CONDUCTAS PARASOCIALES, FACTOR PREPARANTE, FACTOR DESENCADENANTE, CIE-10.	NO HAY RESPONSABLE DEL DICTAMEN, LOS DATOS FUERON EXTRAÍDOS DE LOS EXPEDIENTES CLÍNICOS DE LA PERSONALIDAD DIAGNOSTICADA Y EL OFICIO LO FIRMA EL DIRECTOR DEL CERESO. reclusoriojuchitan@hotmail.com

CALLE PUERTO MAZATLÁN, #213
COLONIA ELISEO JIMENEZ RUÍZ, CENTRO, OAXACA. C.P. 68120
TEL: (01-951)50-16130, 50-16136, 50-16137, 50-16139 Y FAX: 144-7070

ELIMINADO: Fundamento legal: Artículos 116 de la Ley General de Transparencia y Acceso a la Información Pública; 56, 57, fracción I, de la Ley de Transparencia y Acceso a la Información Pública para el Estado de Oaxaca. En virtud de tratarse de información de datos personales concernientes a una persona identificada o identificable.

HUAJUAPAN	12		12	TEST PSICODIAGNOSTICO GEST SALT (TPG); TEST PROYECTIVO DE PERSONALIDAD DE KAREN MACHOVER; TEST PROYECTIVO DE PERSONALIDAD H.T.P; INVENTARIO CLÍNICO MULTIAXIAL MILLÓN II; TEST DE FRASES INCOMPLETAS DE SACKS Y TEST GESTÁLTICO VISOMOTOR-LAURETTA BENDER.	DSM V, MANUAL DIAGNÓSTICO Y ESTADÍSTICO DE LOS TRASTORNOS MENTALES DE LA ASOCIACIÓN PSIQUIÁTRICA AMERICANA	ENTREVISTA SEMIESTRUCTURADA DIRECTA E INDIRECTA; MÉTODO FENOMENOLÓGICO; EVALUACIÓN DE ÁREA PERCEPTOMOTORA; EXAMEN MENTAL Y ESTUDIOS DE LA PERSONALIDAD.	LIC. PSI. JUAN MANUEL CARBAJAL BLANCAS. Tel. [redacted] Correo electrónico [redacted]
TLAXIACO			0	NO HAY RESPONSABLE MÉDICO. Tel. 9535522166			
TANIVETH		2	2	ENTREVISTA CLÍNICA; ENTREVISTA DE HABILIDADES PARA LA VIDA; ESCALA PARA LA EVALUACIÓN DEL TRASTORNO ANTISOCIAL DE LA PERSONALIDAD.	MCMI-III, CEPER (EVALÚA ESTILO DE PERSONALIDAD ANTISOCIAL) O MMPI-2	EVALUACIÓN DE FUNCIONES COGNOSCITIVAS ; TEST DE CALIFICACIÓN DE CARTAS DE WISCONSIN; TEST DE COLORES Y PALABRAS STROOP Y MINI EXAMEN COGNITIVO (MEC)	PSI. ALMA DELIA DÍAZ DÍAZ
DEMA	19	2	21	LAURETTA BENDER, KAREN MACHOVER, RAVEN Y MMPI. EXÁMENES USADOS; ENTREVISTA PSIQUIÁTRICA Y ESTUDIO NEUROLÓGICO.	DSM IV	TEST DE CALIFICACIÓN DE CARTAS DE WISCO NSIN; TEST DE COLORES Y PALABRAS STROOP Y MINI EXAMEN COGNITIVO (MEC)	LIC. PSI. PATRICIA NAVIDAD MINGUER FLOREAN. Tel. [redacted] Correo electrónico- [redacted]
TOTAL	275	4	279				

ELIMINADO: Fundamento legal: Artículo 116 de la Ley General de Transparencia y Acceso a la Información Pública; 56, 57, fracción I, de la Ley de Transparencia y Acceso a la Información Pública para el Estado de Oaxaca. En virtud de tratarse de información de datos personales concernientes a una persona identificada o identificable.

ETLA	181	181	PROYECTIVAS Y CUANTITATIVAS. TEST GESTÁLTICO VISOMOTOR-LAURETTA BENDER Y EL TEST DE LA PERSONALIDAD DE LA FIGURA HUMANA-KAREN MACHOVER, PRUEBAS DE INTELIGENCIA BETA III Y TEST DE PERSONALIDAD 16 PF	MANUAL DIAGNÓSTICO Y ESTADÍSTICO DE LOS TRASTORNOS MENTALES (DSM-IV)	ENTREVISTA INICIAL, EXAMEN MENTAL VALORADO, LA ORIENTACIÓN DE LA PPL EN LAS ESFERAS DE TIEMPO, ESPACIO, PERSONA Y CIRCUNSTANCIA, SE EXPLORA SU HISTORIAL FAMILIAR, SINTOMATOLOGÍA Y/O ANTECEDENTES HEREDOFAMILIARES, PRUEBAS PSICOLÓGICAS	LIC. PSICOLOGÍA BERENICE ZARATE GALÁN. Tel. [redacted] correo electrónico- [redacted]
CUICATLAN	7	7	TEST GESTÁLTICO VISOMOTOR-LAURETTA BENDER Y EL TEST DE LA PERSONALIDAD DE LA FIGURA HUMANA- KAREN MACHOVER, PRUEBA DE PIERRE GUILLES WEIL Y LA ENTREVISTA CLÍNICA	DSM O CIE	ENTREVISTA SEMESTRUCTURADA DIRECTA E INDIRECTA, EVALUACIÓN DEL ÁREA PERCEPTOMOTORA, EXAMEN MENTAL Y ESTUDIOS DE PERSONALIDAD	LIC. BERENICE ZARATE GALVÁN, LIC. ABNER LÓPEZ LÓPEZ, LIC. ALMA DELIA DÍAZ, LIC. ROCIÓ CÁRDENAS GÓMEZ Y LIC. ULISES CASTELLANOS VICTORIA. Tel. [redacted]
COSOLAPA		0				LIC. PSI. DELFINA CUATLE OSORIO. Tel. [redacted] correo electrónico [redacted]
JUQUILA	4	4	TEST GESTÁLTICO VISOMOTOR-LAURETTA BENDER Y EL TEST DE LA PERSONALIDAD DE LA FIGURA HUMANA- KAREN MACHOVER	DSM- IV.	. SE INICIÓ A PARTIR DE LA HISTORIA CLÍNICA; LA EXPLORACIÓN FÍSICA; LA ENTREVISTA Y LA APLICACIÓN DE PRUEBAS PSICOLÓGICAS; EXPLORACIÓN FÍSICA; LA ENTREVISTA Y LA APLICACIÓN DE PRUEBAS PSICOLÓGICAS.	DR. RAYMUNDO CRUZ PÉREZ [redacted]
C.I.E.P.PSI	14	14	TEST GESTÁLTICO VISOMOTOR-LAURETTA BENDER Y EL TEST DE LA FIGURA HUMANA- KAREN MACHOVER, COPIAS FOTOSTÁTICAS DE LOS TEST DE PIERRE GUILLES WEILL PARA ANALFABETAS. BARSIT Y BETA II-R	DSM IV- TR	LA ENTREVISTA CLÍNICA PSICOLÓGICA; ESTUDIO PSICOLÓGICO; MANUAL DE TRASTORNOS DE LA PERSONALIDAD; DESCRIPCIÓN, EVALUACIÓN Y TRATAMIENTO DE VICENTE E. CABALLO (COORDINADOR) Ed. SÍNTESIS, ESPAÑA	LIC. PSI. MARCIAL MÉNDEZ MORALES. [redacted] Correo electrónico [redacted]

ANEXO 22

SEGOB
SECRETARÍA DE GOBERNACIÓN

CNS
COMISIÓN NACIONAL DE SEGURIDAD

Órgano Administrativo Desconcentrado
Prevención y Readaptación Social

UNIDAD DE TRANSPARENCIA

Ciudad de México, a 24 de enero de 2017.

Número de folio de la solicitud: 3670000040116

Unidad Administrativa que proporciona la información:

- Coordinación General de Prevención y Readaptación Social.

Nombre y cargo del servidor público responsable de proporcionar la información:

- Coordinador General de Prevención y Readaptación Social (los datos de servidores públicos responsables de proporcionar la información, se encuentran clasificados como reservados de conformidad a lo dispuesto por la resolución de fecha 26 de agosto de 2008, así como la resolución de fecha 23 de septiembre de 2010 del Comité de Información de la extinta Secretaria de Seguridad Pública hoy parte de la Secretaria de Gobernación publicadas en el Portal de Obligaciones de Transparencia de la dependencia antes citada, en correlación con el artículo 8° Transitorio de la reforma de fecha 02 de enero de 2013 de la Ley Orgánica de la Administración Pública Federal, en donde se establecen claramente los daños presentes, probables y específicos sobre la divulgación de los datos referentes a los servidores públicos que laboran para la extinta Secretaria de Seguridad Pública hoy parte de la Secretaria de Gobernación, así como el Criterio Séptimo de Clasificación de la Información del Comité de Información de la extinta SSP).

Estimado Solicitante:

En atención a la solicitud No. **3670000040116**, hacemos de su conocimiento que la Coordinación General de Prevención y Readaptación Social, con fundamento a lo dispuesto por el artículo 132 de la Ley General de Transparencia y Acceso a la Información Pública, mediante oficio **SEGOB/CNS/OADPRS/CGPRS/00319/2017** pronunció de la siguiente manera:

> Que en referencia a su solicitud ***"Hola Buscando en internet la forma de conocer información a través de la transparencia y acceso a la información publica encontré que usted es el Responsable de la Oficina de Información Pública y Transparencia y que mediante este medio también se reciban solicitudes de información publica, razón por la que le envío como archivo adjunto algunas preguntas relacionadas con el número de internos en los penales federales de México y de los diagnósticos de estos. Por la atención que se sirva prestar a la presente le doy las gracias de antemano, no omito enviarle un cordial saludo.***
>
> ***¿Cuál es el total de población recluida de internos masculina y femenina en conjunto en los penales y/o centros penitenciarios federales (Centros Federales de Readaptación Social) de la república mexicana? (número total por todos los penales federales en conjunto y por sexo)***

¿Cuál es el total de población recluida de internos masculina y femenina en cada uno de los penales y/o centros penitenciarios federales (Centros Federales de Readaptación Social) de la república mexicana? (número total por cada penal y sexo)
¿Cuánta población recluida masculina y femenina en cada uno de los penales y/o centros penitenciarios federales (Centros Federales de Readaptación Social) de la república mexicana se encuentra diagnosticada con "Trastorno Antisocial de la Personalidad" y/o con "Trastorno Disocial de la Personalidad" y/o con "Psicopatía"? (número total por cada penal y sexo)
¿De la población recluida en penales federales y que se encuentra diagnosticada con "Trastorno Antisocial de la Personalidad" y/o con "Trastorno Disocial de la Personalidad" y/o con "Psicopatía" que pruebas psicológicas (específicamente el nombre de todas y cada una de las pruebas utilizadas en la batería de test) y que exámenes psiquiátricos (específicamente el nombre de todos y cada uno de los exámenes psiquiátricos y pruebas médicas de laboratorio) se utilizaron para llegar a cualquiera de estos diagnósticos?
¿De la población recluida en penales federales y que se encuentra diagnosticada con "Trastorno Antisocial de la Personalidad" y/o con "Trastorno Disocial de la Personalidad" y/o con "Psicopatía" que procedimiento y/o metodología psicológica y/o psiquiátrica se utilizaron para llegar a cualquiera de estos diagnósticos?
¿De la población recluida en penales federales y que se encuentra diagnosticada con "Trastorno Antisocial de la Personalidad" y/o con "Trastorno Disocial de la Personalidad" y/o con "Psicopatía" que Sistema de Clasificación (DSM o CIE) se utilizó para llegar a cualquiera de estos diagnósticos?" (SIC)

"Que de la búsqueda efectuada en los registros que obran en las Unidades Administrativas adscritas a la misma, y a efecto de dar respuesta a los numerales "1. ¿Cuál es el total de la población recluida de internos masculina y femenina en conjunto en los penales y/o centros penitenciarios federales (Centros Federales de Readaptación Social) de la república mexicana? (número total por todos los penales federales en conjunto y por sexo) y 2. "Cuál es el total de población recluida de internos masculina y femenina en cada uno de los penales y/o centros penitenciarios federales (Centros Federales de Readaptación Social) de la república mexicana? (número total por cada penal y sexo)", se comunica que dicha información se encuentra contenida en el Cuaderno Mensual de Información Estadística Penitenciaria Nacional, el cual se encuentra disponible al público en general en la siguiente liga electrónica:

http://www.cns.gob.mx/portalWebApp/ShowBinary?nodeId=/BEA%20Repository/1428187//archivo

Para pronta consulta se agrega cuadro estadístico, que contiene la información correspondiente.

Con relación a los numerales 3, 4, 5 y 6, y con base en la información proporcionada por los Centros Federales de Readaptación Social al área técnica que colabora en esta Coordinación General de Prevención y Readaptación Social, se informa lo siguiente:

3. ¿Cuánta población recluida masculina y femenina en cada uno de los penales y/o centros penitenciarios federales (Centros Federales de Readaptación Social) de la república mexicana se encuentra diagnosticada con "Trastorno Antisocial de la Personalidad" y/o con "Trastorno Disocial de la Personalidad" y/o con

"Psicopatia" (número total por cada penal y sexo).

INSTITUCIONES PENITENCIARIAS FEDERALES	Personas privadas de libertad diagnosticadas con Trastorno Antisocial de la Personalidad		Personas privadas de libertad diagnosticadas con Trastorno disocial de la personalidad		Personas privadas de libertad diagnosticadas con psicopatía	
	Hombre	Mujer	Hombre	Mujer	Hombre	Mujer
CEFERESO No. 1 Altiplano	189	0	0	0	0	0
CEFERESO No. 2 Occidente	123	0	0	0	0	0
CEFERESO No. 3 Noreste	0	0	0	0	0	0
CEFERESO No. 4 Noroeste	588	0	0	0	1	0
CEFERESO No. 5 Oriente	261	0	0	0	0	0
CEFERESO No. 6 Sureste	45	0	0	0	0	0
CEFERESO No. 7 Nor-Noroeste	19	0	0	0	0	0
CEFERESO No. 8 Nor-Poniente	119	0	0	0	0	0
CEFERESO No. 9 Norte	48	0	0	0	0	0
CEFERESO No. 11 CPS Sonora	2103	0	3	0	116	0
CEFERESO No. 12 CPS Guanajuato	116	0	0	0	0	0
CEFERESO No. 13 CPS Oaxaca	125	0	0	0	0	0
CEFERESO No. 14 CPS Durango	311	0	0	0	40	0
CEFERESO No. 15 CPS Chiapas	201	0	0	0	0	0
CEFERESO No.16 CPS Morelos (Femenil)	0	104	0	0	0	0
CEFEREPSI	54	0	0	0	0	0
Complejo Penitenciario Islas Marías (Cefereso "Morelos")	554	0	0	0	0	0
Complejo Penitenciario Islas Marías (Bugambilias)	58	1	0	0	0	0
Complejo Penitenciario Islas Marías "Aserradero"	173	0	0	0	0	0
Complejo Penitenciario Islas Marías "Laguna del Toro"	155	0	0	0	0	0

4. ¿De la población recluida en penales federales y que se encuentra diagnosticada con "Trastorno Antisocial de la Personalidad" y/o con "Trastorno Disocial de la Personalidad" y/o con "Psicopatia" que pruebas psicológicas (especificamente el nombre de todas y cada una de las pruebas utilizadas en la batería de test) y que exámenes psiquiátricos (especificamente el nombre de todos y cada uno de los exámenes psiquiátricos y pruebas médicas de laboratorio) se utilizaron para llegar a cualquiera de estos diagnósticos?.

Conforme a lo informado por los Centros Federales de Readaptación Social, las pruebas psicológicas utilizadas en apoyo para el diagnóstico de los padecimientos referidos en el numeral 3, son:

- *Evaluación cognitiva Montreal*

- *Test Gestáltico Visomotor de Bender*
- *Escala de Inteligencia No verbal para Adultos BETA-III*
- *Test de la Figuera Humana de Karen Machover*
- *Test HTP de Buck (Test Casa)*
- *Test del Árbol Koch*
- *Test Persona bajo la lluvia*
- *Inventario Multifásico de la Personalidad Minessota II (MMPI-2)*
- *Test de Habilidades Mentales Primarias*
- *Test de Medición Rápida de Habilidad Intelectual BARSIT*
- *Test de Matrices Progresivas Raven*
- *Evaluación Neuropsicológica Breve en Español NEUROPSI*
- *Test de Dominos*
- *Test de la Familia*
- *Frases Incompletas de SACKS*
- *Test de Pierre Guilles Weil*
- *Cuestionario de Factores de Riesgo*
- *Wonderlic*
- *Prueba para determinar el coeficiente intelectual Terman-Merril*
- *Test de Factor G de Cattell*
- *Escala de Inteligencia para Adultos D. Wechsler*
- *Test de la Autobiografía*
- *Test no verbal forma A*

Exámenes psiquiátricos y pruebas médicas de laboratorio utilizadas apoyo para el diagnóstico de los padecimientos referidos en el numeral 3.

- *Electroencefalograma*
- *Tomografía*
- *Entrevista clínica psiquiátrica*
- *Examen mental*

5. ¿De la población recluida en penales federales y que se encuentra diagnosticada con "Trastorno Antisocial de la Personalidad" y/o con "Trastorno Disocial de la Personalidad" y/o con "Psicopatía" que procedimiento y/o metodología psicológica y/o psiquiátrica se utilizaron para llegar a cualquiera de estos diagnósticos?

Conforme a lo reportado por las Instituciones Penitenciarias Federales el Nombre de los procedimientos y/o metodología psicológica y/o psiquiátrica utilizada para el diagnóstico de los padecimientos son:

- *Entrevista Inicial*
- *Historia clínica*
- *Análisis de resultados psicométricos*

- *Observación clínica*
- *Observación psicopatológica*
- *Correlación interdisciplinaria*
- *Análisis mediante el sistema multiaxial de clasificación del DSM-V*

6. ¿De la población recluida en penales federales y que se encuentra diagnosticada con "Trastorno Antisocial de la Personalidad" y/o con "Trastorno Disocial de la Personalidad" y/o con "Psicopatía" que Sistema de Clasificación (DSM o CIE) se utilizó para llegar a cualquiera de estos diagnósticos?" (SIC)

Al respecto, los sistemas utilizados fueron los denominados DSM IV, DSM IV TR y DSM V, el uso de los manuales fue acorde a los periodos de ingreso en la población penitenciaria. Actualmente se utiliza el DSM V."

Lo anterior, lo hacemos de su conocimiento con las facultades conferidas a la Unidad de Transparencia de este OADPRS por el artículo 45 de la Ley General de Transparencia y Acceso a la Información Pública así como el artículo 61 de la Ley Federal de Transparencia y Acceso a la Información Pública, de conformidad con la información que fue proporcionada por la Unidad Administrativa responsable de la información.

ATENTAMENTE
SUPLENTE DEL TITULAR DE LA UNIDAD DE TRANSPARENCIA DEL OADPRS

Mtro. José Reyes Martínez
Firma en suplencia del **Mtro. Jorge Antonio Torres Regnier** - Titular de la Unidad de Transparencia del OADPRS y Vocal del Comité de Transparencia, con fundamento en lo dispuesto por el artículo 31 del Reglamento del OADPRS y 64 de la Ley Federal de Acceso a la Información Pública.

ANEXO 22 BIS

SEGOB

POBLACIÓN PRIVADA DE LA LIBERTAD SEGÚN FUERO, SITUACIÓN JURÍDICA Y SEXO POR ENTIDAD FEDERATIVA Y CENTRO PENITENCIARIO FEDERAL

NOVIEMBRE 2016

Entidad Federativa / Centro Penitenciario Federal	Fuero Común										Fuero Federal										Total General	%
	Personas Procesadas				Personas Sentenciadas				TOTAL	%	Personas Procesadas				Personas Sentenciadas				TOTAL	%		
	H	M	Subtotal	%	H	M	Subtotal	%			H	M	Subtotal	%	H	M	Subtotal	%				
Ciudad de México	2,111	219	2,330	8.3	24,573	1,166	25,739	91.7	28,069	89.04	169	49	218	6.31	3,090	148	3,238	93.69	3,456	10.96	31,525	14.23
Estado de México	9,312	629	9,941	40.2	13,983	804	14,787	59.8	24,728	95.27	507	79	586	47.72	575	67	642	52.28	1,228	4.73	25,956	11.72
Jalisco	6,383	367	6,750	53.51	5,696	169	5,865	46.49	12,615	79.21	2,512	63	2,575	77.75	684	53	737	22.25	3,312	20.79	15,927	7.19
Baja California	3,458	198	3,656	33.49	7,034	228	7,262	66.51	10,918	81.98	1,020	97	1,117	46.54	1,205	78	1,283	53.46	2,400	18.02	13,318	6.01
Sonora	1,862	104	1,966	25.68	5,528	161	5,689	74.32	7,655	90.86	164	53	217	28.18	496	57	553	71.82	770	9.14	8,425	3.8
Chihuahua	2,648	168	2,816	39.5	4,169	144	4,313	60.5	7,129	88.58	376	38	414	45.05	479	26	505	54.95	919	11.42	8,048	3.63
Puebla	2,586	202	2,788	38.26	4,248	251	4,499	61.74	7,287	94.73	176	15	191	47.16	194	20	214	52.84	405	5.27	7,692	3.47
Nuevo León	1,474	111	1,585	27.91	3,902	192	4,094	72.09	5,679	78.66	307	41	348	22.58	1,118	75	1,193	77.42	1,541	21.34	7,220	3.26
Veracruz	2,162	182	2,344	34.12	4,350	176	4,526	65.88	6,870	97.42	111	14	125	68.68	53	4	57	31.32	182	2.58	7,052	3.18
Tamaulipas	1,335	120	1,455	31.14	3,083	134	3,217	68.86	4,672	80.18	497	34	531	45.97	602	22	624	54.03	1,155	19.82	5,827	2.63
Sinaloa	1,847	73	1,920	42.27	2,553	69	2,622	57.73	4,542	80.52	347	29	376	34.21	689	34	723	65.79	1,099	19.48	5,641	2.55
Michoacán	1,677	116	1,793	43.9	2,202	89	2,291	56.1	4,084	80.97	620	24	644	67.08	300	16	316	32.92	960	19.03	5,044	2.28
Guerrero	1,744	129	1,873	46.28	2,066	108	2,174	53.72	4,047	82.56	354	28	382	44.68	452	21	473	55.32	855	17.44	4,902	2.21
Chiapas	2,242	119	2,361	51.71	2,142	63	2,205	48.29	4,566	97.29	53	8	61	48.03	54	12	66	51.97	127	2.71	4,693	2.12
Guanajuato	1,689	96	1,785	42.27	2,337	101	2,438	57.73	4,223	91.61	100	9	109	28.17	264	14	278	71.83	387	8.39	4,610	2.08
Oaxaca	1,990	109	2,099	58.11	1,469	44	1,513	41.89	3,612	89.45	222	40	262	61.5	152	12	164	38.5	426	10.55	4,038	1.82
Tabasco	1,395	94	1,489	38.96	2,268	65	2,333	61.04	3,822	96.74	78	11	89	68.99	33	7	40	31.01	129	3.27	3,951	1.78
Hidalgo	929	85	1,014	28.14	2,416	173	2,589	71.86	3,603	94	144	18	162	70.43	62	6	68	29.57	230	6	3,833	1.73
Quintana Roo	2,036	104	2,140	63.33	1,197	42	1,239	36.67	3,379	94.23	127	12	139	67.15	61	7	68	32.85	207	5.77	3,586	1.62
Morelos	521	67	583	20.62	2,136	109	2,245	79.38	2,828	82.57	160	4	164	27.47	433		433	72.53	597	17.43	3,425	1.55
Durango	1,875	147	2,022	68.33	899	38	937	31.67	2,959	96.07	62	7	69	57.02	50	2	52	42.98	121	3.93	3,080	1.39
Nayarit	1,111	79	1,190	42.64	1,541	60	1,601	57.36	2,791	95.22	26	5	31	22.14	101	8	109	77.86	140	4.78	2,931	1.32
San Luis Potosí	966	36	1,002	40.53	1,415	55	1,470	59.47	2,472	93.21	73	11	84	46.67	91	5	96	53.33	180	6.79	2,652	1.2
Colima	1,116	55	1,171	51.43	1,060	46	1,106	48.57	2,277	90.29	113	10	123	50.2	117	5	122	49.8	245	9.71	2,522	1.14
Coahuila	655	35	690	30.09	1,531	72	1,603	69.91	2,293	97.91	21	3	24	48.98	21	4	25	51.02	49	2.09	2,342	1.06
Querétaro	566	40	606	32.55	1,188	68	1,256	67.45	1,862	91.86	89	6	95	57.58	64	6	70	42.42	165	8.14	2,027	0.92
Baja California Sur	872	35	907	68.45	410	8	418	31.55	1,325	83.75	129	11	140	54.47	110	7	117	45.53	257	16.25	1,582	0.71
Zacatecas	370	32	402	36.55	670	28	698	63.45	1,100	70.51	185	22	207	45	243	10	253	55	460	29.49	1,560	0.7
Yucatán	374	23	397	29.26	933	27	960	70.74	1,357	92.31	21	5	26	23.01	81	6	87	76.99	113	7.69	1,470	0.66
Campeche	432	19	451	35.26	805	23	828	64.74	1,279	89.5	75	11	86	57.33	55	9	64	42.67	150	10.5	1,429	0.65
Aguascalientes	455	50	505	43.27	626	36	662	56.73	1,167	87.48	63	11	74	44.31	87	6	93	55.69	167	12.52	1,334	0.6
Tlaxcala	305	33	338	51.37	297	23	320	48.63	658	90.01	16	2	18	24.66	48	7	55	75.34	73	9.99	731	0.33
Total	58,498	3,871	62,369	35.46	108,727	4,772	113,499	64.54	175,868	88.66	8,917	770	9,687	43.04	12,064	754	12,818	56.96	22,505	11.34	198,373	100
CENTROS PENTENCIARIOS FEDERALES																						
CEFERESO No. 4 Noroeste	74		74	70.48	31		31	29.52	105	3.71	2,193		2,193	80.48	532		532	19.52	2,725	96.29	2,830	1.28
CEFERESO No. 5 Oriente	55		55	61.8	34		34	38.2	89	3.5	1,857		1,857	75.67	597		597	24.33	2,454	96.5	2,543	1.15
CEFERESO No. 14 CPS Durango	101		101	20.95	381		381	79.05	482	19.61	1,337		1,337	67.66	639		639	32.34	1,976	80.39	2,458	1.11
CEFERESO No. 12 CPS Guanajuato	41		41	12.5	287		287	87.5	328	13.87	723		723	35.51	1,313		1,313	64.49	2,036	86.13	2,364	1.07
CEFERESO No. 11 CPS Sonora	20		20	31.25	44		44	68.75	64	2.84	1,560		1,560	71.14	633		633	28.86	2,193	97.16	2,257	1.02
CEFERESO No. 13 CPS Oaxaca	33		33	7.01	438		438	92.99	471	23.2	257		257	16.48	1,302		1,302	83.52	1,559	76.8	2,030	0.92
CEFERESO No. 15 CPS Chiapas	28		28	5.03	529		529	94.97	557	27.53	658		658	44.88	808		808	55.12	1,466	72.47	2,023	0.91
CEFERESO No.16 CPS Femenil Morelos		17	17	40.48		25	25	59.52	42	3.33		874	874	71.76		344	344	28.24	1,218	96.67	1,260	0.57
CEFERESO No. 2 Occidente	21		21	52.5	19		19	47.5	40	3.88	808		808	81.45	184		184	18.55	992	96.12	1,032	0.47
Complejo Penitenciario Islas Marías	1		1	0.34	295	2	297	99.66	298	29.77	6		6	0.85	677	20	697	99.15	703	70.23	1,001	0.45
CEFERESO No. 9 Norte	20		20	19.8	81		81	80.2	101	12.36	279		279	38.97	437		437	61.03	716	87.64	817	0.37
CEFERESO No. 1 Altiplano	40		40	41.24	57		57	58.76	97	12.13	634		634	90.18	69		69	9.82	703	87.88	800	0.36
CEFERESO No. 8 Nor-Poniente	1		1	0.83	119		119	99.17	120	19.14	181		181	35.7	326		326	64.3	507	80.86	627	0.28
CEFERESO No. 7 Nor-Noroeste	8		8	10.39	69		69	89.61	77	18.6	157		157	46.59	180		180	53.41	337	81.4	414	0.19
CEFERESO No. 6 Sureste	16		16	20	64		64	80	80	20.46	49		49	15.76	262		262	84.24	311	79.54	391	0.18
CEFEREPSI	4		4	6.35	59		59	93.65	63	23.33	108		108	52.17	99		99	47.83	207	76.67	270	0.12
CEFERESO No. 3 Noreste																						
Total	463	17	480	15.93	2,507	27	2,534	84.07	3014	13.04	10,807	874	11,681	58.11	8,058	364	8,422	41.89	20,103	86.96	23,117	100
Total del mes de Noviembre 2016	58,961	3,888	62,849	28.38	111,234	4,799	116,033	52.39	178,882	80.76	19,724	1,644	21,368	9.65	20,122	1,118	21,240	9.59	42,608	19.34	221,490	100
Total del mes de Octubre 2016	59,456	3,965	63,421	28.27	112,863	4,895	117,758	52.48	181,279	80.75	19,935	1,650	21,585	9.62	20,496	1,112	21,608	9.63	43,193	19.25	224,372	100

Fuente: SEGOB, OADPRS; Direcciones de Prevención y Readaptación Social en los Estados.
Elaboró: SEGOB, Órgano Administrativo Desconcentrado Prevención y Readaptación Social, Ciudad de México, Diciembre de 2016

ANEXO 23

SECRETARÍA
SEGURIDAD PÚBLICA
GOBIERNO DE PROGRESO

PUEBLA Sigue

13-febrero-2017

PABLO GONZÁLO ORTIZ BELTRÁN
PRESENTE.

En atención a su solicitud de información registrada en el sistema INFOMEX con el folio 00025017 mediante la que requiere:

> "...Solicito la siguiente información en relación al sistema penitenciario del Estado (el mismo cuestionario lo envío como archivo adjunto); por la atención le doy las gracias de antemano. PREGUNTAS PENALES DEL ESTADO.pdf
>
> 1. ¿Cuál es el total de población recluida de internos masculina y femenina en conjunto en los penales y/o centros penitenciarios del Estado? (número total en conjunto por todos los penales del Estado)
> 2. ¿Cuál es el total de población recluida de internos masculina y femenina en cada uno de los penales y/o centros penitenciarios del Estado? (número total por cada penal y sexo).
> 3. ¿Cuánta población recluida masculina y femenina en cada uno de los penales y/o centros penitenciarios del Estado por penal se encuentra diagnosticada con "Trastorno Antisocial de la Personalidad" y/o con "Trastorno Disocial de la Personalidad" y/o con "Psicopatía"? (número total por cada penal y sexo)
> 4. ¿De la población recluida en penales del Estado y que se encuentra diagnosticada con "Trastorno Antisocial de la Personalidad" y/o con "Trastorno Disocial de la Personalidad" y/o con "Psicopatía" que pruebas psicológicas (específicamente el nombre de todas y cada una de las pruebas utilizadas en la batería de test) y que exámenes psiquiátricos (específicamente el nombre de todos y cada uno de los exámenes psiquiátricos y pruebas médicas de laboratorio) se utilizaron por penal para llegar a cualquiera de estos diagnósticos? (por penal)
> 5. ¿De la población recluida en penales del Estado y que se encuentra diagnosticada con "Trastorno Antisocial de la Personalidad" y/o con "Trastorno Disocial de la Personalidad" y/o con "Psicopatía" que procedimiento y/o metodología psicológica y/o psiquiátrica se utilizaron para llegar a cualquiera de estos diagnósticos? (por penal).
> 6. ¿De la población recluida en penales del Estado y que se encuentra diagnosticada con "Trastorno Antisocial de la Personalidad" y/o con "Trastorno Disocial de la Personalidad" y/o con "Psicopatía" que Sistema de Clasificación (DSM o CIE) se utilizó para llegar a cualquiera de estos diagnósticos? (por penal)
> 7. ¿Cuáles son los datos por penal de cada uno de los responsables (nombre, teléfono, correo electrónico, etc.) para solicitar información relacionada con los 6 puntos anteriores en base a la transparencia?..."(sic).

Con fundamento en los artículos 145, 150, 156 fracción IV de la Ley de Transparencia y Acceso a la Información Pública del Estado de Puebla, se informa lo siguiente:

1 y 2.- Los datos solicitados con fecha de corte al 26 de enero de 2017 se desglosan a continuación en los siguientes términos:

CE.RE.SO	TOTAL DE POBLACIÓN	SEXO	
		HOMBRES	MUJERES
PUEBLA	3262	2991	271
TEPEXI DE RODRÍGUEZ	794	794	0
CIUDAD SERDÁN	268	242	26
CHOLULA	552	527	25
HUAUCHINANGO	301	278	23
TEHUACÁN	476	448	28
ACATLÁN DE OSORIO	93	89	4
ATLIXCO	205	194	11
CHIAUTLA DE TAPIA	37	35	2
CHIGNAHUAPAN	51	49	2
HUEJOTZINGO	270	256	14
IZÚCAR DE MATAMOROS	174	159	15
LIBRES	43	42	1
TECALI DE HERRERA	44	44	0
TECAMACHALCO	104	102	2
TEPEACA	258	237	21
TETELA DE OCAMPO	43	43	0
TEZIUTLÁN	97	91	6
TLATLAUQUITEPEC	45	42	3
XICOTEPEC DE JUÁREZ	123	122	1
ZACAPOAXTLA	77	72	5
ZACATLÁN	136	129	7
Total	7453	6986	467

3.- Los datos solicitados se desglosan a continuación en los siguientes términos:

CE.RE.SO	TOTAL DE POBLACIÓN	SEXO	
		HOMBRES	MUJERES
PUEBLA	7	7	0
TEPEXI DE RODRÍGUEZ	281	281	0
CIUDAD SERDÁN	•	•	•
CHOLULA	59	56	3
HUAUCHINANGO	•	•	•
TEHUACÁN	168	149	19
ACATLÁN DE OSORIO	13	11	2
ATLIXCO	•	•	•
CHIAUTLA DE TAPIA	•	•	•
CHIGNAHUAPAN	•	•	•
HUEJOTZINGO	•	•	•
IZÚCAR DE MATAMOROS	11	9	2
LIBRES	•	•	•
TECALI DE HERRERA	•	•	•
TECAMACHALCO	•	•	•
TEPEACA	34	34	0
TETELA DE OCAMPO	2	2	0
TEZIUTLÁN	10	10	0
TLATLAUQUITEPEC	3	3	0
XICOTEPEC DE JUÁREZ	•	•	•
ZACAPOAXTLA	•	•	•
ZACATLÁN	1	1	0

4.- Los datos solicitados se desglosan a continuación en los siguientes términos:

CE.RE.SO	PRUEBAS PSICOLÓGICAS	EXÁMENES PSIQUIÁTRICOS
PUEBLA	*Test house, tree,people HTP *Test persona bajo la lluvia *Test del árbol *Test de la figura machover *Test Gestáltico Visomotor de Lauretta Bender *SCID II (estudio de personalidad)	*Valoración Psiquiátrica consistente en realizar un interrogatorio o entrevista sobre el estado de salud mental actual *Diseño de Tratamiento Farmacológico
TEPEXI DE RODRÍGUEZ	*Test Gestáltico Visomotor de Lauretta Bender *Test proyectivo de la personalidad Machover *Test proyectivo de la personalidad HTP *Test de inteligencia Beta II-R *Test proyectivo de la persona bajo la lluvia *Test de medición rápida de habilidad intelectual Barsit	*Entrevista clínica *Test proyectivo de la figura humana Machover *Test Gestáltico Visomotor de Lauretta Bender *Diagnostico por un Médico Psiquiatra
CIUDAD SERDÁN	•	•
CHOLULA	*Persona bajo la lluvia *Bender (organicidad) *Raven (inteligencia)	0
HUAUCHINANGO	•	•
TEHUACÁN	*MCM-I-III Inventario clínico Multiaxial de Millón-III *IPDE cuestionario de evaluación del DSM-IV *Psicobiografía *Historia clínica (antecedentes) *Entrevista semiestructurada *Anamnesis	0
ACATLÁN DE OSORIO	*Test Gestáltico Visomotor de Lauretta Bender *Test proyectivo HTP (house, tree and person) de John N. Burk *Test proyectivo de frases incompletas de Joseph M. Sacks *Test de Agilidad mental Barsit de Francisco del Olmo	0
ATLIXCO	•	•
CHIAUTLA DE TAPIA	•	•
CHIGNAHUAPAN	•	•
HUEJOTZINGO	•	•

IZUCAR DE MATAMOROS	*Interpretación de Test Visomotor de Lauretta Bender *Test Barsit *Medición rápida de habilidad intelectual *Test HTP proyectiva de personalidad	0
LIBRES	*	*
TECALI DE HERRERA	*	*
TECAMACHALCO	*	*
TEPEACA	*HTP *Test Gestáltico Visomotor de Bender *Persona bajo la lluvia *Entrevista directa *Análisis de expediente administrativo	0
TETELA DE OCAMPO	*Test proyectivo de persona bajo la lluvia *Entrevista clínica estructurada y contextualizada al tipo de población general recluida	0
TEZIUTLÁN	*Test HTP proyectivo de personalidad *Persona bajo la lluvia *Test de la familia *Test de Raven matrices progresivas *Test de frases incompletas	0
TLATLAUQUITEPEC	*Batería de Test para F60.2 Trastorno Antisocial de la Personalidad *Test Visomotor de Lauretta Bender *Terman Merril * Test HTP (house, tree and person)	0
XICOTEPEC DE JUÁREZ	*	*
ZACAPOAXTLA	*	*
ZACATLÁN	**	**

Nota: el CE.RE.SO que informa "0", refiere no tener área psiquiátrica.

5.- Se informa que los procedimientos por penal se desglosan a continuación en los siguientes términos:

CE.RE.SO	PROCEDIMIENTO
PUEBLA	La entrevista de ingreso por parte del Área de Psicología, Servicio Médico y Valoración Psiquiátrica.
TEPEXI DE RODRÍGUEZ	Entrevista clínica, Análisis técnico psicológico del expediente de la ppl y Valoración por medio del diagnostico diferencial por un Médico Psiquiatra.
CIUDAD SERDÁN	*
CHOLULA	Evaluación y análisis del expediente, Evaluación, diagnostico, prevención y tratamiento de los trastornos.
HUAUCHINANGO	*
TEHUACÁN	Después de la aplicación de las pruebas psicológicas, y ante el diagnostico provisional en un trabajo interdisciplinario con el área de trabajo social y jurídico se solicita la Hospital Psiquiátrico Rafael Serrano el Batan de la Ciudad de Puebla, donde se les da seguimiento con un Psiquiatra del cual no se tiene el nombre de los exámenes toda vez que dicha Institución reserva esa información y en cada cita se les asigna el tratamiento correspondiente y se acentúa en el expediente.
ACATLÁN DE OSORIO	Análisis del expediente único, entrevista directa semi estructurada con enfoque clínico y aplicación de batería psicológica.
ATLIXCO	*
CHIAUTLA DE TAPIA	*
CHIGNAHUAPAN	*
HUEJOTZINGO	*
IZÚCAR DE MATAMOROS	Aplicación de entrevistas psicológica semi dirigida, Exploración de las dimensiones verbales y no verbales, la terapia individual y grupal además de la observación e integración del resto del personal que integran el Penal (Comité Técnico y Seguridad y Custodia)
LIBRES	*
TECALI DE HERRERA	*
TECAMACHALCO	*

TEPEACA	Entrevista directa, Análisis de expediente administrativo, Persona bajo la lluvia, Test Gestáltico visomotor de Bender y HTP.
TETELA DE OCAMPO	Entrevista clínica estructurada en forma de consulta personalizada, Registro de observación anecdótica de las ppl en diferentes escenarios y actividades programadas o libres, Eventual aplicación del exámen proyectivo, Privilegiando el uso de la conservación y asociación libre entre responsables de área de psicología y ppl, consenso con responsables de otras áreas de experticia técnica.
TEZIUTLÁN	Consulta de expediente administrativo, Entrevista clínica semiestructurada, Aplicación de batería de test psicológicos, Test HTP proyectivo de la personalidad, Información de la observación por parte del personal Técnico de Seguridad y Custodia del Penal.
TLATLAUQUITEPEC	Historia clínica, Consulta de expediente administrativo, Entrevista semiestructurada, Observación, Aplicación de batería psicológica, Método inductivo, Correlación interdisciplinaria, Exploración de la personalidad (factores psicológicos que influyeron en la comisión del delito), Diagnostico, Tratamiento y Seguimiento.
XICOTEPEC DE JUÁREZ	*
ZACAPOAXTLA	*
ZACATLÁN	**

6.- Los datos solicitados se desglosan a continuación en los siguientes términos:

CE.RE.SO	CLASIFICACIÓN DSM o CIE
PUEBLA	DSM-V y CIE-10
TEPEXI DE RODRÍGUEZ	DSM-IV-TR
CIUDAD SERDÁN	*
CHOLULA	DSM-V
HUAUCHINANGO	*
TEHUACÁN	CIE-10
ACATLÁN DE OSORIO	DSM-V
ATLIXCO	*
CHIAUTLA DE TAPIA	*
CHIGNAHUAPAN	*
HUEJOTZINGO	*
IZÚCAR DE MATAMOROS	DSM-V
LIBRES	*
TECALI DE HERRERA	*
TECAMACHALCO	*
TEPEACA	DSM-V y CEPER
TETELA DE OCAMPO	DSM-IV
TEZIUTLÁN	DSM-IV o V
TLATLAUQUITEPEC	DSM-IV
XICOTEPEC DE JUÁREZ	*
ZACAPOAXTLA	*
ZACATLÁN	**

7.- Se anexa una tabla que contiene el nombre del Titular del CE.RE.SO y la cuenta de correo electrónico, al cual podrán dirigir comentarios o preguntas referente al tema.

CE.RE.SO	NOMBRE DEL DIRECTOR	CORREO ELECTRÓNICO
PUEBLA	Lic. Rafael Carvajal Paz	ceresopue@hotmail.com
TEPEXI DE RODRÍGUEZ	Lic. Faustino Gonzalo Ramírez Zenteno	ceresotepexi@hotmail.com
CIUDAD SERDÁN	Lic. Oscar Ramírez Martínez	ceresedan2005_15@hotmail.com
CHOLULA	Lic. María del Consuelo Reyes Rojas	cereso@cholula.gob.mx
HUAUCHINANGO	Lic. Odilón Gutiérrez Vargas	cereso20142018@outlook.com
TEHUACÁN	Mtro. Jesymar Castillo Arangute	ceresotehuacan2012018@outlook.com
ACATLÁN DE OSORIO	Dr. Atahualpa Curiel Larrea	cereso_acatlan@hotmqail.com
ATLIXCO	C. Humberto de la Luz Bolaños	ceresoatlixco@outlook.com
CHIAUTLA DE TAPIA	Abog. Cesar Velázquez Trejo	cereso_ch@hotmail.com
CHIGNAHUAPAN	Lic. José Ismael Mejorada Huerta	ceresochig4@hotmail.com
HUEJOTZINGO	Lic. Francisco Santamaría Cosme	ceresohuejo_7@hotmail.com
IZÚCAR DE MATAMOROS	Lic. Samuel Vera Manjarrez	cereso_izucardematamoros@hotmail.com
LIBRES	Lic. Pablo Vázquez Cabrera	ceresolibres@hotmail.com
TECALI DE HERRERA	Lic. Jesús Ali Reyes Ortega	ceresodistritaltecali@hotmail.com
TECAMACHALCO	Lic. José Arturo Torres Pérez	cereso.tk@hotmail.com
TEPEACA	Lic. Gerardo Cuevas Rojas	cereso_tepeaca@hotmail.com
TETELA DE OCAMPO	C. Roque Ronquillo López	ceresoteteladeocampo@hotmail.com
TEZIUTLÁN	Lic. Ivonne Morales Morgado	ceresoteziutlan@outlook.com
TLATLAUQUITEPEC	Lic. Paul Cruz Ortiz	ceresotlatlauqui@hotmail.com
XICOTEPEC DE JUÁREZ	Lic. Adriana del Castillo Rosas	Ceresoxico2014@hotmail.com
ZACAPOAXTLA	Abog. Eustolia Ortuño Lobato	legalceresozacapoaxtla@hotmail.com
ZACATLÁN	Lic. Abraham Getzauth García García	ceresozacatlan@hotmail.com

* El CE. RE.SO no cuenta con población con las características requeridas.
** No se proporcionan las pruebas psicológicas, exámenes psiquiátricos, metodología utilizada y sistema clasificación, dado que dichos estudios fueron practicados por el Hospital Psiquiátrico Dr. Rafael Serrano " El Batan.

Se reitera la vocación institucional para cumplir de manera cabal con su derecho de acceso a la información. Asimismo, se hace de su conocimiento el Recurso de Revisión que refiere el artículo 170 de la Ley de Transparencia y Acceso a la Información Pública del Estado de Puebla.

ATENTAMENTE
UNIDAD DE TRANSPARENCIA
DE LA SECRETARÍA DE SEGURIDAD PÚBLICA

ANEXO 24

QUERÉTARO
ESTÁ EN NOSOTROS

QUERÉTARO
SECRETARÍA
DE PLANEACIÓN
Y FINANZAS
Unidad de Transparencia

SPF/UTPE/SASS/251/2017
Folio Infomex 6417
Asunto : Notificación

Santiago de Querétaro, Querétaro, a 03 de febrero de 2017.

C. Pablo Gonzalo Ortiz Beltrán
P r e s e n t e.

En atención a la solicitud de información recibida en esta Unidad de Transparencia del Poder Ejecutivo, a través del Correo Electrónico, al cual se le asignó el número de folio citado al rubro, me permito hacer de su conocimiento lo siguiente:

La solicitud fue canalizada a la dependencia competente del Poder Ejecutivo, siendo la **Secretaria de Gobierno**, quien manifiesta lo siguiente: *"De acuerdo con la información proporcionada por la Dirección General de Reinserción Social de esta Secretaria de Gobierno, se le informo: No es procedente proporcionar la información solicitada, pues tanto el número de personas privadas de la libertad de los centros penitenciarios del Estado, su género, su diagnóstico médico-clínico, así como la metodología empleada para determinar el eventual padecimiento de una enfermedad, son datos que forman parte de la ubicación y clasificación de áreas de los centros penitenciarios, la cual está determinada por las disposiciones legales contenidas en la Ley Nacional de Ejecución Penal y las disposiciones internas de los centros de reclusión lo que desde luego implica parte del régimen de seguridad interior de los mismos, por lo que de conformidad al artículo 69 de la Ley de Seguridad para el Estado de Querétaro, que establece claramente que la clasificación de la información como reservada, y los artículos 8 fracción III, 42 último párrafo, 108 fracciones I y VII y 109 de la Ley de Transparencia y Acceso a la Información Pública del Estado de Querétaro, dicha información constituyen datos inherentes a la seguridad pública del Estado y eventualmente, con su difusión, se obstruiría la prevención de los delitos. Del mismo modo, la Ley Nacional de Ejecución Penal, establece en el artículo 34 que los datos médicos de los internos son confidenciales, aunado a la clasificación expresa que, como reservada, dispone el artículo 110 de la Ley General del Sistema Nacional de Seguridad Pública, al referirse a la información contenida en todas y cada una de las Bases de Datos del Sistema de Seguridad Pública, dentro de la que obviamente se encuentra la generada y resguardada por la Dirección de Reinserción Social del Estado de Querétaro, por lo que el público no tendrá acceso a la información que en ellos se contenga.*

Por otra parte, respecto a los datos de los Titulares de los Centros Penitenciarios del Estado, le informo:

Palacio de la Corregidora. 5 de Mayo y Luis Pasteur. Centro Histórico. C.P. 76000
Tel. (442) 238.5000 ext. 5187 Santiago de Querétaro, Qro.

Centro Penitenciario	Nombre del Director	Domicilio	Teléfono
Centro de Reinserción Social de San José El Alto, Qro.	Lic. Gustavo López Acosta	Carretera a Chichimequillas km. 8.5, San José El Alto, Querétaro, Qro., C.P. 76238	(442) 220 56 10 y 220 57 90
Centro de Reinserción Social Femenil del Estado.	Lic. Gloria Elisa López Mier	Carretera a Chichimequillas Km. 8.5, San José El Alto, Qro., C.P. 76238	(442) 246 01 02 y 246 72 15
Centro de Reinserción Social de San Juan del Río, Qro.	Lic. Emmanuel Rojas Rangel	Carretera a Tequisquiapan Km. 8.5, San Juan del Río, Qro., C.P. 76810	(427) 272 79 96
Centro de Reinserción Social de Jalpan De Serra, Qro.	Rigoberto Quintanar Guerrero	Chiapas número 3, Puerto de San Nicolás, Jalpan De Serra, Qro., C.P. 76340	(441) 296 03 89

Lo anterior, con fundamento en el artículo 6 de la Constitución Política de los Estados Unidos Mexicanos, artículo 2 de la Constitución del Estado de Querétaro y artículos 1, 8, 45, 116, 121 y 130 de la Ley de Transparencia y Acceso a la Información Pública del Estado de Querétaro.

Sin más que agregar por el momento.

A t e n t a m e n t e,
"Año del Centenario de la promulgación de la Constitución Política de los Estados Unidos Mexicanos"

MF LSCA María del Carmen Emma Sánchez Díaz
Vocal Ejecutivo de la
Unidad de Transparencia del Poder Ejecutivo

C.c.p. Archivo
MCESD/dmg

ANEXO 25

A quien corresponda:

Manifiesto mi inconformidad a la respuesta en el oficio **SPF/UTPE/SASS/251/2017** que le dan a mi solicitud de información con folio **00006417** en la que manifiestan que: "no es procedente proporcionar la información solicitada, pues tanto el número de personas privadas de la libertad de los centros penitenciarios del Estado, su género, su diagnóstico médico-clínico, así como la metodología empleada para determinar el eventual padecimiento de una enfermedad, son datos que forman parte de la ubicación y clasificación de áreas de los centros penitenciarios, la cual está determinada por las disposiciones legales contenidas en la Ley Nacional de Ejecución Penal y las disposiciones internas de los centros de reclusión" lo cual la respuesta que me dan considera que: "implica parte del régimen de seguridad interior de los mismos" y que todo lo anterior es de: "conformidad", de acuerdo y apegándome fielmente a lo manifestado en la respuesta que me dan; con los siguientes artículos y leyes bajo los argumentos manifestados en la misma respuesta; los cuales transcribo:

1. **Artículo 69** de la **Ley de Seguridad para el Estado de Querétaro**; indicándome: "que establece claramente que la clasificación de la información como reservada".

    - En cuanto a este punto me parece es improcedente pues el artículo 69 hace referencia a que: "es responsabilidad de los titulares...proporcionar, inscribir y mantener actualizada la información que integra los registros y que por motivo de su competencia les corresponda, así como de informar oportunamente de toda incidencia al Consejo Estatal de Seguridad Publica"; en todo caso y al respecto creo que el artículo procedente para lo que me argumentan en su respuesta seria el **67** el cual menciona que: "la información será manejada bajo el principio de confidencialidad y tendrá el carácter de reservada por tiempo indefinido"; en este sentido la **Ley de Transparencia y Acceso a la Información Pública del Estado de Querétaro** en su **artículo 111** así como también la **Ley General de Transparencia y Ac-**

ceso a la Información Pública en su **artículo 116** mencionan que: "Se considera información confidencial la que contiene datos personales concernientes a una persona física identificada o identificable". En función de lo anterior considero que la información que tendrá el carácter de reservada será aquella que se maneje bajo el principio de confidencialidad lo cual significa que solo será información confidencial los datos personales de personas físicas identificadas o identificables; y es que en este entendido la información que solicito no califica ni como confidencial ni como reservada pues solo se refiere a datos estadísticos, numéricos y genéricos con los que no es posible identificar a nadie.

2. **Artículos 8 fracción III, 42 último párrafo, 108 fracciones I y VII** y **109** de la **Ley de Transparencia y Acceso a la Información Pública del Estado de Querétaro**; manifestándome que: "dicha información constituye datos inherentes a la seguridad pública del Estado y eventualmente, con su difusión, se obstruirá la prevención de los delitos".

➤ En cuanto a este punto me parece improcedente por las siguientes razones:

a. Si bien el **artículo 8 fracción III** en conjunto mencionan que ninguna autoridad está obligada a proporcionar información cuando exista impedimento por tratarse de información clasificada como reservada, lo anterior no es el caso en mi solicitud de información puesto que esta solo solicita datos estadísticos, numéricos y genéricos con los cuales no es posible identificar a nadie y por tal razón es que no se está faltando al principio de confidencialidad y por tanto es que no se puede ni se debe ni considerar ni clasificar la información que solicito como reservada lo que *per se* implica que no haya impedimento de por medio.

b. Si bien el **articulo 42 último párrafo** en su conjunto mencionan que cada sujeto obligado integrará un Comité de

Transparencia el cual podrá tener acceso a toda la información para determinar su clasificación conforme a la presente ley; no me informan en su respuesta cuando se reunió dicho Comité para fallar en cuanto a la clasificación de la información que solicito la cual al ser de carácter estadístico, numérico y genérico no contraviene el principio de confidencialidad y por tanto no puede ni debe ser clasificada como reservada.

c. Si bien el **articulo 108 fracciones I y VII** en su conjunto mencionan que como información reservada, podrá clasificarse aquella que comprometa la seguridad pública y obstruya la prevención o persecución de los delitos no veo la forma ni la dinámica a través de la cual este supuesto de reserva y/o confidencialidad se actualice y por tanto sea aplicable este criterio para el caso de la información que solicito pues esta al no requerir datos personales de una persona identificada o identificable pues solo requiere datos estadísticos, numéricos y genéricos bajo ninguna circunstancia compromete la seguridad pública y/o obstruye la prevención o persecución de los delitos.

d. Por último en relación al **artículo 109** el cual menciona que se considerará como información reservada, además de la señalada en el **artículo 108**, aquella que por disposición expresa de una ley tenga tal carácter, siempre que sea acorde con las bases, principios y disposiciones establecidos en la **Ley General de Transparencia y Acceso a la Información Pública** la cual entre otros manifiesta:

- **Artículo 100**. Menciona que la clasificación es el proceso mediante el cual el sujeto obligado determina que la información en su poder actualiza alguno de los supuestos de reserva y que estos supuestos de reserva y confidencialidad además de ser acordes con las bases, principios y disposiciones establecidos en esta **Ley General de Transparencia**, en ningún caso, podrán contravenirla.

- **Artículo 103**. Menciona que en los casos que se niegue la información, por actualizarse alguno de los supuestos de clasificación, el **Comité de Transparencia** además de confirmar, modificar o revocar la decisión; para motivar la clasificación de la información y la ampliación del plazo de reserva, deberá señalar las razones, motivos o circunstancias especiales que llevaron al sujeto obligado a concluir que el caso particular se ajusta al supuesto previsto por la norma legal invocada como fundamento. Y que además, el sujeto obligado deberá, en todo momento, aplicar una prueba de daño.
- **Artículo 104**. Menciona que en la aplicación de la prueba de daño, el sujeto obligado deberá justificar que: La divulgación de la información representa un riesgo real, demostrable e identificable de perjuicio significativo al interés público o a la seguridad nacional.
- **Artículo 105**. Menciona que los sujetos obligados deberán aplicar, de manera restrictiva y limitada, las excepciones al derecho de acceso a la información y que deberán acreditar su procedencia; así como que la carga de la prueba para justificar toda negativa de acceso a la información, por actualizarse cualquiera de los supuestos de reserva previstos, corresponderá a los sujetos obligados.
- **Artículo 108**. Menciona que la clasificación de la información reservada se realizara conforme a un análisis caso por caso, mediante la aplicación de la prueba de daño.
- **Artículo 111**. Menciona que cuando un documento contenga partes o secciones reservadas o confidenciales, los sujetos obligados, para efectos de atender una solicitud de información, deberán elaborar una **Versión Pública** en la que se testen las partes o secciones clasificadas, **indicando su contenido de manera genérica** y fundando y motivando su clasificación. En el caso de este articulo la información que yo solicito se ajusta a lo previsto

en el pues al estar solicitando solo información estadística, numérica y genérica la cual evidentemente y por razones obvias solo es de carácter genérico se actualiza el supuesto de que en el caso de que la información solicitada fuera clasificada "el sujeto obligado para efecto de atender una solicitud de información clasificada como reservada o confidencial deberá elaborar una **Versión Pública** en donde se indique el contenido clasificado de **manera genérica**".

3. **Artículo 34** de la **Ley Nacional de Ejecución Penal** mencionando que: "los datos médicos de los internos son confidenciales".

   - En cuanto a este punto me parece improcedente pues este artículo no dice tal cual que los datos médicos de los internos sean confidenciales tal afirmación me parece una sobre interpretación tendenciosa pues el articulo a la letra y transcrito en su 5° párrafo, dice: "Es obligación del personal que preste servicios médicos en los Centros Penitenciarios guardar la confidencialidad de la información a la que tengan acceso con motivo de los mismos"; y como ya se mencionó la ley considera información confidencial la que contenga datos personales concernientes a una persona física identificada o identificable; así mismo ni la **Ley de Transparencia y Acceso a la Información Pública del Estado de Querétaro** ni la **Ley General de Transparencia y Acceso a la Información Pública** en sus respectivos títulos sextos que para ambas leyes se refieren a la Información Clasificada mencionan específica y directamente "**que los datos médicos de los internos sean confidenciales**" y mucho menos; como lo es para el caso, que la información solicitada es de carácter genérico al ser solo numérica y estadística; y, la información de carácter genérico si puede y debe ser proporcionada por el sujeto obligado.

4. **Artículo 110** de la **Ley General del Sistema Nacional de Seguridad Publica**; manifestándome que tiene una: "clasificación

expresa, como reservada, la información contenida en todas y cada una de las Bases de Datos del Sistema de Seguridad Publica, dentro de la que se encuentra la generada y resguardada por la Dirección de Reinserción Social del Estado de Querétaro, por lo que el público no tendrá acceso a la información que en ellos se contenga".

- En cuanto a este articulo me parece improcedente porque si bien el artículo en su 3° párrafo clasifica como reservada la información contenida en las bases de datos del Sistema también en este mismo párrafo puntualiza que lo anterior será "en materia de detenciones, información criminal, personal de seguridad pública, personal y equipo de los servicios de seguridad privada, armamento y equipo, vehículos, huellas dactilares, teléfonos celulares, medidas cautelares, soluciones alternas y formas de terminación anticipada, sentenciados y las demás necesarias para la operación del Sistema"; y en ningún caso se refiere y/o incluye la información genérica y las versiones públicas que el sujeto obligado debe elaborar para efectos de atender una solicitud de información en el caso de que lo solicitado contenga partes o secciones reservadas o confidenciales como lo establece el artículo 111 de la **Ley General de Transparencia y Acceso a la Información Pública**; por otro lado pero en el mismo orden de ideas esta misma **Ley General de Transparencia** en su **artículo 100** menciona que los supuestos de reserva y confidencialidad además de ser acordes con las bases, principios y disposiciones establecidos en ella, en ningún caso, podrán contravenirla; lo cual implica que como dice el **artículo 111** "el sujeto obligado debe elaborar una Versión Publica con información genérica para efecto de atender una solicitud de información".

Aunado a lo expuesto anteriormente quiero mencionar que la misma información la solicite a todos los Estados de la Republica los cuales me contestaron en su totalidad todos los puntos; si ustedes consideran necesario les puedo enviar los folios de esas respuestas y/o incluso las mismas respuestas para que conste fidedignamente lo aquí dicho por mí; en cuanto a las pruebas psicológicas, procedimientos empleados y sistema de clasificación diagnostica estos tampoco son confidenciales pues no son de uso exclusivo y reservado a centros penitenciarios los cuales son de conocimiento público y solo se está solicitando cuales de esos que ya son de conocimiento público son los utilizados en cada centro.

Le doy las gracias de antemano por la atención prestada a la presente no omitiendo enviarle un cordial saludo.

ATENTAMENTE

LIC. PABLO GONZALO ORTIZ BELTRÁN

infoqro

Comisión de Transparencia y Acceso a la Información Pública del Estado de Querétaro

RECURSO DE REVISIÓN 12/2017-J
PABLO GONZALO ORTIZ BELTRÁN
VS
PODER EJECUTIVO

Santiago de Querétaro, Qro., a 4 (cuatro) de mayo de 2017 (dos mil diecisiete).-------------

Por recibido el día 28 (veintiocho) de abril de 2017 (dos mil diecisiete), el oficio SPF/UTPE/SASS/18/2017, presentado por la M. en F.L.S.C.A. María del Carmen Emma Sánchez Díaz, Vocal Ejecutivo de la Unidad de Transparencia del Poder Ejecutivo, ante esta Comisión de Transparencia y Acceso a la Información Pública, mediante el cual remite informe justificado que a su parte corresponde,- **POR LO QUE LA COMISIÓN DE TRANSPARENCIA Y ACCESO A LA INFORMACIÓN PÚBLICA, ACUERDA:** Con fundamento legal en lo dispuesto por el artículo 148 de la Ley de Transparencia y Acceso a la Información Pública del Estado de Querétaro, téngase a la M. en F.L.S.C.A. María del Carmen Emma Sánchez Díaz, Vocal Ejecutivo de la Unidad de Transparencia del Poder Ejecutivo, remitiendo en tiempo y forma el informe justificado, así como por ofrecidas las documentales que acompaña a su escrito, consistentes en: --------------------------------

ACTUACIONES

1. Documental Pública presentada en copia simple, consistente en el oficio No. SG/ST/2017/00057, signado por el Lic. Giovanni Oziel Sandoval Martínez, Secretario Ejecutivo de la Secretaría Técnica, Secretaría de Gobierno y Enlace de Transparencia y Acceso a la Información de la Secretaría de Gobierno de fecha 21 (veintiuno) de abril de 2017 (dos mil diecisiete).--
2. Documental Pública presentada en copia simple, consistente en el oficio No. SG-E060-3965-J/2017, signado por el M en G.P.A. Miguel Ángel Contreras Álvarez, Director General de Reinserción Social de fecha 20 (veinte) de abril de 2017 (dos mil diecisiete).--

Probanzas que se tienen por ofrecidas, admitidas y desahogadas dada su naturaleza jurídica, las cuales serán valoradas al momento de dictarse la resolución definitiva en el presente recurso de revisión. Por otra parte con fundamento en el artículo 144 de la Ley de Transparencia y Acceso a la Información Pública del Estado de Querétaro, se ordena notificar al recurrente, para que en el término de cinco días hábiles contados a partir del día siguiente de la notificación, manifieste lo que a su derecho convenga respecto al contenido del informe justificado rendido por el Poder Ejecutivo, **apercibiéndole** que en caso de no realizar manifestaciones en el término señalado, se le tendrá por perdido su derecho de hacer manifestación alguna al respecto y se procederá a dictar la resolución de la presente causa en términos del artículo 148 de la Ley de la materia.-NOTIFIQUESE AL C. PABLO GONZALO ORTIZ BELTRÁN, PUBLIQUESE EL PRESENTE ACUERDO EN LA LISTA DE LOS ESTRADOS DE ESTA COMISIÓN.- El presente Acuerdo se firma el día de su fecha por el C. JAVIER RASCADO PÉREZ, COMISIONADO PRESIDENTE Y PONENTE, quien actúa ante LA C. ALEJANDRA VARGAS VÁZQUEZ, SECRETARIA EJECUTIVA, quien da fe. DOY FE.--

JAVIER RASCADO PÉREZ
COMISIONADO PRESIDENTE Y PONENTE

ALEJANDRA VARGAS VÁZQUEZ
SECRETARIA EJECUTIVA

SE PUBLICA EN LISTAS EL DÍA 5 (DIEZ) DE MAYO DE 2017 (DOS MIL DIECISIETE). CONSTE.--

QUERÉTARO
ESTÁ EN NOSOTROS

SECRETARÍA
DE PLANEACIÓN
Y FINANZAS
Unidad de Transparencia

SPF/UTPE/SASS/718/2017
Folio Infomex 6417 / 38917
Recurso Revisión 12/2017-J
Asunto: Se rinde Informe Justificado

Santiago de Querétaro, Querétaro, a 27 de febrero de 2017.

Lic. Javier Rascado Pérez
Comisionado Presidente de INFOQRO
Comisión de Transparencia y Acceso a la
Información Pública del Estado de Querétaro
P r e s e n t e.

En atención a su oficio **INFOQRO/SE/221/2017** recibido en fecha 17 de abril de 2017, mediante el cual se solicita que por conducto de esta Unidad de Transparencia del Poder Ejecutivo rinda el informe justificado respecto del recurso de revisión **12/2017-J**, me permito manifestar lo siguiente:

Con fundamento en los artículos 46, fracción XIV y 148 fracción II de la Ley de Transparencia y Acceso a la Información Pública del Estado de Querétaro, se anexa al presente el oficio SG/ST/2017/00057 de fecha 21 de abril de 2017, signado por el Secretario Ejecutivo y Enlace de Transparencia y Acceso a la Información de la Secretaría de Gobierno, mediante el cual rinde su informe justificado, haciendo las manifestaciones que a su parte corresponde.

Por lo anteriormente expuesto y fundado, solicito:

PRIMERO.- Se me tenga por presentado rindiendo en tiempo y forma el presente informe justificado en los términos planteados, con fundamento en el artículo 148 fracción II de la Ley de Transparencia y Acceso a la Información Pública del Estado de Querétaro.

SEGUNDO.- Se desvirtúen las manifestaciones del recurrente y se decrete el sobreseimiento del presente recurso de revisión antes de dictar resolución.

A t e n t a m e n t e,
"Año del Centenario de la promulgación de la Constitución Política de los Estados Unidos Mexicanos"

MF LSCA María del Carmen Emma Sánchez Díaz
Vocal Ejecutivo de la
Unidad de Transparencia del Poder Ejecutivo

28 ABR 2017
Mari Rivera B.
13:45

C.c.p. Archivo
MCESD/dmg

Palacio de la Corregidora, 5 de Mayo y Luis Pasteur, Centro Histórico, C.P. 76000
Tel. (442) 238 5000 ext. 5187 Santiago de Querétaro, Qro.

QUERÉTARO
ESTÁ EN NOSOTROS

QUERÉTARO | SECRETARÍA DE GOBIERNO

Santiago de Querétaro, Qro., a 21 de abril de 2017

Oficio No. SG/ST/2017/00057

L.S.C.A. MARÍA DEL CARMEN EMMA SÁNCHEZ DÍAZ
Vocal Ejecutiva de la Unidad de Transparencia del
Poder Ejecutivo del Estado de Querétaro
P R E S E N T E

Por instrucciones del **M. en D. Juan Martín Granados Torres, Secretario de Gobierno** y en relación su oficio SPF/SASS/687/2017 mediante el cual, la Secretaría Ejecutiva de la Comisión de Transparencia y Acceso a la Información Pública del Estado de Querétaro solicita se rinda informe justificado respecto del recurso de revisión interpuesto por el C. Pablo Gonzalo Ortiz Beltrán, en contra de respuesta a solicitud de información que le fuera remitida al recurrente por parte de esta Secretaría de Gobierno por conducto de esa Unidad; le comento lo siguiente:

Mediante oficio anexo, señalado con la Referencia SG-E060-3965-J/2017, firmado por el M. en G.P.A. Miguel Ángel Contreras Álvarez, Director General de Reinserción Social de esta Secretaría de Gobierno, se atiende el referido requerimiento por parte de esta Secretaría.

Lo anterior de conformidad con lo establecido con el artículo 148 fracción II de la Ley de Transparencia y Acceso a la Información Pública del Estado de Querétaro, así como lo dispuesto por los artículos 14 y 15 de la Ley Nacional de Ejecución Penal.

Sin otro particular, quedo de Usted.

PODER EJECUTIVO DEL ESTADO DE QUERÉTARO
RECIBIDO
27 ABR. 2017
UNIDAD DE TRANSPARENCIA DEL PODER EJECUTIVO

A T E N T A M E N T E

Lic. Giovanni Oziel Sandoval Martínez
Secretario Ejecutivo de la Secretaría Técnica
Secretaría de Gobierno y Enlace de Transparencia y Acceso
a la Información de la Secretaría de Gobierno

C.c.p. M. en D. Juan Martín Granados Torres. Secretario de Gobierno. Para superior conocimiento.
Consecutivo.

QUERÉTARO
ESTÁ EN NOSOTROS

PODER EJECUTIVO DEL ESTADO DE
QUERÉTARO

Referencia: SG-E060-3965-J/2017
Recurso de Revisión: 12/2017-J
Pablo González Ortiz Beltrán
Vs.
Poder Ejecutivo

San José El Alto, Qro., 20 de abril de 2017

CC. Consejeros de la Comisión de Transparencia y
Acceso a la Información Pública del Estado de Querétaro
Presentes.

At'n. Javier Rascado Pérez
Comisionado Presidente y Ponente.

M. en G.P.A. Miguel Ángel Contreras Álvarez, Director General de Reinserción Social de la Secretaría de Gobierno, señalando como domicilio para oír y recibir notificaciones en Carretera Chichimequillas, Km. 8.7, San José El Alto, Qro., en mi carácter de titular de la entidad gubernamental resguardante de la información solicitada por la particular, con el debido respeto y en términos de lo señalado por el artículo 148 fracció'n II de la Transparencia y Acceso a la Información Pública del Estado de Querétaro comparezco a rendir **el informe justificado** requerido mediante acuerdo de fecha 31 de marzo del presente año, lo cual realizo en los siguientes términos:

Al no contener Hechos como tales el escrito presentado por el recurrente **Pablo Gonzalo Ortiz Beltrán**, no se hace alusión a ello, por lo que se procede a dar respuesta de manera conjunta a los supuestos motivos de inconformidad planteados de manera integral, en los siguientes términos:

La Dirección General de Reinserción Social, forma parte de la administración pública centralizada, dependiendo en su orden jerárquico ascendente, de la Subsecretaría de Gobierno y la Secretaría de Gobierno del Poder Ejecutivo del Estado. Ello, acorde a lo dispuesto por los artículos 21 de la Ley Orgánica del Poder Ejecutivo del Estado de Querétaro y 3, apartado A, fracción I del Reglamento Interior de la Secretaría de Gobierno, teniendo como sus facultades generales, administrar y dirigir los Centros de Readaptación Social.

Aunado a lo anterior, la Ley de Seguridad para el Estado de Querétaro, publicada en el Periódico Oficial del Gobierno del Estado de Querétaro, "La Sombra de Arteaga" el 30 de mayo de 2016, entrando en vigor

Dirección General de Reinserción Social
Carretera a Chichimequillas Km.8.7
San José El Alto, Querétaro, Qro.
C.P. 76238
(442) 2467201 2467202 2467214

QUERÉTARO
GOBIERNO DEL ESTADO

al día siguiente 31 de mayo de 2016 y, que de acuerdo a su artículo SEGUNDO transitorio derogó la Ley del Sistema de Seguridad Ciudadana del Estado de Querétaro, establece que la función de seguridad se ejercerá en todo el territorio del Estado por las autoridades y órganos que establece la presente Ley, así como las de sus diversos ámbitos de competencia por conducto de, entre otras dependencias, la Secretaría de Gobierno del Poder Ejecutivo del Estado y la autoridad penitenciaria, comprendiendo en dicho concepto la prevención social de la violencia y la delincuencia, a través de políticas públicas acerca de las causas y factores de riesgo que las originan, la investigación y persecución de los delitos, mediante el uso de técnicas e investigación científica, objetiva y con respeto a los Derechos Humanos, así como la reinserción social del sentenciado: señalando a la Secretaría de Gobierno como parte integrante del Sistema Estatal de Seguridad y como autoridad en materia de seguridad, la que se ejerce de manera conjunta para salvaguardar la integridad, libertades, bienes y derechos de las personas y preservar el orden público y la paz social.

En el orden Federal, la Ley General del Sistema Nacional de Seguridad Pública, establece que la Federación, los Estados, el Distrito Federal y los Municipios serán responsables de integrar y actualizar el sistema único de información criminal, con la información que generen las Instituciones de Procuración de Justicia e Instituciones Policiales, que coadyuve a salvaguardar la integridad y derechos de las personas, así como preservar las libertades, el orden y la paz públicos, mediante la prevención, persecución y sanción de las infracciones y delitos, así como la reinserción social del delincuente y del adolescente.

Dentro de dicho sistema se integrará una base nacional de datos de consulta obligatoria en las actividades de Seguridad Pública, sobre personas indiciadas, procesadas o sentenciadas, donde se incluyan su perfil criminológico, medios de identificación, recursos y modos de operación. Esta base nacional de datos se actualizará permanentemente y se conformará con la información que aporten las Instituciones de Seguridad Pública, relativa a las investigaciones, procedimientos penales, órdenes de detención y aprehensión, procesos penales, sentencias o ejecución de penas.

El mismo cuerpo normativo, señala que el Sistema Nacional de Información Penitenciaria es la base de datos que, dentro del sistema único de información criminal, contiene, administra y controla los registros de la población penitenciaria de la Federación, el Distrito Federal, los Estados y los Municipios en sus respectivos ámbitos de competencia.

Así mismo, la Ley Nacional de Ejecución Penal, publicada en el Diario Oficial de la Federación el 16 de junio de 2016 y que entró en vigor de manera general, al día siguiente, 17 de junio del mismo año, señala en sus artículos 3, fracción I y 27, que la Autoridad Penitenciaria es la autoridad administrativa que depende del Poder Ejecutivo Federal o de los poderes ejecutivos de las entidades federativas encargada de operar el Sistema Penitenciario y estará obligada a mantener una base de datos de personas privadas de la libertad con la información de cada persona que ingrese al sistema penitenciario, de conformidad con lo establecido en el Sistema Único de Información Criminal, definido en la Ley General del Sistema Nacional de Seguridad Pública. Precisando que deberá mantener también un expediente médico y un expediente único de ejecución penal para cada persona que ingrese al sistema penitenciario. Especificando en el articulos 34 que la información contenida en el expediente clínico médico es confidencial e incluso no formará parte del expediente de ejecución. lo que denota su carácter reservado.

Lo anterior deja en claro que la Dirección General de Reinserción Social es la autoridad penitenciaria en el Estado de Querétaro y tiene a su cargo no sólo la administración de los centros penitenciarios del Estado y la emisión de criterios y programas de reinserción, sino que de igual manera debe contar con diversas información relativa a las personas privadas de su libertad o aquellas a quienes se instruyen procesos penales y eventualmente le sean puestos a disposición para la ejecución de la pena de prisión, cualquier pena no privativa de libertad o medida de seguridad, impuestas a los gobernados por los órganos jurisdiccionales.

Ahora bien, atendiendo al contenido del artículo 110 de la Ley General del Sistema Nacional de Seguridad Pública, que establece literalmente que se clasifica como reservada la información contenida en todas y cada una de las Bases de Datos del Sistema, dentro de la que obviamente se encuentra la generada y resguardada por la Dirección General de Reinserción Social del Estado de Querétaro, así como los Registros Nacionales y la información contenida en ellos, en materia de detenciones, información criminal, personal de seguridad pública, personal y equipo de los servicios de seguridad privada, armamento y equipo, vehículos, huellas dactilares, teléfonos celulares, medidas cautelares, soluciones alternas y formas de terminación anticipada, sentenciados y las demás necesarias para la operación del Sistema, cuya consulta es exclusiva de las Instituciones de Seguridad Pública que estén facultadas en cada caso, a través de los servidores públicos que cada Institución designe, por lo que el público no tendrá acceso a la información que en ellos se contenga.

Del mismo, modo el artículo 116 de la referida Ley, establece que las Instituciones de Seguridad Pública serán responsables de la administración, guarda y custodia de los datos que integran este registro y que su violación se sancionará de acuerdo con las disposiciones previstas en la legislación penal aplicable.

En congruencia con lo anterior, la información solicitada por la recurrente encuadra en el supuesto establecido en el artículo 8, fracción III, 108 fracciones I y VII, y 109 de la Ley de Transparencia y Acceso a la Información Pública del Estado de Querétaro. Pues además de que el artículo 108 de la Ley de Transparencia y Acceso a la Información Pública del Estado de Querétaro, enumera las causas por las que cierta información sea clasificada como reservada, y las fracciones I y VII se refieran específicamente a datos generados por una Institución de Seguridad Pública, es clara la disposición contenida en el artículo 109 de la misma ley, que dispone que será información reservada, aquella a la que una ley de manera expresa le reviste tal carácter.

Dirección General de Reinserción Social
Carretera a Chichimequillas Km 6.7
San José El Alto, Querétaro, Qro.
C.P. 76238
(442) 2467201 2467202 2467214

En este orden de ideas, la fundamentación vertida en el oficio de respuesta a la solicitud de información a que hace referencia, de folio 6417 se aprecia suficiente, pues se fundamentó y motivó acorde a lo dispuesto por el artículo 8 fracción III de la Ley de Transparencia y Acceso a la Información Pública del Estado de Querétaro, Ley que establece que ninguna autoridad está obligada a proporcionar información , respecto de lo que existe impedimento para ello, por tratarse de información clasificada como reservada, existiendo disposición expresa en la Ley General del Sistema Nacional de Seguridad Pública en este sentido.

Así mismo, se cita el último párrafo del artículo 42 de dicho ordenamiento que las dependencias, entidades o unidades administrativas que manejen información relacionada con la seguridad del Estado, investigación del delito, procuración de justicia, así como aquella referente a la seguridad pública del Estado, estarán a lo establecido a la Ley General de Transparencia y la presente Ley, para efecto de la reserva de la información que generen.

De la misma manera, el artículo 108 de dicho cuerpo normativo de transparencia y acceso a la información, señala que la información podrá clasificarse como reservada, cuando comprometa la seguridad pública y cuente con un propósito genuino y un efecto demostrable y obstruya la prevención o persecución de los delitos, pues es evidente que la difusión de los datos solicitados en las peticiones referidas, pueden incidir en la prevención general y especial a cargo del Estado, pues es claro que de entrada dichos datos solo podrán ser proporcionados a los miembros del sistema de seguridad y su conocimiento por los particulares, sin tener la certeza de su uso o destino. puede afectar los programas de reinserción social que la autoridad penitenciaria diseña y ofrece a las personas privadas de su libertad.

Por lo expuesto es que los argumentos aislados, sin considerar el sentido de la ley en su integridad, vertidos por el recurrente no son suficientes para desvirtuar la fundamentación vertida en la respuesta de información que le fue formulada, ni para justificar le sea brindada la información solicitada, pues aunque refiera bajo su muy particular punto de vista, que se trata de *"datos estadísticos, numéricos y genéricos"* lo cierto es que las disposiciones legales referidas justifican la negativa a proporcionar la información solicitada, por formar parte de las bases de datos y registros de clasificación penitenciaria de las instituciones de seguridad pública, aunado a la prohibición expresa contenida en el artículo 40, fracción XXI de la Ley General del Sistema Nacional de Seguridad, que establece que a efecto de garantizar el cumplimiento de los principios constitucionales de legalidad, objetividad, eficiencia, profesionalismo, honradez y respeto a los derechos humanos, los integrantes de las Instituciones de Seguridad Pública tienen como obligación el abstenerse, conforme a las disposiciones aplicables. de dar a conocer por cualquier medio a quien no tenga derecho, documentos, registros, imágenes, constancias, **estadísticas**, reportes o cualquier otra información reservada o confidencial de la que tenga conocimiento en ejercicio y con motivo de su empleo, cargo o comisión.

QUERÉTARO
ESTÁ EN NOSOTROS

PODER EJECUTIVO DEL ESTADO DE
QUERÉTARO

Con fundamento en lo dispuesto por el artículo 148 fracción III de la Ley de Transparencia y Acceso a la Información Pública del Estado de Querétaro, manifiesto que ofrezco las siguientes:

PRUEBAS

1. La **INSTRUMENTAL DE ACTUACIONES**. Consistente en todas y cada una de las actuaciones que integran el procedimiento que nos ocupa, en todo aquello que beneficie a esta autoridad penitenciaria.

2. La **PRESUNCIONAL**. En su doble aspecto, legal y humana, en todo aquello que beneficie a esta autoridad penitenciaria.

Los referidos medios de convicción, se relacionan con todas y cada uno de los argumentos vertidos en el presente informe, a efecto de que esta entidad resolutora corrobore la legalidad del acto administrativo que impugna el recurrente.
Por lo expuesto y fundado, es que a Usted Consejero Ponente, atentamente solicito:

PRIMERO: Se me tenga por presente en tiempo y forma rindiendo el informe justificado requerido, y

SEGUNDO: Previo trámite, determinar la confirmación de la respuesta formulada en términos de lo dispuesto por el artículo 149 de la Ley de Transparencia y Acceso a la Información Pública del Estado de Querétaro

Atentamente

M. en G.P.A. Miguel Ángel Contreras Álvarez
Director General

DIRECCIÓN GENERAL
DE REINSERCIÓN SOCIAL
SECRETARÍA DE GOBIERNO

C.c.p. Archivo/Minuta
MLRQ/JOF

Dirección General de Reinserción Social
Carretera a Chichimequillas Km 8.7
San José El Alto, Querétaro, Qro.
C.P. 76238
(442) 2467201 2467202 2467214

QUERÉTARO
GOBIERNO DEL ESTADO

ANEXO 27

QUINTANA ROO
2016 • 2022

C. Martha Liliana Barrientos Avilés
Titular de la Unidad de Transparencia

MÁS Y MEJORES OPORTUNIDADES

SSP
SECRETARÍA DE SEGURIDAD PÚBLICA

Oficio No. SSP/DS/UT/0064/2017
Asunto: Envío Respuesta de Información.
Chetumal, Quintana Roo, a 27 de Enero de 2017.

C. PABLO GONZALO ORTIZ BELTRÁN
PRESENTE

Con relación a su solicitud de información que ingreso al Sistema Nacional de Transparencia el día 16 de enero del 2017 con número de folio 00030317 que a la letra dice:

PREGUNTAS PENALES DEL ESTADO:

1. ¿Cuál es el total de población recluida de internos masculina y femenina en conjunto en los penales y/o centros penitenciarios del Estado? (número total en conjunto por todos los penales del Estado). **R=** Me permito relacionar a continuación la población total por centro:

CENTRO	TOTAL POBLACION
CERESO Cancún	1778
CERESO Chetumal	916
Centro de Retención de Solidaridad	633
Centro de Retención de Cozumel	126
Centro de Retención de Felipe Carrillo Puerto	62
Centro de Retención de Isla Mujeres	5

2. ¿Cuál es el total de población recluida de internos masculina y femenina en cada uno de los penales y/o centros penitenciarios del Estado? (número total por cada penal y sexo). **R=** A continuación relaciono la población recluida en los centros penitenciarios del estado divididos por género hombres o mujeres:

CENTRO	HOMBRES	MUJERES
CERESO Cancún	1694	84
CERESO Chetumal	864	52
Centro de Retención de Solidaridad	614	19
Centro de Retención de Cozumel	118	8
Centro de Retención de Felipe Carrillo Puerto	61	1
Centro de Retención de Isla Mujeres	5	0

3. ¿Cuánta población recluida masculina y femenina en cada uno de los penales y/o centros penitenciarios del Estado por penal se encuentra diagnosticada con "Trastorno Antisocial de la Personalidad" y/o con "Trastorno Disocial de la Personalidad" y/o con "Psicopatía"? (número total por cada penal y sexo). **R=** A continuación se relaciona los internos que tengan diagnosticado trastornó de la personalidad y/o con trastornó disocial

UNIDAD DE TRANSPARENCIA DE LA SSP
Avenida del Centenario Núm. 531 Col. Adolfo López Mateos
C.P. 77010. Chetumal, Q. Roo, México
Tel.: (983) 2673322 Ext.10022

de la personalidad por centro penitenciario:

CENTRO	HOMBRES	MUJERS
CERESO Cancún	4	1
CERESO Chetumal	15	2
Centro de Retención de Solidaridad	0	0
Centro de Retención de Cozumel	0	0
Centro de Retención de Felipe Carrillo Puerto	0	0
Centro de Retención de Isla Mujeres	0	0

4. ¿De la población recluida en penales del Estado y que se encuentra diagnosticada con "Trastorno Antisocial de la Personalidad" y/o con "Trastorno Disocial de la Personalidad" y/o con "Psicopatía" que pruebas psicológicas (específicamente el nombre de todas y cada una de las pruebas utilizadas en la batería de test) y que exámenes psiquiátricos (específicamente el nombre de todos y cada uno de los exámenes psiquiátricos y pruebas médicas de laboratorio) se utilizaron por penal para llegar a cualquiera de estos diagnósticos? (por penal) **R=** a). En el CERESO de Chetumal los exámenes realizados por especialistas externos, en virtud de que no se cuenta con un psiquiatra, son mini exámenes cognoscitivo (MEC-35), cuestionario de PFEIFFER (short portable mental status questionnire), escala de comportamiento agitado de CORRIGAN, escala breve de evaluación piquiatrica (brief psychiatric rating scale), escala de agresividad manifiesta (overt agresión scale) y la escala de evaluacionde INSIGHT (scale unawareness of mental disord).

b). En el CERESO de Cancún, no cuenta con psiquiatra al servicio del centro, por lo que los diagnósticos fueron realizados por psiquiatras externos, quienes no mencionan las pruebas realizadas para tal fin, por lo que no se cuenta con las especificaciones de las pruebas realizadas.

5. ¿De la población recluida en penales del Estado y que se encuentra diagnosticada con "Trastorno Antisocial de la Personalidad" y/o con "Trastorno Disocial de la Personalidad" y/o con "Psicopatía" que procedimiento y/o metodología psicológica y/o psiquiátrica se utilizaron para llegar a cualquiera de estos diagnósticos? (por penal) **R=** No se cuenta con la información, toda vez que los diagnósticos no están en resguardo de los Centros Penitenciarios.

6. ¿De la población recluida en penales del Estado y que se encuentra diagnosticada con "Trastorno Antisocial de la Personalidad" y/o con "Trastorno Disocial de la Personalidad" y/o con "Psicopatía" que Sistema de Clasificación (DSM o CIE) se utilizó para llegar a cualquiera de estos diagnósticos? (por penal) **R=** En el CERESO Chetumal los sistemas de clasificación son: DSM IV y CIE 10. En el CERESO Cancún no cuenta con ninguno.

UNIDAD DE TRANSPARENCIA DE LA SSP
Avenida del Centenario Núm. 531 Col. Adolfo López Mateos
C.P. 77010. Chetumal, Q. Roo, México
Tel.: (983) 2673322 Ext.10022

7. ¿Cuáles son los datos por penal de cada uno de los responsables (nombre; teléfono, correo electrónico, etc.) para solicitar información relacionada con los 6 puntos anteriores en base a la transparencia?

CENTRO	NOMBRE DEL RESPONSABLE	TELEFONO	CORREO ELECTRONIOCO
CERESO Chetumal	Myr. Paul Armado Hernández Ruiz	983-83-2-60-50 983-83-2-08-00	ceresochetumal@live.com
CERESO Cancún	Cmdte. Fermín Cortez Burgos	01-99884-373-88	fermincop@hotmail.com cárcel.cancun@sspqroo.gob.mx
Centro de Retención de Felipe Carrillo Puerto	Alcaide José Luis Esquivel Perera	045-983-11-495-40	mahla82@hotmail.com juemuba@hotmail.com
Centro de Retención de Solidaridad	Lic. Emma Luisa Robles Huizar	01-984-87-730-50 Ext. 10681	centroderetencionplaya@live.com
Centro de Retención de Isla Mujeres	Cmdte. Jairo Chevez Juan	01-998-99-900-51	chevez_mico@hotmail.com
Centro de Retención de Cozumel	Lic. Carlos Armando Martínez Martínez	01-045-55-229-94-833	loscar_armos@hotmail.com

Lo anterior es con fundamento en los artículos 142, 151, 152, y 154 de la Ley de Transparencia y Acceso a la Información Publica para el Estado de Quintana Roo.

C.c.p.- Expediente
Minutario.

ANEXO 28

SSP/DJ/UT/035/2017.
San Luis potosí, S.L.P. Enero 25, 2017.

PREGUNTAS PENALES DEL ESTADO

1. ¿Cuál es el total de población recluida de internos masculina y femenina **en conjunto** en los **penales** y/o centros penitenciarios del **Estado**? (número total en conjunto por todos los penales del Estado).

Respuesta:

No.	Centro Estatal de Reinserción Social	Masculino	Femenino	Total
TOTAL		2468	102	2570

2. ¿Cuál es el total de población recluida de internos masculina y femenina **en cada uno** de los **penales** y/o centros penitenciarios del **Estado**? (número total por cada penal y sexo).

Respuesta:

No.	Centro Estatal de Reinserción Social	Masculino	Femenino	Total
1	Delegación la Pila	1416	59	1475
2	Matehuala	164	10	174
3	Rioverde	287	11	298
4	Tamazunchale	95	5	100
5	Tancanhuitz	138	3	141
6	Cd. Valles	368	14	382
TOTAL		2468	102	2570

3. ¿Cuánta población recluida masculina y femenina **en cada uno** de los **penales** y/o centros penitenciarios del **Estado** por penal se encuentra diagnosticada con "Trastorno Antisocial de la Personalidad" y/o con "Trastorno Disocial de la Personalidad" y/o con "Psicopatía"? (número total por cada penal y sexo)

Respuesta:

No.	Centro	Trastorno de Personalidad						Total
		Antisocial		Disocial		Psicopatía		
		H	M	H	M	H	M	
1	Delegación la Pila	298	27	0	0	0	0	325
2	Matehuala	28	0	0	0	0	0	28
3	Rioverde	14	4	0	0	0	0	24
4	Tamazunchale	0	0	0	0	0	0	0
5	Tancanhuitz	0	0	0	0	0	0	0
6	Cd. Valles	135	3	0	0	0	0	138

4. ¿De la población recluida en penales del **Estado** y que se encuentra diagnosticada con "Trastorno Antisocial de la Personalidad" y/o con "Trastorno Disocial de la Personalidad" y/o con "Psicopatía" **que pruebas psicológicas** (específicamente el nombre de todas y cada una de las pruebas utilizadas en la batería de test) y **que exámenes psiquiátricos** (específicamente el nombre de todos y cada uno de los exámenes psiquiátricos y pruebas médicas de laboratorio) **se utilizaron** por penal para llegar a cualquiera de estos diagnósticos? (por penal)

Respuesta:

- Test gestáltico visomotor de Bender-Koppitz.
- Test proyectivo de la figura humana de Karen Machover.
- Test proyectivo de la persona bajo la lluvia de Querol.
- Test de casa-árbol-persona, de Emmanuel F. Hammer.
- Test proyectivo H.T..P.
- Test de colores de Max Luscher.
- Prueba de inteligencia Raven
- Autobiografía, cuestionarios de depresión y ansiedad de Beck.
- Consulta psiquiátrica

5. ¿De la población recluida en penales del **Estado** y que se encuentra diagnosticada con "Trastorno Antisocial de la Personalidad" y/o con "Trastorno Disocial de la Personalidad" y/o con "Psicopatía" **que procedimiento** y/o metodología psicológica y/o psiquiátrica **se utilizaron** para llegar a cualquiera de estos diagnósticos? (por penal)

Respuesta:

- A través de diferentes pruebas; aplicadas y entrevista.
- Dinámica de preguntas cara a cara.
- La valoración de contenidos.
- Perspectivas neurológicas.
- Modelo cognitivo hemisférico cerebral
- Inteligencia emocional
- Consulta psiquiátrica
- Entrevista abierta y dirigida, así como la evaluación clínica por medio de la observación, aplicación de test antes mencionado y escalas de evaluación psicológica.

6. ¿De la población recluida en penales del **Estado** y que se encuentra diagnosticada con "Trastorno Antisocial de la Personalidad" y/o con "Trastorno Disocial de la Personalidad" y/o con "Psicopatía" **que Sistema de Clasificación (DSM** o **CIE) se utilizó** para llegar a cualquiera de estos diagnósticos? (por penal)

No.	Centro Estatal de Reinserción Social	DSM 4	DSM V	CIE
1	Delegación la Pila		XX	
2	Matehuala	XX		
3	Rioverde		XX	
4	Cd. Valles		XX	

7. ¿Cuáles son los datos por penal de cada uno de los responsables (nombre, teléfono, correo electrónico, etc.) para solicitar información relacionada con los 6 puntos anteriores en base a la transparencia?

No.	Centro Estatal de Reinserción Social	Nombre de Director	Correo Electrónica	Teléfono
1	Delegación la Pila	Lic. Arturo Cervantes Juárez	dir_cerslp1@hotmail.com	014448240493
2	Matehuala	Mtro. Moisés Willie Ramírez	moy_wrm13@outloock.com	014888821871
3	Rioverde	Lic. José Prospero Marino Gallegos	Jose_pmg@hotmail.com	014878716062
4	Tamazunchale	Lic. Arturo Sustaita Torres	certamazunchale@gmail.com	017122972574
5	Tancanhuitz	Lic. Marcos Zuviri Rivera	Sgg_certancanhuitz@slp.gob.mx	014821094064
6	Cd. Valles	Lic. Natanael López Hernández	Cervalles_slp@hotmail.com	014813829400

En relación con la pregunta anterior, la información proporcionada corresponde A la base de datos del directorio de los responsables de cada uno de los Centros de Reinserción Social, sin embargo para cualquier duda o aclaración con motivo de la presente solicitud de información, esta deberá de ser consultada vía plataforma INFOMEX, y/o, a través de la Unidad de Transparencia de la Secretaria de Seguridad Pública, ya que es la única instancia para contestar cualquier duda y/o aclaración como a continuación se detalla:.

Lo anterior con fundamento en artículo 54. Fracciones II y IV. De la Ley de Transparencia y Acceso a la Información Pública del Estado de San Luis Potosí. Que a letra dicen:

II. Recibir y dar trámite a las solicitudes de acceso a la información;
IV. Realizar los trámites internos necesarios para la atención de las solicitudes de acceso a la información;

Unidad de Transparencia de la Secretaría de Seguridad Pública.
Avenida del Potosí No. 436. Lomas 1ª Sección. C.P. 78210. S.L.P.
unidaddetransparenciassp@sspslp.gob.mx
Teléfono: (444) 8117631
www.slp.gob.mx
Horario de atención al Público 08:00 a 17:00 lunes a viernes.

ATENTAMENTE.

SECRETARÍA DE SEGURIDAD PÚBLICA DEL ESTADO.

ANEXO 29

SINALOA
GOBIERNO DEL ESTADO

Secretaría de Seguridad Pública

Subsecretaría de Seguridad Pública y de Prevención y Reinserción Social

Dirección de Prevención y Reinserción Social

Preguntas Penales del Estado (Folio 00098117)

Culiacán, Sinaloa, a 13 de febrero de 2017.

1. ¿Cuál es el total de población recluida de internos masculina y femenina en conjunto en los penales y/o Centros Penitenciarios del Estado? (número total en conjunto por todos los penales del Estado)

   Población Penitenciaria en el Estado: 5,411
   Población Penitenciaria Femenina: 192
   Población Penitenciaria Masculina: 5,219

2. ¿Cuál es el total de población recluida de internos masculina y femenina en cada uno de los penales y/o centros penitenciarios del Estado? (número total por cada penal y sexo)

Centro Penitenciario	Población		Total
	Femenina	Masculina	
"Goros II" de la ciudad de Los Mochis	42	1,304	1,346
"Región del Évora" de la ciudad de Angostura	3	87	90
"Aguaruto" de la ciudad de Culiacán	67	2,374	2,441
"El Castillo" de la ciudad y puerto de Mazatlán	80	1,454	1,534

3. ¿Cuánta población recluida masculina y femenina en cada uno de los penales y/o centros penitenciarios del Estado por penal se encuentra diagnosticada con "Trastorno Antisocial de la Personalidad" y/o con "Trastorno Disocial de la Personalidad" y/o con "Psicopatía"? (número total por cada penal y sexo)

Centro Penitenciario	Mujeres	Hombres
"Goros II" de la ciudad de Los Mochis	8	338
"Región del Évora" de la ciudad de Angostura	0	3
"Aguaruto" de la ciudad de Culiacán	10	30
"El Castillo" de la ciudad y puerto de Mazatlán	1	22

4. ¿De la población recluida en penales del Estado y que se encuentra diagnosticada con "Trastorno Antisocial de la Personalidad" y/o con "Trastorno Disocial de la Personalidad" y/o con "Psicopatía" que pruebas psicológicas (específicamente el nombre de todas y cada una de las pruebas utilizadas en la batería de test) y que exámenes psiquiátricos (específicamente el nombre de todos y cada uno de los exámenes psiquiátricos y pruebas médicas de laboratorio) se utilizaron por penal para llegar a cualquiera de estos diagnósticos? (por penal)

   <u>Centro Penitenciario "Goros II" de la ciudad de Los Mochis:</u>

   - Entrevista estructurada.
   - Batería de test.
   - Gestáltico Psicomotor Bender.

- Proyectivo de Karen Machover de la Figura Humana.
- Inventario de Beck (depresión y ansiedad)
- Inventario Multifásico de la Personalidad MMPI.
- Cuestionario 16 factores.
- Inventario de Rasgos Temperamentales de Thurstone.

Centro Penitenciario "Región del Évora" de la ciudad de Angostura:
No cuenta con personal especializado en la materia ni pruebas psicológicas, el diagnóstico que se realizó a las personas privadas de la libertad fue un médico psiquiatra externo al centro, el cual es dependiente de la Administración Pública Municipal.

Centro Penitenciario "Aguaruto" de la ciudad de Culiacán:
Pruebas de Personalidad:
- Machover
- HTP
- Bender
- CTP4
- Chargoy

Psiquiatría:
- Historia clínica completa
- Laboratoriales básicos

Centro Penitenciario "El Castillo" de la ciudad y puerto de Mazatlán:
Test de Personalidad:
- Bender
- Bajo la lluvia
- HTP - HTP4

Test de Inteligencia:
- Barsit
- Raven
- Entrevista

5. ¿De la población recluida en penales del Estado y que se encuentra diagnosticada con "Trastorno Antisocial de la Personalidad" y/o con "Trastorno Disocial de la Personalidad" y/o con "Psicopatía" que procedimiento y/o metodología psicológica y/o psiquiátrica se utilizaron para llegar a cualquiera de estos diagnósticos? (por penal)

Centro Penitenciario "Goros II" de la ciudad de Los Mochis:
Ingresan a C.O.C. (Centro de observación y clasificación) y se catalogan a través de la Batería de test, se entrevistan dependiendo de los resultados obtenidos, si arrojan un tipo de trastorno, se complementa y corrobora la información con las pruebas psicológicas especializadas (cuestionario 16 factores, Inventario Multifásico de la Personalidad MMPI e Inventario de Rasgos Temperamentales de Thurstone, emitiendo la conclusión de resultados al área médica para su seguimiento.

Centro Penitenciario "Región del Évora" de la ciudad de Angostura:
Son valorados al ingresar por la médico general adscrita a este centro, en caso de presentar algún trastorno, se informa a la Dirección de Prevención y Reinserción Social para que sea enviado el psiquiatra del Centro Penitenciario "Aguaruto" de la ciudad de Culiacán.

Centro Penitenciario "Aguaruto" de la ciudad de Culiacán:
En este centro penitenciario al momento del ingreso, a cada interno se le hace la valoración e historia clínica.

Centro Penitenciario "El Castillo" de la ciudad y puerto de Mazatlán:
Se realiza una entrevista inicial (ficha de ingreso), donde se ven aspectos de la actitud, emotividad, capacidad de introspección, control de impulsos, etc., datos personales y toxicomanías, aplicación de pruebas psicométricas, diagnóstico y canalización psicológica o psiquiátrica para iniciar tratamiento.

6. ¿De la población recluida en penales del Estado y que se encuentra diagnosticada con "Trastorno Antisocial de la Personalidad" y/o con "Trastorno Disocial de la Personalidad" y/o con "Psicopatía" que Sistema de Clasificación (DSM o CIE) se utilizó para llegar a cualquiera de estos diagnósticos? (por penal)

   Centro Penitenciario "Goros II" de la ciudad de Los Mochis:
   - DSM-V
   - CIE-10

   Centro Penitenciario "Región del Évora" de la ciudad de Angostura:
   No cuenta con pruebas psicológicas, el centro es dependiente de la Administración Pública Municipal.

   Centro Penitenciario "Aguaruto" de la ciudad de Culiacán:
   - DSM-IV
   - CIE-10

   Centro Penitenciario "El Castillo" de la ciudad y puerto de Mazatlán:
   - DSM-IV
   - DSM-V

7. ¿Cuáles son los datos por penal de cada uno de los responsables (nombre, teléfono, correo electrónico, etc.) para solicitar información relacionada con los 6 puntos anteriores en base a la transparencia?
   Dirección de Prevención y Reinserción Social:
   - Teléfono: 6677587400
   - Correo electrónico: direccion.prevencion.sinaloa@hotmail.com

ANEXO 30

Gobierno del Estado de Sonora | Secretaría de Seguridad Pública

Sección: COORDINACIÓN GENERAL DEL SISTEMA ESTATAL PENITENCIARIO
OFICIO NO. CG-042/02/2017.

Hermosillo, Sonora, a 13 de Febrero del 2017.

S.S.P.
SECRETARÍA DE SEGURIDAD PÚBLICA
14 FEB 2017
RECIBIDO
DIRECCIÓN GENERAL JURÍDICA

Lic. Hugo Urbina Báez
Director General Jurídico
Titular de la Unidad de Enlace de la
Secretaría de Seguridad Pública

En atención a la solicitud de información de **Pablo Gonzalo Ortiz Beltrán** fechada el 30/01/17, con folio 00110817 asignado a esta Unidad Administrativa, por la Unidad de Enlace de la Secretaría de Seguridad Pública, y que a la letra dice:

"1 ¿Cuál es el total de población recluida de internos masculina y femenina en conjunto en los penales y/o centros penitenciarios del Estado? (número total en conjunto por todos los penales del Estado)

2. ¿Cuál es el total de población recluida de internos masculina y femenina en cada uno de los penales y/o centros penitenciarios del Estado? (número total por cada penal y sexo)

3. ¿Cuánta población recluida masculina y femenina en cada uno de los penales y/o centro penitenciarios del Estado por penal se encuentra diagnosticado con "Trastorno Antisocial de la Personalidad" y/o con "Psicopatía" (número total por cada penal y sexo)

4.De la población recluida en penales del Estado y que se encuentra diagnosticada con "Trastorno Antisocial de la Personalidad y/o con "psicopatía" que pruebas psicológicas (especificas el nombre de todas y cada una de las pruebas utilizadas en la betería de test) y que exámenes psiquiátricos (específicamente el nombre de todos y cada uno de los exámenes psiquiátricos y pruebas médicas de laboratorio) se utilizaron por penal para llegar a cualquier de estos diagnósticos? (por penal)

5.¿De la población recluida en penales del Estado y que se encuentra diagnosticada con "Trastorno Antisocial de la Personalidad" y/o con "Trastorno Disocial de la Personalidad" y/o con "Psicopatía" que procedimiento y/o metodología psicológica y/o psiquiátrica se utilizaron para cualquiera de estos diagnósticos? (por penal)

6.De la población recluida en penales del Estado y que se encuentra diagnosticada con "Trastorno Antisocial de la Personalidad" y/o con "Trastorno Disocial de la personalidad y/o "Psicopatía" que sistema de clasificación (DSM o CIE) se utilizó para llegar a cualquiera de estos diagnósticos? (Por penal)

Unidos logramos más
SISTEMA ESTATAL PENITENCIARIO
CALLE DE LAS GALAXIAS #101, ESQUINA VÍA LÁCTEA. COL. PARQUE INDUSTRIAL. C.P. 83299 | TEL +52(662)108-0400 |
HERMOSILLO, SONORA, MÉXICO | www.todosporlaseguridaddetodos.gob.mx
HORA 09:38 FECHA 14.02.2017 RECIBE SSP

7.¿Cuáles son los datos por penal de cada uno de los responsables (nombre, teléfono, correo electrónico, etc.) para solicitar información relacionada con los 6 puntos anteriores en base a la transparencia?". (sic)

Me permito informar a Usted, que en las tablas adjuntas encontrará la información solicitada, precisándole que los centros no pueden brindarle información; la petición deberá ingresar por la Unidad de Enlace de la Secretaría de Seguridad Pública para darle un folio y el seguimiento de ley correspondiente.

Sin otro particular, aprovecho la oportunidad para saludarle y reiterarle mi especial consideración y respeto.

ATENTAMENTE

LIC. PEDRO GABRIEL GONZÁLEZ AVILÉS
COORDINADOR GENERAL DEL SISTEMA
ESTATAL PENITENCIARIO

COORDINACIÓN GENERAL DEL SISTEMA ESTATAL PENITENCIARIO

C.c.p Archivo
C.c.p Minutario

EN RESPUETA A SOLICITUD DE INFORMACIÓN PRESENTADA A TRAVÉS DE LA PLATAFORMA NACIONAL DE TRANSPARENCIA SONORA, CON ACUSE DE RECIBO N° 00110817.

SOLICITANTE: PABLO GONZALO ORTIZ BELTRÁN.

CENTRO	POBLACIÓN TOTAL RECLUIDA		POBLACIÓN DIAGNOSTICADA CON TRAST. ANTISOCIAL DE LA PERSONALIDAD		DE LA POBLACION RECLUIDA EN LOS PENALES, DIAGNOSTICADA CÓN "TRANSTORNO ANTISOCIAL DE LA PERSONALIDAD" Y/O "TRANSTORNO DISOCIAL DE LA PERSONALIDAD" Y/O CON "PSICOPATIA", QUE PRUEBAS PSICOLÓGICAS (ESPECÍFICAMENTE EL NOMBRE DE TODAS Y CADA UNA DE LAS PRUEBAS UTILIZADAS EN LA BATERÍA DE TEST) Y QUE EXÁMENES PSIQUÁTRICOS (ESPECÍFICAMENTE EL NOMBRE DE TODOS Y CADA UNO DE ELLOS Y PRUEBAS MÉDICAS DE LABORATORIO) QUE SE UTILIZARON PARA LLEGAR A CUALQUIERA DE ESTOS DIAGNÓSTICOS.		PROCEDIMIENTO Y/O METODOLOGÍA PSICOLOGICA Y/O PSIQUÁTRICA UTILIZADA PARA LLEGAR A ESTOS DIAGNÓSTICOS	QUÉ SISTEMA DE CLASIFICACIÓN (DSM o CIE) SE UTILIZÓ PARA LLEGAR A CUALQUIERA DE ESTOS DIAGNÓSTICOS
	POB. VARONIL	POB. FEMENIL	POB. VARONIL	POB. FEMENIL				
AGUA PRIETA	302	4	0	0	No cuenta con personal de psicología ni con Médico Psiquiatra.			
CABORCA	279	0	1	0	Machover, HTP, Test Persona Bajo la Lluvia, Raven, Bender, 16 PF, MMPI, Test de Habilidades Mentales, Mini exámen Cognoscitivo.	No se cuenta con Médico Psiquiatra		
CD. OBREGÓN	1213	86	16	0	16 PF, Bender, Machover, Mini exámen Cognoscitivo, Raven, MMPI, HTP.	Observación directa somática y mental.	Observación directa somática y mental.	DSM I, DSM III, DSM IV, DSM V.
GUAYMAS	498	25	4	0	Raven Machover, Bender, 16 PF.	No se cuenta con Médico Psiquiatra		
HERMOSILLO I	2627	74	30	8	16 PF, Raven, Machover, HTP, Test Persona Bajo la Lluvia, Inventario de Beck (ansiedad).	MMPI, 16 PF, Inventario Multifásico Minesota.	Método científico deductivo.	Algunos pacientes están clasificados con el DSM-4-TR y otros con el CIE-10
HERMOSILLO II	506	0	0	0	16 PF, HTP, Mini mental, Beta (CI).	No se cuenta con Médico Psiquiatra	El área de psicología no emite diagnósticos, detectamos a través de entrevistas clínicas a población con posibles rasgos característicos de algún padecimiento mental y son remitidos al médico psiquiatra, una vez que éste diagnostica y da tratamiento farmacológico, se da seguimiento a través de terapia individual si así se requiere.	Se desconoce sistema de clasificación.
HUATABAMPO	183	5	71	5	Bender, Raven, 16 PF, Figura Humana de Machover, HTP.	No se cuenta con Médico Psiquiatra	El procedimiento psicológico empleado para el diagnóstico es entrevista, observación y revisión de expediente.	DSM-4 y DSM-5
MAGDALENA	76	0	4	0	El departamento de Psicología no cuenta con batería de pruebas psicológicas. El Psicólogo aplica sus pruebas personales y las utiliza para el diagnóstico (Bender, Raven, HTP, 16 PF).	No se cuenta con Médico Psiquiatra	Observación, entrevista médica y psicológica, realización de história clínica, entrevista del familiar, revisión de expediente clínico.	No se cuenta con ningún sistema de clasificación.
NAVOJOA	216	0	8	0	Bender, Machover, Raven, HTP, Test de Depresión Mini mental, Test de Matrices Progresivas de Raven, Escala General, Test de la Figura Humana, Test de Casa-Arbol-Persona, Test de los colores de M. Lüscher, Frases Incompletas de Sacks para adultos.	No se cuenta con Médico Psiquiatra	Observación (registro sensorial), indagción (entrevista), confirmación (evaluación, aplicación, interpretación y calificación e interpretación de técnicas e instrumentos), abstracción (identificación del patrón de respuestas del sujeto, conclusiones), pronóstico, intervención (toma de desiciones).	DSM-5

NOGALES VARONIL	1,093	0	148	0	Historia Clínica Multimodal De Lazarus, Historia Clínica Psicológica, Historia Clínica Criminológica, Historia Clínica Psiquiátrica, Valoración del Test Proyectivo Figura Humana, Valoración Del Test Multifásico de la Personalidad MMPI 2, Valoración de la Escala PD (Desviación Psicopática) para determinar grado de peligrosidad, Valoración del Test de PCL HARE para determinar Psicopatía, Valoración de Test de Personalidad Salamanca, Valoración de Test de Personalidad PDQ 4, Test de Inteligencia RAVEN computarizado.		Se aplica en forma personalizada la batería de exámenes y de entrevistas señaladas, con una duración de 3 horas aproximadamente.	1) Para valorar los criterios diagnósticos del Transtorno Antisocial de la Personalidad, se utilizaron los criterios diagnósticos del manual diagnóstico y estadístico de enfermedades mentales de la APA (DSM-5) edición actualizada misma que se encuentra en concordancia con la Clasificación Internacional de Enfermedades Mentales de la OMS CIE-10. 2) Para valorar los criterios del Transtorno Disocial de la Personalidad se utilizan los criterios diagnósticos del CIE-10. 3) Para valorar los criterios de Psicopatía se utiliza la Clasificación CIE-10 y la Clasificación de Psicopatía de PCL HARE.
NOGALES FEMENIL	0	105	0	1	Pruebas digitales Machover, HTP, Raven, Test Frases Incomletas, Bender.	No se cuenta con Médico Psiquiatra en el centro pero se tiene el apoyo del Médico psiquiatra del centro de Nogales Varonil.		Manual diagnóstico y estadístico de los Transtornos Mentales DSM, DSM5.
PUERTO PEÑASCO	136	2	0	0	Bender, Raven, 16 PF, HTP, Machover, Mini mental.	No se cuenta con Médico Psiquiatra	La metodología utilizada para las evaluaciones es la aplicación de las baterías de pruebas mencionadas, además de llevarse a cabo entrevista estructurada y se monitorea su evolución congnitiva conductual.	
SAN LUIS RÍO COLORADO	555	34	1	2	Sólo se cuenta con copias de Test Proyectivo HTP, Raven,16 PF, Bender, algunos ya no tienen valor porque no están vigentes.	No se cuenta con Médico Psiquiatra	Exploración física clínica, entrevista con paciente, entrevista con familiar, observación, revisión de expediente, historial clínico.	Se desconoce sistema de clasificación.
	7684	335	283	16				
	8019		299					

DIRECTORIO DE CERESOS

CENTRO	DIRECTOR	DIRECCIÓN	TELÉFONO	CORREO ELECTRÓNICO
AGUA PRIETA	LIC. RAMÓN CORONADO FLORES	Carretera a Nacozari Km. 1 s/n C.P. 84200	633-338-80-39	Director.Ap@siepsonora.gob.mx
CABORCA	LIC. RICARDO FELIZ ROSAS	Calle Esquer y Padre Kino s/n Colonia Pueblo Viejo C.P. 83600	637-372-14-94	Director.Cab@siepsonora.gob.mx
CD. OBREGÓN	LIC. ENRIQUE CHAVEZ SANDOVAL	Carretera Internacional, Salida Norte s/n C.P. 85010	644-413-93-20 644-414-67-21	Director.Obr@siepsonora.gob.mx
GUAYMAS	LIC. RODOLFO LEONARDO BARCELÓ MORENO	Carretera al Aeropuerto.Camino al Cerro de Microhondas 24 Sector San Germán s/n C.P. 85424	622-221-22-10	Director.Gym@siepsonora.gob.mx
HERMOSILLO I	LIC. FERMÍN DANIEL SUÁREZ MUÑOZ	Blvd. De los Ganaderos s/n frente a Valmo Col. Las Lomas C.P. 83290	254-00-25 254-00-26	Director.Hmo1@siepsonora.gob.mx
HERMOSILLO II	LIC. JULIO MAYTORENA HERNÁNDEZ	Carretera a Bahía de Kino Km. 21 s/n	213-91-53 213-91-64	Director.Hmo2@siepsonora.gob.mx
HUATABAMPO	LIC. JORGE TRINIDAD MENDOZA MOROYOQUI	Calle Nicolás Bravo final s/n Col. Santa Cruz C.P. 85966	647-426-08-58	Director.Hua@siepsonora.gob.mx
MAGDALENA	LIC. EDUVIGES SALAZAR LÓPEZ	Carretera al Tacícuri entronque Carretera Internacional s/n	632-322-44-77 632-32-27-018	Director.Mag@siepsonora.gob.mx
NAVOJOA	LIC. EDGAR IVÁN MORALES RUIZ	Prolongación Morelos s/n Col. Tetanchopo C.P. 85800	642-421-20-24	Director.Nav@siepsonora.gob.mx
NOGALES	LIC. ROMUALDO ANTONIO GONZÁLEZ OCHOA	Carretera Internacional Nogales-Hermosillo Km. 18.5	631-313-92-16 631-313-60-12	Director.Nog@siepsonora.gob.mx
NOGALES FEMENIL	LIC. GPE. PATRICIA MARTÍNEZ CHIAPA	Carretera Internacional Nogales-Hermosillo Km. 18.5	631-313-92-15	Director.Nf@siepsonora.gob.mx
PUERTO PEÑASCO	LIC. JORGE ALBERTO ARGÜELLES VALDEZ	Constitución Final s/n. Colonia Nueva Esperanza C.P.83550	638-383-79-23	Director.Ptop@siepsonora.gob.mx
SAN LUIS RÍO COLORADO	LIC. HÉCTOR RAÚL DUARTE NUÑEZ	Avenida Zaragoza y Calle 36 Colonia Burócratas s/n C.P. 83450	653-534-21-53 653-53-516-30	Director.Slrc@siepsonora.gob.mx

ANEXO 30 BIS

Gobierno del Estado de Sonora | Secretaría de Seguridad Pública

Oficio No. SSP- UT-086-032017.
Hermosillo, Sonora 14 de marzo de 2017.
"2017: Centenario de la Constitución, Pacto Social Supremo de los Mexicanos"

LIC. PABLO GONZALO ORTIZ BELTRAN
P r e s e n t e.-

En atención a su correo electrónico recibido en esta Unidad de Enlace el 21 de febrero del presente año, mediante el cual solicita se especifique más la información que me dan del Centro Nogales varonil; de este centro me dicen que de la población total 148 están diagnosticados con trastorno antisocial pero en la información que me dan de los procedimientos y sistema de clasificación utilizados por este centro me dan información que me hace necesario me especifiquen de estos 148 ¿Cuántos están diagnosticados 1) con Trastorno Antisocial de la Personalidad 2) Con Trastorno Disocial de la Personalidad y 3) Con Psicopatía?, se informa lo siguiente:

Se solicitó información al Coordinador General del Sistema Estatal Penitenciario, mismos que nos proporciono respuesta, misma que se anexa al presente.

No obstante lo anterior, se manifiesta que al momento de solicitar la información correspondiente misma que quedó registrada bajo número de folio 00110817, fue solicitada en forma general y no especifica como lo hace en el correo electrónico.

Lo anterior de conformidad con los artículos 128 y 129 de la ley de Transparencia y Acceso a la Información Pública del Estado de Sonora.

Sin más por el momento, aprovecho la ocasión para enviarle un cordial saludo.

A T E N T A M E N T E

LIC. HUGO URBINA BAEZ
Titular de la Unidad de Enlace
de la Secretaria de Seguridad Publica

Secretaría de Seguridad Pública
Hermosillo, Sonora.

C.c.p. Minutario y archivo
HUB/bngs

Unidos logramos más

Blvd. Luis Encinas y Paseo de la Pradera No. 400, Col. Valle Verde, C.P. 83200.
Teléfono: (662) 259 5700. Hermosillo, Sonora / www.sonora.gob.mx

Gobierno del Estado de Sonora | Secretaría de Seguridad Pública

Sección: COORDINACIÓN GENERAL DEL SISTEMA ESTATAL PENITENCIARIO
OFICIO NO. CG-063/02/2017.

Hermosillo, Sonora, a 28 de Febrero del 2017.

S.S.P.
SECRETARIA DE SEGURIDAD PUBLICA
RECIBIDO
01 MAR 2017
11:35
DIRECCIÓN GENERAL JURÍDICA

Lic. Hugo Urbina Báez
Director General Jurídico
Titular de la Unidad de Enlace de la
Secretaría de Seguridad Pública

En atención al correo electrónico enviado por el **Lic. Pablo Gonzalo Ortiz Beltrán** a esa Unidad de Enlace de la Secretaría de Seguridad Pública, en el cual solicita las cantidades de los internos diagnosticados con trastorno antisocial en el Centro Nogales Varonil, me permito informar lo siguiente:

1.- Con trastorno Antisocial de Personalidad son 10 internos
2.- Con Trastorno Disocial de la Personalidad son 130 internos
3.- Con Psicopatía son 8 internos

Sin otro particular, aprovecho la oportunidad para saludarle y reiterarle mi especial consideración y respeto.

ATENTAMENTE

LIC. PEDRO GABRIEL GONZÁLEZ AVILÉS
COORDINADOR GENERAL DEL SISTEMA
ESTATAL PENITENCIARIO

COORDINACIÓN GENERAL DEL SISTEMA ESTATAL PENITENCIARIO

C.c.p. Archivo
C.c.p. Minutario

HORA 10:53 FECHA 01.03.2017 RECIBE SSP

ANEXO 31

Gobierno del
Estado de Tabasco

SECRETARIA DE SEGURIDAD PÚBLICA.

UNIDAD DE TRANSPARENCIA
ACUERDO: SSP/UT/ADI/053/2017
FOLIO PNTT: 00069617
Acuerdo de Disponibilidad de Información

CUENTA: Con el oficio No. DGPRS/DCDCP/1429/2017, signado por el Lic. Arturo Maldonado Pulgar, Director General de Prevención y Reinserción Social de la Secretaria de Seguridad Publica respectivamente, recibido en esta Dirección el día 10 de febrero del 2017, mediante el cual proporciona respuesta a la solicitud con número de folio 00069617.---------------------------------C O N S T E---------------------------

SECRETARÍA DE SEGURIDAD PÚBLICA DEL ESTADO, DIRECCIÓN DE LA UNIDAD DE ASUNTOS JURÍDICOS, UNIDAD DE TRANSPARENCIA.- VILLAHERMOSA, TABASCO, TRECE DE FEBRERO DEL DOS MIL DIECISIETE.

Vista la cuenta que antecede se acuerda:--

PRIMERO. De fecha 23 de enero de los corrientes, a través del oficio No. SSP/UAJ/UT/047/2017, firmado por el Lic. Emilio Mercado Martínez, Director de la Unidad de Asuntos Jurídicos; donde solicitó la información peticionada al Director General de Prevención y Reinserción Social.--

SEGUNDO. Se tiene por recibido el oficio signado por el Lic. Arturo Maldonado Pulgar, Director General de Prevención y Reinserción Social de la Secretaria de Seguridad Publica, mediante el cual da respuesta a la solicitud de acceso a la información pública con número de folio 00069617 recibida el 20 de enero del 2017 a las 16:25 horas, dirigida a la Secretaría de Seguridad Pública vía sistema Plataforma Nacional de Transparencia Tabasco, por Pablo Gonzalo Ortiz Beltrán (sic), mediante la cual requiere: ***"Solicito la siguiente información en relación al sistema penitenciario del Estado (el mismo cuestionario lo envío como archivo adjunto); por la atención le doy las gracias de antemano."*** *(Sic)*, por lo que se ordena agregar a los autos, el oficio de cuenta, para que surta los efectos legales correspondientes.---

TERCERO. Con fundamento en el artículo 50, fracción III, de la Ley de Transparencia y Acceso a la Información Pública del Estado de Tabasco, así como el artículo 45 de su Reglamento, **se acuerda que la información solicitada ante esta Unidad de Acceso a la Información es pública.**----------------------------

En razón de lo expuesto, se acuerda entregar al requirente de información el oficio de cuenta, por medio del cual comunica que "En atención..." (Se adjunta oficio).---

Con la presente determinación, se satisface el derecho de acceso a la información del solicitante, pues este Sujeto Obligado atendió su solicitud en los términos de la información requerida.----------------------------

CUARTO. Comuníquese al interesado que de conformidad con los artículos 148, 149 y 150 de la Ley de Transparencia y Acceso a la Información Pública del Estado de Tabasco, así como 51 y 52 de su Reglamento en vigor, puede interponer por sí misma o a través de su representante legal, recurso de revisión dentro de los quince

Av. 16 de Septiembre S/N, Col. 1ro. De Mayo
Conmutador (993) 358-1200 Ext. 2642
Villahermosa, Tabasco, México
http://ssp.tabasco.gob.mx

días hábiles siguientes a la notificación del presente acuerdo, ante el Instituto Tabasqueño de Transparencia y Acceso a la Información Pública o ante esta Unidad de Acceso a la Información, en caso de no estar conforme con el mismo.---

QUINTO. Publíquese la solicitud recibida y la respuesta dada en el Portal de Transparencia de este Sujeto Obligado, tal y como lo señala el artículo 76 de la Ley de Transparencia y Acceso a la Información Pública del Estado de Tabasco, y 12 de los Lineamientos Generales para el Cumplimiento de las Obligaciones de Transparencia de los Sujetos Obligados en el Estado de Tabasco, para los efectos correspondientes.----------

NOTIFÍQUESE a través del sistema Infomex Tabasco, medio solicitado por la interesada; remítase copia de este acuerdo al Titular del Sujeto Obligado y al Director de Asuntos Jurídicos y Transparencia, para su conocimiento y en su oportunidad, archívese el presente asunto como total y legalmente concluido. --- Cúmplase.---

Así lo acuerda, manda y firma, el Lic. Lenin Bocanegra Priego, Titular de la Unidad de Transparencia de la Secretaría de Seguridad Pública, ante el Lic. Gerardo Adalberto Flores Cortés, Jefe del Área de Sistemas de esta Unidad de Transparencia de esta misma Secretaría, testigo de asistencia con quien legalmente actúa y da fe.---

Lic. Lenin Bocanegra Priego
Titular de la Unidad de Transparencia

Publicado en la lista de acuerdos de su fecha.------------------------- Conste ------------------------------
Esta hoja de firmas corresponde al Acuerdo de Disponibilidad de la Información del 13 de febrero del 2017, dictado en el expediente relativo a la solicitud de información identificada con número de folio 00069617.- LBP/GAFC*

Av. 16 de Septiembre S/N, Col. 1ro. De Mayo
Conmutador (993) 358-1200 Ext. 2642
Villahermosa, Tabasco, México
http://ssp.tabasco.gob.mx

Gobierno del Estado de Tabasco | Tabasco cambia contigo | SSP Secretaría de Seguridad Pública

LIC. ARTURO MALDONADO PULGAR

DIRECTOR GENERAL DE PREVENCIÓN Y REINSERCIÓN SOCIAL DEL ESTADO

"2017, AÑO DEL CENTENARIO DE LA PROMULGACION DE LA CONSTITUCION POLITICA DE LOS ESTADOS UNIDOS MEXICANOS"

No. De OFICIO/DGPRS/DCDCP/1429/2017
Villahermosa, Tabasco. A 09 de Febrero de 2017.

SECRETARIA DE SEGURIDAD PUBLICA DEL ESTADO
10 FEB 2017
RECIBIDO
UNIDAD DE ASUNTOS JURIDICOS

LIC. EMILIO MERCADO MARTINEZ
DIRECTOR DE LA UNIDAD DE ASUNTOS JURIDICOS
DE LA SECRETARIA DE SEGURIDAD PÚBLICA
P R E S E N T E.

En atención a su oficio No. **SSP/UAJ/UT/047/2017**, suscrito por esa Unidad de Asuntos Jurídicos, el cual fue recepcionado por esta Dirección General el día 24 de Enero del año en curso, en donde se hace del conocimiento de quien suscribe la solicitud el **C. Pablo Gonzalo Ortiz Beltrán**, con **Folio No. 00069617** recibida por vía Plataforma Nacional de Transparencia y que a la letra dice: **"Solicito la siguiente información en relación al sistema penitenciario del Estado (el mismo cuestionario lo envío como archivo adjunto); por la atención le doy las gracias de antemano".**

En relación a los puntos solicitados en archivo adjunto le remito lo siguiente:

Total de Población desglosado por Centro Penitenciario al cierre del 8 de Febrero de 2016

CENTRO PENITENCIARIO	HOMBRES	MUJERES	TOTAL
CARDENAS	443	29	472
CENTLA	32	1	33
CRESET	1973	116	2089
COMALCALCO	460	17	477
CUNDUACAN	57	0	57
HUIMANGUILLO	313	8	321
MACUSPANA	179	8	187
TACOTALPA	45	0	45
TENOSIQUE	196	5	201
TOTAL	3698	184	3882

Total de Personas Privadas de su Libertad con diagnóstico de Trastorno Antisocial de la Personalidad y/o Trastorno Disocial de la Personalidad y/o Psicopatía.

CENTRO PENITENCIARIO	HOMBRES	MUJERES	TOTAL
CARDENAS	8	0	8
CRESET	3	0	3
MACUSPANA	4	0	4
TOTAL	15	0	15

Avenida Gregorio Méndez Magaña No. 723, col. Centro
3-14-23-92 y 3-14-23-93
Villahermosa, Tabasco, México

En relación a las pruebas psicológicas que se aplican para la detección del Trastorno Antisocial de la Personalidad y/o Trastorno Disocial de la Personalidad y/o Psicopatía en las Personas Privadas de su Libertad dentro de los Centros Penitenciarios, se aplican las siguientes:

- Matrices Progresivas de Reaven,
- Beta III
- Test de Barsit
- Test de Bender
- Test de la figura Humana de Machover
- Test de la persona bajo la lluvia
- Test de HTP
- Test de Árbol
- MMPI
- DSM5

Procedimiento o Metodología, que sigue el Personal de Psicología del Centro Penitenciario, en la valoración de las Personas Privadas de su Libertad para la detección del Trastorno Antisocial de la Personalidad y/o Trastorno Disocial de la Personalidad y/o Psicopatía.

1. Presentación.
2. Entrevista.
3. Observación.
4. Aplicación de pruebas.

Las pruebas que se aplican favorecen la detección un posible Trastorno Antisocial de la Personalidad, por lo que permite canalizarlo a las Instituciones Auxiliares de Salud donde es atendido por Psiquiatras especialistas para su pronta atención, por lo que es en las Instituciones de Salud donde le practican los exámenes psiquiátricos que consideren pertinentes para su diagnóstico.

En relación al último punto donde solicita datos por Penal del Personal responsable para solicitar información relacionada con su solicitud, le informo que es por medio de la Plataforma Nacional de Transparencia donde puede continuar solicitado lo relacionado con su solicitud.

Sin más por el momento aprovecho la ocasión para enviarle un cordial saludo.

ATENTAMENTE

C.c.p. LIC. JORGE ALBERTO AGUIRRE CARBAJAL. SECRETARIO DE SEGURIDAD PÚBLICA.- Para su superior conocimiento.- Presente
C.c.p. LIC. LENIN BOCANEGRA PRIEGO.- TITULAR DE LA UNIDAD DE TRANSPARENCIA. Para su conocimiento.
C.c.p. Archivo.

Avenida Gregorio Méndez Magaña No. 723, col. Centro
3-14-23-92 y 3-14-23-93
Villahermosa, Tabasco, México

Cd. Victoria, Tam. 25 de enero de 2017.

C. PABLO GONZALO ORTIZ BELTRÁN.
Presente.

En atención a su solicitud de información con número de folio **00017917** de fecha dieciséis de enero del año en curso y con hora de presentación a las **16:06 horas** de la fecha antes indicada, mediante el cual solicita lo siguiente:

Solicito la siguiente información en relación al sistema penitenciario del Estado (el mismo cuestionario lo envío como archivo adjunto); por la atención le doy las gracias de antemano.

PREGUNTAS PENALES DEL ESTADO

1. ¿Cuál es el total de población recluida de internos masculina y femenina **en conjunto** en los **penales** y/o centros penitenciarios del **Estado**? (número total en conjunto por todos los penales del Estado).

2. ¿Cuál es el total de población recluida de internos masculina y femenina **en cada uno** de los **penales** y/o centros penitenciarios del **Estado**? (número total por cada penal y sexo)

R.- En relación a estos dos cuestionamientos informo a Usted, que la Subsecretaría de Ejecución de Sanciones y Reinserción Social en el Estado proporcionó a esta Unidad de Transparencia la siguiente estadística:

POBLACIÓN TOTAL DE INTERNOS AL 20/01/2017	**5,697**

POBLACIÓN TOTAL DE INTERNOS AL 20/01/2017, POR CENTRO Y SEXO			
CENTRO	**TOTAL**	**HOMBRES**	**MUJERES**
NUEVO LAREDO	1,136	1,077	59
REYNOSA	1,696	1,626	70
MATAMOROS	765	714	51
VICTORIA	1,149	1,071	78
TULA	36	36	-------
ALTAMIRA	906	866	40
JAUMAVE	9	9	-------
	5,697	**5,399**	**298**

3. ¿Cuánta población recluida masculina y femenina **en cada uno** de los **penales** y/o centros penitenciarios del **Estado** por penal se encuentra diagnosticada con "Trastorno Antisocial de la Personalidad" y/o con "Trastorno Disocial de la Personalidad" y/o con "Psicopatía"? (número total por cada penal y sexo).

4. ¿De la población recluida en penales del **Estado** y que se encuentra diagnosticada con "Trastorno Antisocial de la Personalidad" y/o con "Trastorno Disocial de la Personalidad" y/o con

"Psicopatía" **que pruebas psicológicas** (específicamente el nombre de todas y cada una de las pruebas utilizadas en la batería de test) y **que exámenes psiquiátricos** (específicamente el nombre de todos y cada uno de los exámenes psiquiátricos y pruebas médicas de laboratorio) **se utilizaron** por penal para llegar a cualquiera de estos diagnósticos? (por penal).

5. ¿De la población recluida en penales del **Estado** y que se encuentra diagnosticada con "Trastorno Antisocial de la Personalidad" y/o con "Trastorno Disocial de la Personalidad" y/o con "Psicopatía" **que procedimiento** y/o metodología psicológica y/o psiquiátrica **se utilizaron** para llegar a cualquiera de estos diagnósticos? (por penal).

6. ¿De la población recluida en penales del **Estado** y que se encuentra diagnosticada con "Trastorno Antisocial de la Personalidad" y/o con "Trastorno Disocial de la Personalidad" y/o con "Psicopatía" **que Sistema de Clasificación (DSM o CIE) se utilizó** para llegar a cualquiera de estos diagnósticos? (por penal).

R.- Con relación a estos cuestionamientos (**3**, **4**, **5** y **6**) comunico a Usted que la Subsecretaría de Ejecución de Sanciones y Reinserción Social en el Estado informó a esta Unidad de Transparencia, lo siguiente:

Que en los Centros de Ejecución de Sanciones del Estado de Tamaulipas **no existen personas privadas de la libertad** con los padecimientos de "**Trastorno Antisocial de la Personalidad**" y/o "**Trastorno Disocial de la Personalidad**" y/o "**Psicopatías**".

7. ¿Cuáles son los datos por penal de cada uno de los responsables (nombre, teléfono, correo electrónico, etc.) para solicitar información relacionada con los 6 puntos anteriores en base a la transparencia?

R.- En relación a este último cuestionamiento informo a Usted, que el suscrito me encuentro como encargado de la Unidad de Transparencia de la Secretaría de Seguridad Pública en el Estado, la cual se encuentra ubicada en el edificio 2 del Complejo Estatal de Seguridad Pública, sito en el kilómetro 1 de la carretera inter-ejidal Victoria-Caballeros-Santa Engracia, con número telefónico 834 318 62 00 extensión 16016 y es a través de esta Unidad por la cual puede solicitar la información referente a los Centros de Ejecución de Sanciones en el Estado o bien puede realizar sus peticiones por medio de la Plataforma Nacional de Transparencia (Tamaulipas), como lo fue en el caso que nos ocupa.

No obstante lo anterior, proporciono a Usted el Directorio de los Centros de Ejecución de Sanciones en el Estado, facilitado por la Subsecretaría de Ejecución de Sanciones y Reinserción Social en el Estado, el cual es el siguiente:

DIRECTORIO DE CEDES TAMAULIPAS

CEDES	DIRECTOR	TELÉFONO
NUEVO LAREDO DOM. CARRETERA NACIONAL KM 10 C.P. 88000	LIC. FRANCISCO GÁMEZ DE LEÓN EXT 16201	01-867-718-01-42 01-867-718-50-67
MATAMOROS DOM. CARRETERA SENDERO NACIONAL KM 15.5 EJIDO SANTA ADELAIDA C.P. 87251	LIC. JUAN MANUEL ZAVALA MORENO EXT 16301	01-86-881-711-52 01-86-881-911-20

CEDES	DIRECTOR	TELÉFONO
REYNOSA DOM. LIBRAMIENTO MONTERREY - MATAMOROS KM 6 C.P. 88540	LIC. MIGUEL ÁNGEL HERRERA MARTÍNEZ EXT 16400-16401	01-899-926-28-48 01-899-141-06-90
VICTORIA DOM. CALZADA GRAL. LUIS CABALLERO NO. 100 C.P. 87060	CAP. FRANCISCO GALEANA RIVERA EXT 16605	01-834-31-2-44-54
TULA DOM. CONOCIDO C.P. 87900	LIC. JOSÉ DE JESÚS MARTÍNEZ ALVARADO EXT. 16745	01-832-32-601-12
GRANJA JAUMAVE EJIDO MONTE REDONDO	LIC. JULIO ADALBERTO MONGE VILLACORTA	
ALTAMIRA DOM. CARRETERA TAMPICO - MANTE EJIDO 3 MARÍAS KM 23 C.P.89600	LIC. ROBERTO GABRIEL FLORES ROMERO EXT. 16860	01-833-260-20-68 01-833-260-20-50

Lo anterior en cumplimiento a lo dispuesto en los artículos 39, fracción II, 40 y 146 de la Ley de Transparencia y Acceso a la Información Pública del Estado de Tamaulipas y 36, fracción XII, del Reglamento Interior de la Secretaría de Seguridad Pública.

Sin otro particular, reciba un cordial saludo.

Atentamente.
Lic. Manuel Vázquez Canela.
Encargado del Despacho de la Dirección Jurídica
Y de Acceso a la Información Pública.

ANEXO 33

Gobierno del Estado
de Tlaxcala 2017-2021

Comisión Estatal
de Seguridad

*"2017 Centenario de la Constitución Política de los Estados Unidos Mexicanos
y año de Domingo Arenas Pérez"*

OFICIO No.: DPRS-081/2017.
ASUNTO: Se proporciona información.
Tlaxcala de Xicohténcatl, a 07 de febrero de 2017.

C. PABLO GONZALO ORTIZ BELTRÁN.
CUENTA DE CORREO: pabloortiz@exalumno.unam.mx
P R E S E N T E:

ANTECEDENTE: Solicitud de información formulada a través de la Plataforma Nacional de Transparencia, con número de control 00029717.

Con fundamento en lo dispuesto por los artículos 8 y 21 párrafo noveno de la Constitución Política de los Estados Unidos Mexicanos; 19 fracción IV, 72 párrafo séptimo, 78 párrafo primero de la Constitución Política del Estado Libre y Soberano de Tlaxcala; 2 párrafo tercero, 17 fracciones I, y XII de la Ley de Seguridad Pública del Estado de Tlaxcala y sus Municipios, y 7 y 21 párrafo segundo de la Ley del Procedimiento Administrativo del Estado de Tlaxcala y sus Municipios, y en cumplimiento a la orden Superior del titular de la Comisión Estatal de Seguridad, de la que forma parte esta Dirección a mi cargo, en contestación a su solicitud de información formulada a través del cuestionario anexo a su escrito citado en el antecedente; por medio del presente con el objeto de garantizar su derecho de petición y de acceso a la información pública, previsto en el artículo 113 de la Ley de Transparencia y Acceso a la Información Pública del Estado de Tlaxcala, le hago de su conocimiento la siguiente información:

1. En relación a la pregunta marcada con el numeral uno; el total de la población penitenciaria en los Centros de Reinserción Social es de 696 personas privadas de su libertad al día treinta y uno de enero de dos mil diecisiete.

2. En relación a la pregunta marcada con el número dos, el total de las personas privadas de su libertad recluidas en los Centros de Reinserción Social es:

CENTRO PENITENCIARIO	SEXO		TOTAL
	Masculino	Femenino	
Centro de Reinserción Social de Tlaxcala	312	No cuenta con este tipo de población	312
Centro de Reinserción Social Regional de Apizaco	322	62	384
			696

3. Por lo que respecta a las preguntas marcadas con los números tres, cuatro, cinco y seis; la información es la siguiente:

Calle Xicohténcatl No. 13, esq. Lardizábal Colonia Centro, C.P. 90000 Conmutador: 246 46 52050, Fax: 246 462 10 08
Email: comisionestataldeseguridad@tlaxcala.gob.mx

CENTRO PENITENCIARIO	NÚMERO DE PERSONAS PRIVADAS DE LA LIBERTAD DIAGNOSTICADAS CON "TRASTORNO ANTISOCIAL DE PERSONALIDAD" Y/O "TRASTORNO DISOCIAL DE LA PERSONALIDAD" Y/O PSICOPATÍA"	SEXO	PRUEBAS PSICOLÓGICAS, EXÁMENES PSIQUIÁTRICOS, METODOLOGÍA PSICOLÓGICA Y/O PSIQUIÁTRICA QUE SE UTILIZÓ PARA LLEGAR AL DIAGNOSTICO	SISTEMA DE CLASIFICACIÓN (DSM O ICE) QUE SE UTILIZÓ PARA LLEGAR AL DIAGNÓSTICO
Centro de Reinserción Social de Tlaxcala	7	Masculino	TEST GUESTÁLTICO VISOMOTOR. BENDER. TEST HTP. TEST 16 FACTORES DE PERSONALIDAD.	Manual diagnóstico y estadístico de los trastornos mentales número 4.
Centro de Reinserción Social Regional de Apizaco	7	Únicamente sexo masculino	TEST GUESTÁLTICO VISOMOTOR. BENDER. TEST HTP. TEST 16 FACTORES DE PERSONALIDAD.	Manual diagnóstico y estadístico de los trastornos mentales número 4.

4. En relación a su solicitud descrita en la pregunta número siete, hago de su conocimiento la siguiente página oficial en la que usted podrá consultar el directorio de las Áreas que integran la Comisión Estatal de Seguridad, encargadas de proporcionar la información que requiera: transparencia.tlaxcala.gob.mx, posteriormente ingresa a: organismos centralizados, Secretaría de Gobierno/Comisión Estatal de Seguridad, y posteriormente a: directorio.

Nota: En caso de inconformidad con el contenido de este oficio, puede recurrir ante el Instituto de Acceso a la Información Pública y Protección de Datos Personales del Estado, (iaip), a interponer recurso previsto el artículo 134 de la Ley de Transparencia y Acceso a la Información Pública del Estado de Tlaxcala.

ATENTAMENTE

LIC. JESÚS HERRERA MORENO
DIRECTOR DE PREVENCIÓN Y REINSERCIÓN SOCIAL
DE LA COMISIÓN ESTATAL DE SEGURIDAD

mlbr/jap.

Calle Xicohténcatl No. 13, esq. Lardizábal Colonia Centro, C.P. 90000 Conmutador: 246 46 52050, Fax: 246 462 10 08
Email: comisionestataldeseguridad@tlaxcala.gob.mx

ANEXO 34

1778

SSP
SECRETARÍA DE SEGURIDAD PÚBLICA

DGPRS
DIRECCIÓN GENERAL DE PREVENCIÓN Y REINSERCIÓN SOCIAL DEL ESTADO DE VERACRUZ

DELEGACIÓN JURÍDICA
Oficio N° SSP-DGPRS/DJ/CJ/693/2017
Asunto: Se remite información solicitada
Xalapa-Enríquez, Veracruz, 23 de enero de 2017

LIC. JUAN CARLOS SALDAÑA MORÁN
TITULAR DE LA UNIDAD DE ACCESO A LA INFORMACIÓN
SECRETARÍA DE SEGURIDAD PÚBLICA
PRESENTE

En atención a su oficio número SSP/UAI/030/2017, de fecha 17 de enero de 2017, en el cual solicita se le informe sobre diversa información del sistema penitenciario, al respecto le informo lo siguiente:

- ✓ El total de la población recluida es de 7, 196 personas privadas de su libertad
- ✓ Se anexa el total de población recluida de internos por sexo y centro penitenciario
- ✓ Referente a las respuestas de las preguntas 3, 4, 5 y 6 se anexa cuadro
- ✓ Relativo a lo solicitado en el punto 7, le refiero que no se puede proporcionar por hacer referencia a datos personales; y en virtud de que deja, además, indeterminada la información que requeriría el solicitante de manera directa a los centros penitenciarios, y por tanto, no se contaría con el filtro para determinar que información es procedente proporcionarle y cuál no, en atención a la reserva o confidencialidad que en su caso, pudiese tener; amén de que dicha solicitud, por los datos que solicita, pareciese ser que pretende pedirla vía telefónica o por correo electrónico, los cuales tampoco resultan ser los medios idóneos para solicitar informes de la población recluida en los establecimientos penitenciarios.

Sin otro particular, hago propicia la ocasión para enviarle un cordial saludo.

SSP
SECRETARÍA DE SEGURIDAD PÚBLICA DEL ESTADO DE VERACRUZ
DIRECCIÓN GENERAL DE PREVENCIÓN

ATENTAMENTE

LIC. RAÚL PLATÓN DEL CUETO MORALES
DIRECTOR GENERAL DE PREVENCIÓN Y REINSERCIÓN SOCIAL

SECRETARÍA DE SEGURIDAD PÚBLICA
RECIBIDO
24 ENE 2017
11:15
JEFATURA DE LA UNIDAD ADMINISTRATIVA

c.c.p. C. Secretario de Seguridad Pública en el Estado. Para su superior conocimiento. Presente
c.c.p. C. Director General Jurídico con la Secretaría de Seguridad Pública en el Estado. Para su conocimiento. Presente
c.c.p. Archivo
LIC.RPCM/LIC.MCIA/lic.gbp*

43

Nicolás Bravo 34
Zona Centro, C.P. 91000
Xalapa, Ver. Tel. (228) 818 8856
VERACRUZ.gob.mx/seguridad

POBLACIÓN RECLUIDA POR SEXO

CERESO	HOMBRES	MUJERES	TOTAL
Pánuco	95	3	98
Ozuluama	69	1	70
Tantoyuca	135	3	138
Tuxpan	572	28	600
Chicontepec	80	3	83
Huayacocotla	39	3	42
Poza Rica	326	22	348
Papantla	303	12	315
Misantla	301	11	312
Jalacingo	183	8	191
Pacho Viejo	654	36	690
Amatlán de los Reyes	963	78	1041
Zongolica	144	3	147
Modulo de 72 hrs de Veracruz	86	9	95
Cosamaloapan	460	20	480
San Andres Tuxtla	398	19	417
Acayucan	396	24	420
Coatzacoalcos	1609	100	1709

23 de enero de 2017

Centro penitenciario	Mujeres	Hombres	Diagnóstico	Pruebas psicológicas	Procedimiento	Clasificación
Pánuco	00	00	----	Test gestáltico Visomotor de Lauretta Bender (Evalúa un probable daño orgánico cerebral) Matrices Progresivas Escala General de J.C. Raven (Evalúa coeficiente intelectual) Test (prueba) de la Figura Humana de K. Machover (Evalúa rasgos de personalidad) **Escala de Ronsenberg Evalúa Autoestima)** Mini examen cognoscitivo (evalúa examen mental/ psiquiátrico) (MMSE) Folstein y Cols. Ninguna prueba de **Laboratorio** para determinar este diagnóstico. Excepto si se sospecha de un trastorno mental se realiza (resonancia magnética, EEG) con especialista en Neurología y solicitando apoyo externo, no se cuenta con esta especialidad en los centros. Inventario Multifásico de la Personalidad (MMPI) Minnesota I o II. (Evalúa Psicopatía).	Entrevista clínica Aplicación de Pruebas psicológicas y psicométricas Manual Diagnóstico y Estadístico de los Trastornos Mentales DSM- IV R de la APA (Asociación Americana de Psiquiatría)	Manual Diagnóstico y Estadístico de los Trastornos Mentales DSM- IV R de la APA (Asociación Americana de Psiquiatría) Evaluación multiaxial del DSM IV: **Eje I: Trastornos clínicos, otros problemas que pueden ser objeto de atención clínica.** **Eje II: Trastornos de la personalidad, Retraso mental. Otros.** **Eje III: Enfermedades médicas.** **Eje IV: Problemas psicosociales y ambientales.** **Eje V: Evaluación de la actividad global (EEAG).**
Ozuluama	00	00	----			
Tantoyuca	00	00	----			
Chicontepec	00	29	Trastorno Antisocial			
Huayacocotla	00	00	----			
Poza Rica	00	00	----			
Papantla	00	00	----			
Tuxpan	03 00	26 15	Trastorno Antisocial Psicopatía			
Pacho Viejo	00	34	Trastorno Antisocial			
Amatlán	36	398	Trastorno Antisocial			
Jalacingo	01	07	Trastorno Antisocial			
Zongolica	00	05	Trastorno Antisocial			
Misantla	00	00	----			
San Andrés Tuxtla	00	00	----			
Acayucan	00	09	Trastorno Antisocial			
Cosamaloapan	00	00	----			
Coatzacoalcos	17 13 01	257 074 021	Trastorno Antisocial Trastorno Disocial Psicopatía			
TOTAL	71	875	946			

C.c.p.- Archivo

7.- Cuáles son los datos por penal de cada uno de los responsables (nombre, teléfono, correo electrónico, etc) para solicitar información relacionada con los 6 puntos anteriores en base a la transparencia?

Por lo anterior, esta Dirección General, en cumplimiento a la Ley General de Transparencia y Acceso a la Información Pública, comunica lo siguiente:

En lo referente a la **petición número 1 y 2**, se enlista la siguiente información:

Centro Penitenciario	Población masculina	Población femenina	Total
Centro de Reinserción Social Femenil del Estado de Yucatán.	0	13	13
Centro de Reinserción Social de la Ciudad de Mérida, Yucatán	1,196	33	1,229
Centro de Reinserción Social del Oriente del Estado, Ebtún, Valladolid, Yucatán.	124	4	128
Centro de Reinserción Social del Sur del Estado, Tekax, Yucatán	92	8	100
		Población Total:	1,470

Por lo que respecta a la **petición número 3**, informo que únicamente el Centro de Reinserción Social de la ciudad de Mérida, Yucatán cuenta con 149 personas privadas de la libertad (145 hombres y 4 mujeres) que reciben tratamiento psiquiátrico por presentar Trastorno de la personalidad.

En cuanto su **petición número 4, 5 y 6**, donde solicita información relativa a las pruebas psicológicas, exámenes psiquiátricos, procedimiento psicológico o psiquiátrico y sistema de clasificación que se utilizó para llegar a cualquiera de estos diagnósticos; comunico que esta Autoridad Penitenciaria no cuenta con dicha información, toda vez que los referidos internos son canalizados al Hospital Psiquiátrico de Yucatán, donde se realizan todas las pruebas psicológicas y exámenes psiquiátricos que diagnostiquen sus médicos tratantes, por lo anterior, todos los instrumentos utilizados, procedimiento y/o metodología psicológica o psiquiátrica obran en los archivos del Hospital Psiquiátrico del Estado de Yucatán..

Por último, en relación a su **petición número 7,** esta Dirección General hace la siguiente observación, en cuanto a su solicitud número 1 y 2, se pone a disposición el siguiente link para su consulta, toda vez que por ser de números estadísticos, se encuentra en el siguiente portal:
http://www.cns.gob.mx/portalWebApp/ShowBinary?nodeId=/BEA%20Repository/1428187//archivo; ahora bien en cuanto a la petición número 3, 4, 5 y 6, comunico que esta Autoridad Penitenciaria no tiene competencia para dar dicha información, en virtud que los médicos tratantes que diagnostican los mencionados trastornos, son personal que laboran y dependen del Hospital Psiquiátrico de la Secretaría de Salud del Estado de Yucatán.

Calle 57 No 529 x 64 y 66 Col.Centro
C.P. 97000, Mérida, Yucatán, México.
Tel. (999) 9243626 y (999) 1684122

ANEXO 35 BIS

SSY
Servicios de Salud de Yucatán
Comprometidos con tu bienestar
2012 - 2018

SALUD
SECRETARÍA DE SALUD

DIRECCION
HOSPITAL PSIQUIATRICO
No. De Oficio:EXT/0406/2017
ASUNTO: Información Solicitada.

Mérida, Yucatán. 13 de marzo de 2017

M.D. EDGAR REYES ESCALANTE CENTENO
DIRECTOR DE ASUNTOS JURIDICOS DE LA SECRETARIA DE SALUD Y
DIRECTOR DE ASUNTOS JURIDICOS DE LOS SERVICIOS DE SALUD DE YUCATAN.
PRESENTE.

Por medio del presente y en relación a su oficio con número DAJ/0665/0669/2017, en el cual se solicita el acceso a la información pública número 00141417 por medio de la cual el C. Pablo Gonzalo Ortiz Beltrán solicita: ANEXO CUESTIONARIO A MI SOLICITUD DE INFORMACION 00124217, Documentación anexa: PREGUNTAS SECRETARIA DE SALUD DEL ESTADO DE YUCATAN, se informa lo siguiente:

En el Hospital Psiquiátrico "Yucatan" contamos con una unidad de usuarios procesados la cual se encuentra en el área de hospitalización, en donde están en internamiento cinco usuarios que llevan algún proceso legal en su contra, los diagnósticos de dichas personas son los siguientes:

- **Esquizofrenia Paranoide**
- **Trastorno Afectivo Bipolar**
- Trastorno psicótico residual y trastorno psicótico de comienzo tardío inducido por alcohol u otras sustancias psicótropas.
- **Esquizofrenia Residual**
- **Esquizofrenia Residual**

Éstos diagnósticos están clasificados de acuerdo con en el sistema del CIE-10 *(Clasificación Internacional de Enfermedades, Decima versión).*

Por lo que esta es la única información que esta institución puede proporcionar al Ciudadano, ya que no encontramos datos suficientes para responder los puntos 1, 2, 3, 4, 5, 6 y 7 de dicha solicitud.

**Anexo a la presente CD con la información de los usuarios procesados y del CIE-10.*

Sin otro particular aprovecho la ocasión para enviarle un cordial saludo.

ATENTAMENTE:

PSIC. ANALIA CARRILLO DURAN
ENCARGADA DE LA DIRECCION
DEL HOSPITAL PSIQUIÁTRICO "YUCATÁN"

SERVICIOS DE SALUD
13 MAR

Con copia
Archivo
ACD/ sf

"2016, Año del Centenario del Congreso Feminista de Yucatán".

Mérida, Yucatán. C.P. 97000

ANEXO 36

SSP
Secretaría de
Seguridad Pública

NOTA MIA RECIBI RESPUESTA EL 07/MARZO/2017

Lunes 13de Febrero, de 2017
ASUNTO: Respuesta a solicitud

Por este conducto y en respuesta a su solicitud de acceso a la información pública, a través de la Plataforma Nacional de Transparencia Zacatecas, con número de folio 0037417, en la cual solicita lo siguiente:

1.- ¿Cuál es el total de la población recluida de internos masculina y femenina en conjunto en los paneles y/o centros penitenciarios del Estado? (número total en conjunto por todos los penales del Estado)

Centro de reclusión	cupo	Fuero común Procesados		Fuero común Sentenciados		Fuero Federal Procesados		Fuero Federal Sentenciado		Total
		H	M	H	M	H	M	H	M	
Establecimiento de calera de V.R.	45	13		16				1		30
Establecimiento de Concepción del Oro	20	5		9						14
Establecimiento de Jalpa	45	5		17				1		23
Establecimiento de Jerez de García Salinas	75	5		23		3		2		33
Establecimiento de Juchipila	16			6				1		7
Establecimiento de Loreto	20	9		10				1		20
Establecimiento de Miguel Auza	20	3		15						18
Establecimiento de Nochistlan de M	26	2		6						8
Establecimiento de Ojocaliente	45	11		19		1		2		33
Establecimiento de Pinos	45	13		12						25
Establecimiento de Rio Grande	60	8	1	20						29
Establecimiento de Sombrerete	75	4		24				1		29
Establecimiento del Teúl de G. O	20	1		4						5

NOTA MIA RECIBI RESPUESTA EL 07/MARZO/2017

Establecimiento de Tlaltenango de S.R.	45	8		20						28
Establecimiento de Valparaíso	45	10		4						14
Establecimiento Villanueva	16	2	1	10						13
Cereso Femenil de Zacatecas	160		26		28		21		11	86
Cereso de fresnillo, zac	308	102	1	151		3		2		259
Cereso Varonil de Zacatecas	996	155		303		170		236		864
Total	2082	356	29	669	28	177	21	247	11	1538

		Procesados.	Sentenciados	
Fuero común	Hombres	356	669	1025
	Mujeres	29	28	57

2.- ¿Cuál es el total de población recluida de internos masculina y femenina en cada uno de los penales y/o centros penitenciarios del Estado? (número total por cada penal y sexo)

En el cuadro anterior contempla información requerida en esta pregunta.

3.- ¿Cuánta población recluida masculina y femenina en cada uno de los penales y/o centros penitenciarios del Estado por penal se encuentra diagnosticada con "Trastornó Antisocial de la Personalidad" y/o con Trastornó Disocial de la personalidad y/o con psicopatía? (número total por cada penal y sexo)

R.- al respecto me permito informar que del Trastorno Disocial de la de la Personalidad el DSMIV solo diferencia dos tipos de inicio, en la niñez (antes de los 10 años) o en la adolescencia, siendo un conjunto persistente de comportamientos que evolucionan con el tiempo y se caracterizan por estar en contra de la sociedad, que violan los derechos de otras personas, las normas y reglas adecuadas para la edad, estas manifestaciones van unidas a una serie de situaciones familiares, sociales y escolares que las pueden iniciar o mantener, aunque aparecen en etapas infantiles pueden continuar en la adolescencia y se extienden en la edad adulta, en esta etapa de la vida se denomina al problema como un trastorno antisocial de la personalidad, POR LO QUE EN ESTE CENTRO NO EXISTEN INTERNOS DIAGNOSTICADOS CON EL TRASTORNO DISOCIAL DE LA PERSONALIDAD.

NOTA MIA RECIBI RESPUESTA EL 07/MARZO/2017

Respecto al Trastorno de la Personalidad Antisocial y/o psicopatía, me permito informarle que al psicópata, se le diagnostica, según el DSMIV (Manual de diagnostico de Psiquiatría) dentro de los trastornos de personalidad, COMO UN TRASTORNO ANTISOCIAL DE LA PERSONALIDAD, que en esta área no se diagnostica mas, sin embargo se interviene de manera terapéutica para trabajar los rasgos propios de dicho trastorno y que a continuación se detallan:

1. **Incumplimiento de las normas sociales respecto a los comportamientos legales, y que se manifiesta por actuaciones repetidas que son motivo de detención.**
2. **Engaño, que se manifiesta por mentiras repetidas, utilización de alias o estafa para provecho o placer personal.**
3. **Impulsividad o fracaso para planear con antelación.**
4. **Irritabilidad y agresividad, que se manifiesta por peleas o agresiones físicas repetidas.**
5. **Desatención imprudente de la seguridad propia o de los demás.**
6. **Irresponsabilidad constante, que se manifiesta por la incapacidad repetida de mantener un comportamiento laboral coherente o cumplir con las obligaciones económicas.**
7. **Ausencia de remordimiento, que se manifiesta con indiferencia o racionalización del hecho de haber herido, maltratado o robado a alguien.**

4.- ¿De la población recluida en penales del Estado y que se encuentra diagnosticada con "trastorno antisocial de la personalidad" y/o con "Trastornó Disocial de la personalidad" y/o con "psicopatías" que pruebas psicológicas (específicamente el nombre de todas y cada una de las pruebas utilizadas en la batería de test y que exámenes psiquiátricos (específicamente el nombre de todos y cada uno de los exámenes psiquiátricos y pruebas medicas de laboratorio) se utilizaron por penal para llegar a cualquiera de estos diagnósticos? (por penal) para llegar a cualquiera de estos diagnósticos? (por penal)

R.- al respecto me permito informar que las pruebas psicológicas o batería de test que se utilizan son:

- **Test de la figura humana de Karen Machover**
- **Test Visomotor de Lauretta Bender**
- **Test de Coeficiente Intelectual de Raven**
- **Test de la persona bajo la lluvia.**

NOTA MIA RECIBI RESPUESTA EL 07/MARZO/2017

5.- ¿De la población recluida en penales del Estado y que se encuentra diagnosticada con "Trastornó Antisocial de la personalidad "y/o con "Trastornó Disocial de la personalidad" y/o con "psicopatía" que procedimiento y/o metodología psicológica y /o psiquiatría se utilizaron para llegar a cualquiera de estos diagnósticos? (por penal)

R.- Cabe mencionar que la metodología que se utiliza para identificar rasgos de personalidad de algún trastorno es en base al historial clínico y familiar del paciente. Mismo que es obtenido a través de las entrevistas, examen mental, las pruebas psicológicas, batería de test, y la información que se obtiene a lo largo de las sesiones terapéuticas apoyándonos en el DSMIV para identificar los rasgos de personalidad de algún Trastorno.

6.- De la población recluida en penales del Estado y que se encuentran diagnosticada con "Trastorno Antisocial de la Personalidad" y/o con "psicopatía" que sistema de clasificación (DSM o CIE) se utilizo para llegar a cualquiera de estos diagnósticos? (por penal)

R.- como médico psiquiatra interconsultante de los tres centros penitenciarios (femenil, Varonil y Juvenil), se valora a los pacientes canalizados que muestran sintomatología de algún trastorno mental, teniendo bajo seguimiento actualmente a un aproximado de 60 pacientes, de los cuales 10 cumplen con criterios para Trastorno Antisocial de la Personalidad. ←

De la población recluida diagnosticada con Trastorno Antisocial de la Personalidad (y afines)que exámenes psiquiátricos se utilizaron para llegar a estos diagnostico.se ha llevado a cabo la entrevista psiquiátrica clínica (con su correspondiente examen mental, y exploración física de así requerirlo.

De la población recluida con dichos diagnósticos, que procedimientos y/o metodología se utilizaron para llegar a estos diagnósticos. Se utilizo la entrevista psiquiátrica clínica (con su correspondiente examen mental, y exploración física de así requerirlo) en caso de requerir algún examen tangible para llegar a este diagnostico, es posible el uso del MINI (Mini International Neuropsychiatric interview), el cual cuenta con un aparato para detección de dicho trastorno.

De la población recluida en el penal diagnosticada con Trastorno Antisocial de la Personalidad y a fines, que sistema de clasificación se utilizo para llegar a cualquiera de estos diagnósticos. Se utilizo la clasificación del DSM 5, por ser la más reciente y con vigencia actual; de igual, modo, la clasificación del CIE 10 también es factible. .

NOTA MIA RECIBI RESPUESTA EL 07/MARZO/2017

7.- ¿Cuales con los datos por penal de cada uno de los responsables (nombre, teléfono, correo electrónico, etc.) para solicitar información relacionada con los 6 puntos anteriores en base a la transparencia? **Anexo al presente la información.**

La información contenida en el presente fue proporcionada por la Dirección de Prevención y Reinserción Social, de igual forma me permito informar que actualmente en el sistema penitenciario del Estado, existe un comité Técnico adscrito al Ce re gg so Varonil de Cieneguillas, Zacatecas, al cual se suscriben los Establecimientos penitenciarios Distritales de Calera, Concepción del Oro, Valparaíso, Sombrerete, Miguel Auza, Rio Grande y Jerez, Zacatecas.

ATENTAMENTE

C.P. Oscar Agustín Rodríguez García

Unidad de Enlace

ANEXO 37

CÁLCULO DE XI CUADRADO

1. Para el caso de 180,286 internos y 239 diagnósticos:

OBSERVADO	*INTERNO*		
PSICOPATÍA	H	M	TOTAL
SI	237	2	**239**
NO	170,324	9,723	**180,047**
TOTAL	**170,561**	**9,725**	**180,286**

239÷180,286=0.00132567 180,047÷180,286=0.99867433

0.00132567+0.99867433=1

0.00132567	239=.1%
0.99867433	180,047=99.9%
1	180,286=100%

0.00132567X170,561=226.1078453 0.00132567X9,725=12.89215469

0.99867433X170,561=170,334.89215 0.99867433X9,725=9,712.10785

ESPERADO	*INTERNO*		
PSICOPATÍA	H	M	**TOTAL**
SI	226.1078453	12.89215469	**239**
NO	170,334.89215	9,712.10785	**180,047**
TOTAL	**170,561**	**9,725**	**180,286**

$$x^2 = \sum \frac{(O_1 - e_1)^2}{e_1}$$

$$X^2 = \frac{(237-226.1078453)^2}{226.1078453} + \frac{(2-12.89215469)^2}{12.89215469} + \frac{(170{,}324-170{,}334.89215)^2}{170{,}334.89215} + \frac{(9{,}723-9{,}712.10785)^2}{9{,}712.10785} = 9.74003408$$

gl=(n-1)(k-1)= (2-1)(2-1)=1X1=1 Xi-cuadrada de tablas 1 grado de libertad y nivel de significancia de .05= 3.8415

2. Para el caso de 31,320 internos y 239 diagnósticos:

OBSERVADO	***INTERNO***		
PSICOPATÍA	**H**	**M**	**TOTAL**
SI	237	2	**239**
NO	29,780	1,301	**31,081**
TOTAL	**30,017**	**1,303**	**31,320**

239÷31,320=0.01 31,081÷31,320=0.99 0.01+0.99=1

0.01	239=1%
0.99	31,081=99%
1	31,320=100%

0.01X30,017 =229.0569285 0.01X1,303 =9.94307152

0.99X30,017 =29,787.94 0.99X1,303 =1,293.06

ESPERADO	***INTERNO***		
PSICOPATÍA	**H**	**M**	**TOTAL**
SI	229.0569285	9.94307152	**239**
NO	29,787.94	1,293.06	**31,081**
TOTAL	**30,017**	**1,303**	**31,320**

$$x^2 = \sum \frac{(O_1 - e_1)^2}{e_1}$$

$$X^2 = \frac{(237-229.0569285)^2}{229.0569285} + \frac{(2-9.94307152)^2}{9.94307152} + \frac{(29{,}780-29{,}787.94)^2}{29{,}787.94} + \frac{(1{,}301-1{,}293.06)^2}{1{,}293.06} = 6.67171707$$

gl=(n-1)(k-1)= (2-1)(2-1)=1X1=1
Xi-cuadrada de tablas 1 grado de libertad y nivel de significancia de .05= 3.8415

3. Para el caso de 18,468 internos y 239 diagnósticos:

OBSERVADO	*INTERNO*		
PSICOPATÍA	H	M	TOTAL
SI	237	2	**239**
NO	17,817	412	**18,229**
TOTAL	**18,054**	**414**	**18,468**

239÷18,468=0.01294130 18,229÷18,468=0.987059 0.01294130 +0.987059=1

0.01294130	239=1.29413%
0.987059	18,229=98.7059%
1	18,468=100%

0.01294130X18,054=233.6423002 0.01294130X414=5.357699805

0.987059X18,054=17,820.3577 0.987059X414=408.642300

ESPERADO	*INTERNO*		
PSICOPATÍA	H	M	TOTAL
SI	233.6423002	5.357699805	**239**
NO	17,820.3577	408.642300	**18,229**
TOTAL	**18,054**	**414**	**18,468**

$$x^2 = \sum \frac{(O_1 - e_1)^2}{e_1}$$

$$X^2 = \frac{(237-233.6423002)^2}{233.6423002} + \frac{(2-5.357699805)^2}{5.357699805} + \frac{(17{,}817-17{,}820.3577)^2}{17{,}820.3577} + \frac{(412-408.642300)^2}{408.642300} = 2.18076467$$

gl=(n-1)(k-1)= (2-1)(2-1)=1X1=1
Xi-cuadrada de tablas 1 grado de libertad y nivel de significancia de .05= 3.8415

4. Para el caso de 18,468 internos y 30 diagnósticos:

OBSERVADO	*INTERNO*		
PSICOPATÍA	H	M	TOTAL
SI	30	0	**30**
NO	18,024	414	**18,438**
TOTAL	**18,054**	**414**	**18,468**

30÷18,468=0.00162443 18,438÷18,468=0.998376

0.00162443+0.998376=1

0.00162443	30=.162443%
0.998376	18,438=99.8376%
1	18,468=100%

0.00162443X18,054=29.32748538 0.00162443X414=0.67251462

0.998376X18,054=18,024.6725 0.998376X414=413.327485

ESPERADO	*INTERNO*		
PSICOPATÍA	H	M	TOTAL
SI	29.32748538	0.67251462	**30**
NO	18,024.6725	413.327485	**18,438**
TOTAL	**18,054**	**414**	**18,468**

$$x^2 = \sum \frac{(O_1 - e_1)^2}{e_1}$$

$$X^2 = \frac{(30-29.32748538)^2}{29.32748538} + \frac{(0-0.67251462)^2}{0.67251462} + \frac{(18{,}024-18{,}024.6725)^2}{18{,}024.6725} + \frac{(414-413.327485)^2}{413.327485} = 0.68905551$$

gl=(n-1)(k-1)= (2-1)(2-1)=1X1=1

Xi-cuadrada de tablas 1 grado de libertad y nivel de significancia de .05= 3.8415

5. Para el caso de 7,843 internos y 30 diagnósticos:

OBSERVADO	INTERNO		
PSICOPATÍA	H	M	TOTAL
SI	30	0	**30**
NO	7,644	169	**7,813**
TOTAL	**7,674**	**169**	**7,843**

30÷7,843=0.00382507   7,813÷7,843=0.996175

0.00382507+0.996175=1

0.00382507	30=.382507%
0.996175	7,813=99.6175%
1	7,843=100%

0.00382507X7,674=29.35356369   0.00382507X169=0.646436313

0.996175X7,674=7,644.6464   0.996175X169=168.353564

ESPERADO	INTERNO		
PSICOPATÍA	H	M	TOTAL
SI	29. 35356369	0. 646436313	**30**
NO	7,644.6464	168.353564	**7,813**
TOTAL	**7,674**	**169**	**7,843**

$$x^2 = \sum \frac{(O_1 - e_1)^2}{e_1}$$

$$X^2 = \frac{(30-29.35356369)^2}{29.35356369} + \frac{(0-0.646436313)^2}{0.646436313} + \frac{(7,644-7,644.6464)^2}{7,644.6464} + \frac{(169-168.353564)^2}{168.353564} = 0.66320922$$

gl=(n-1)(k-1)= (2-1)(2-1)=1X1=1 Xi-cuadrada de tablas 1 grado de libertad y nivel de significancia de .05= 3.8415

DISTRIBUCIÓN XI CUADRADO X^2

P= Probabilidad de encontrar un valor mayor o igual que el Xi cuadrado tabulado.
V= Grados de Libertad.

v/p	0,001	0,0025	0,005	0,01	0,025	0,05	0,1	0,15	0,2	0,25	0,3	0,35	0,4	0,45	0,5
1	10,8274	9,1404	7,8794	6,6349	5,0239	3,8415	2,7055	2,0722	1,6424	1,3233	1,0742	0,8735	0,7083	0,5707	0,4549
2	13,8150	11,9827	10,5965	9,2104	7,3778	5,9915	4,6052	3,7942	3,2189	2,7726	2,4079	2,0996	1,8326	1,5970	1,3863
3	16,2660	14,3202	12,8381	11,3449	9,3484	7,8147	6,2514	5,3170	4,6416	4,1083	3,6649	3,2831	2,9462	2,6430	2,3660
4	18,4662	16,4238	14,8602	13,2767	11,1433	9,4877	7,7794	6,7449	5,9886	5,3853	4,8784	4,4377	4,0446	3,6871	3,3567
5	20,5147	18,3854	16,7496	15,0863	12,8325	11,0705	9,2363	8,1152	7,2893	6,6257	6,0644	5,5731	5,1319	4,7278	4,3515
6	22,4575	20,2491	18,5475	16,8119	14,4494	12,5916	10,6446	9,4461	8,5581	7,8408	7,2311	6,6948	6,2108	5,7652	5,3481
7	24,3213	22,0402	20,2777	18,4753	16,0128	14,0671	12,0170	10,7479	9,8032	9,0371	8,3834	7,8061	7,2832	6,8000	6,3458
8	26,1239	23,7742	21,9549	20,0902	17,5345	15,5073	13,3616	12,0271	11,0301	10,2189	9,5245	8,9094	8,3505	7,8325	7,3441
9	27,8767	25,4625	23,5893	21,6660	19,0228	16,9190	14,6837	13,2880	12,2421	11,3887	10,6564	10,0060	9,4136	8,8632	8,3428
10	29,5879	27,1119	25,1881	23,2093	20,4832	18,3070	15,9872	14,5339	13,4420	12,5489	11,7807	11,0971	10,4732	9,8922	9,3418
11	31,2635	28,7291	26,7569	24,7250	21,9200	19,6752	17,2750	15,7671	14,6314	13,7007	12,8987	12,1836	11,5298	10,9199	10,3410
12	32,9092	30,3182	28,2997	26,2170	23,3367	21,0261	18,5493	16,9893	15,8120	14,8454	14,0111	13,2661	12,5838	11,9463	11,3403
13	34,5274	31,8830	29,8193	27,6882	24,7356	22,3620	19,8119	18,2020	16,9848	15,9839	15,1187	14,3451	13,6356	12,9717	12,3398
14	36,1239	33,4262	31,3194	29,1412	26,1189	23,6848	21,0641	19,4062	18,1508	17,1169	16,2221	15,4209	14,6853	13,9961	13,3393
15	37,6978	34,9494	32,8015	30,5780	27,4884	24,9958	22,3071	20,6030	19,3107	18,2451	17,3217	16,4940	15,7332	15,0197	14,3389
16	39,2518	36,4555	34,2671	31,9999	28,8453	26,2962	23,5418	21,7931	20,4651	19,3689	18,4179	17,5646	16,7795	16,0425	15,3385
17	40,7911	37,9462	35,7184	33,4087	30,1910	27,5871	24,7690	22,9770	21,6146	20,4887	19,5110	18,6330	17,8244	17,0646	16,3382
18	42,3119	39,4220	37,1564	34,8052	31,5264	28,8693	25,9894	24,1555	22,7595	21,6049	20,6014	19,6993	18,8679	18,0860	17,3379
19	43,8194	40,8847	38,5821	36,1908	32,8523	30,1435	27,2036	25,3289	23,9004	22,7178	21,6891	20,7638	19,9102	19,1069	18,3376
20	45,3142	42,3358	39,9969	37,5663	34,1696	31,4104	28,4120	26,4976	25,0375	23,8277	22,7745	21,8265	20,9514	20,1272	19,3374
21	46,7963	43,7749	41,4009	38,9322	35,4789	32,6706	29,6151	27,6620	26,1711	24,9348	23,8578	22,8876	21,9915	21,1470	20,3372
22	48,2676	45,2041	42,7957	40,2894	36,7807	33,9245	30,8133	28,8224	27,3015	26,0393	24,9390	23,9473	23,0307	22,1663	21,3370
23	49,7276	46,6231	44,1814	41,6383	38,0756	35,1725	32,0069	29,9792	28,4288	27,1413	26,0184	25,0055	24,0689	23,1852	22,3369
24	51,1790	48,0336	45,5584	42,9798	39,3641	36,4150	33,1962	31,1325	29,5533	28,2412	27,0960	26,0625	25,1064	24,2037	23,3367
25	52,6187	49,4351	46,9280	44,3140	40,6465	37,6525	34,3816	32,2825	30,6752	29,3388	28,1719	27,1183	26,1430	25,2218	24,3366
26	54,0511	50,8291	48,2898	45,6416	41,9231	38,8851	35,5632	33,4295	31,7946	30,4346	29,2463	28,1730	27,1789	26,2395	25,3365
27	55,4751	52,2152	49,6450	46,9628	43,1945	40,1133	36,7412	34,5736	32,9117	31,5284	30,3193	29,2266	28,2141	27,2569	26,3363
28	56,8918	53,5939	50,9936	48,2782	44,4608	41,3372	37,9159	35,7150	34,0266	32,6205	31,3909	30,2791	29,2486	28,2740	27,3362
29	58,3006	54,9662	52,3355	49,5878	45,7223	42,5569	39,0875	36,8538	35,1394	33,7109	32,4612	31,3308	30,2825	29,2908	28,3361

Made in United States
Orlando, FL
04 November 2026

90202672R00193